JN271361

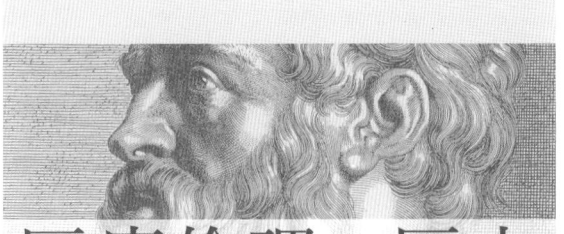

医療倫理の歴史

A Short History of MEDICAL ETHICS:
Origins of Bioethics Across Cultures

バイオエシックスの源流と諸文化圏における展開

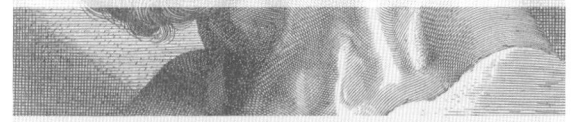

アルバート・R・ジョンセン 著／藤野昭宏・前田義郎 訳
by Albert R. Jonsen / translated by Akihiro Fujino, Yoshiro Maeda

ナカニシヤ出版

A Short History of MEDICAL ETHICS by Albert R. Jonsen
© 2000 by Oxford University Press, Inc.
A Short History of Medical Ethics was originally published
in English in 1999.
This translation is published by arrangement
with Oxford University Press.

凡　　例

1．本書は，Albert R. Jonsen, *A Short History of Medical Ethics* (Oxford and New York, Oxford University Press, 2000) の全訳である。
2．翻訳にあたっては，できるだけ読みやすい日本語訳を心がけた。日本語として分かりにくい箇所については，長文を二つの文に分けて訳す，順序を入れ替える等の処理を施した。
3．「原注」は（1），（2）のように番号を明示して巻末にまとめた。
4．本書には，現代の日本人にはほとんど馴染みのない人名，歴史事項が数多く含まれている。そこで読者の理解を容易にするために「脚注」として補足的情報を記した。
5．書名は『　』で，引用符，論文名は「　」で表わした。また著者自身の補足は〔　〕で，訳者の補足は［　］で表わした。
6．書名については日本語訳とともに原語を並記した。
　　　例：キケロ『義務について［*De Officiis*］』。
7．基本用語は初出時に原語を記した。本書において特にキーワードと考えられるものは以下の通りである。
　　　礼儀［decorum］，義務論［deontology］，政治倫理［politic ethics］，誓詞［oath］，文献医学［literate medicine］，コード・綱領［code］，臨床能力［competence］。
8．中国語の漢字については，原文ではアルファベットによる表音表記のみが記載されている。そこで著者自身が依拠した書物，Paul Unschuld, *Medicine in China: A History of Ideas*（Berkeley: University of California Press, 1985）を参照して，対応する漢字を確認した。
　　　例：孫思邈［Sun Simiao］
9．本書には原語の単語自体の持つ意味を分析している箇所が数多くある。これらの箇所については日本語訳と原語を並記した。
　　　例：「紳士」という言葉はギリシア語でカロカガトス［kalokagathos］であるが，これは「美しい」［kalos］と「良い」［agathos］という二つの言葉から成り立っている。
10．索引は原書の索引を元に作成した。
11．明らかな誤植と思われる箇所は訂正した。
12．なお，本書の「脚注」の作成に当たっては，できるかぎり公刊されている辞

書，百科事典類に依拠したが，これらによって情報が得られないものについてはインターネットを利用した。インターネット情報については，正確を期すために可能な限り異なる情報源に当たった。

「脚注」作成のために参照した主な書籍は以下の通りである。

『研究社　リーダーズ・プラス』，研究社，1994年。

『ランダムハウス英和辞典』(CD-ROM版)，小学館，1999年。

『スーパー・ニッポニカ2001』(DVD-ROM版，日本大百科全書＋国語大辞典)，小学館，2001年。

『世界大百科事典』(CD-ROM版)，平凡社，1998年。

日本語版への序文

　この度，私の著書が日本語に翻訳されることとなりましたことを大変名誉に思います。私が『医療倫理の歴史』を執筆し始めたときは，その主題に関する私の知識は，ギリシア，ヘレニズム，ローマの世界から始まり，中世キリスト教時代，近代啓蒙時代を経て現代の科学時代に至るまで，西洋文化に根ざした医学に限られていました。私は他の文化圏における治療の技術や医科学に関してほとんど知識を持ち併せていませんでしたし，また，いくつもの時代を越えて何度も起こったことですが，多様な文化圏における医療がどのようにして互いに融合したかについても，はっきりとした問題意識を持っていたわけではありません。とはいえ，私が自らの研究によって明らかにした点が一つあります。それは，現在の南イランに位置するジュンディ・シャープールに実在した特別の医学校に関するものです。この学校では，およそ5世紀の間にわたって，ビザンティウム，ペルシア，インド，その他の国々から集まった医学者たちが，彼ら自身の文化の中で生まれた医学の知識や技術を共有していました。この医学校は，おそらく今日でいうグローバル医療の起源であっただろうと思われます。

　治療の技術や医科学は，様々な文化に特有の仕方で発達してきました。身体とその生理学に関する様々な見方，病気によってどのように身体が損なわれるのか，人間の介入によってどのように病気を防いだり緩和できるのかについての様々な理論は，様々な社会の社会的な制度や，そうした社会が持つ人間の本性や運命についての理解に対応しています。ジョゼフ・ニーダムやポール・アンシュルドのような優れた学者たちは，文化と医学のこうした関係について詳しく解明してきました。しかしながら，そうした関係は，人間の本性についての概念が医学の理解に影響を与えるという側面だけに限られるわけではありません。治療という行為が個々の文化のもつ倫理原則に依拠している有様は，医師の担っている諸々の義務や責任を自ずと明らかにして

います。このこともまた，特定の道徳体系が諸文化に深い影響を与えていることを反映するものです。

　私はこの小さな書物の中で他の偉大な諸文化圏の医療倫理について，ある程度のことを述べなければならないことに改めて気づきました。本書の一つの章で，医学が仏教，儒教，ヒンズー教，イスラム教においてどのような形態を採ったかについての短い考察がなされています。私はこれらの偉大な伝統について学ぼうと試みるうちに，医学的な考え方の体系は著しく異なっているにもかかわらず，医師の倫理的な諸義務が驚くほど類似しているという事実に深い感銘を受けました。苦しむ人を診断し治療する能力を持つ人々は，自分たちが世話する人に対して特別な責務を担うという，何らかの深い人間的な共感があるに違いありません。

　本書を読んで下さった読者の皆さんも，きっと私と同じ結論に到達してくださることでしょう。併せて，医療倫理の歴史に対して行なった私のささやかな貢献に続いて，どれほど文化的な背景や医学的体系が異なっても，治療や治療者と密接に結びついている諸価値に関する，もっと広く，もっと深い研究が行なわれることを希望いたします。医学がますます世界的にグローバル化する今日であればこそ，医学の技術的な技能を習得する人々も，医学が本来もつ人間性に富んだ普遍的な諸価値を深く認識しなければなりません。

2008 年 12 月

ワシントン大学医学部名誉教授

アルバート・R・ジョンセン

　　　　　　　　はじめに

　30年前，私が初めて医学部の教授の一員になったとき，医療倫理学教授という私の肩書きは聞き慣れないもので，それを説明することは難しかった。そして説明が特に難しかったのは，自分たちの職業の倫理を取り立てて考慮する必要などないと見なすベテランの医師に対してであった。彼らは，自らの患者に対する揺るぎない献身と礼儀正しさ，秘密保持，そして貧しい人には無償で治療する義務といった，単純な規則を信頼していた。こともあろうに医師でもない者が，教授としてこうした実践的原則である格率を教えるどんな必要があるのだろうか。尊敬されている先生や仲間たちが示す例は，この職業の伝統的な倫理を伝えるのに十分だった。私の職業上の地位に疑いを抱くこれらの人々の言うことにも一理があった。彼らはこう言うのだった。「単純だが厳格な諸々の義務には長い伝統があり，それを詳しく分析する必要などほとんどない。もし問題があるとすれば，それはそれらの義務の意味について頭を悩ませる必要があるということではなく，それらの義務を道徳的に果たせなかっただけなのだ」。
　しかし懐疑的な人たちは過去に目を向けていた。彼らは，医学が技術的，科学的な能力を増大させたことよって，伝統によって定義されているとする，彼らの義務がどれほど強く圧迫を受けているかについて理解していなかった。科学研究の発展に伴い，医師は自分たちの患者に対して実験をするように促された。そのような実験は，少なくとも表面上は，害を加えるなという昔からの規則を破るように思われた。生命維持技術の力，臓器移植という奇跡によって，死の瞬間はいつ起こるのか，死にゆく人に対してどのようにケアするかについての定着していた理解が動揺した。分子遺伝学により，まだ兆しや徴候として現われていない病気のリスクについての情報がもたらされたが，こうした分子遺伝学は，秘密保持についての従来の規則を当惑させるものだった。開業医の世界は，資金調達と医療提供を行なう種々様々な複合的環境

に取り囲まれており，患者に対する医師の忠誠を，さまざまな部門の利害とどのように折り合いをつけるかについて疑問が生じた。医学と文化的諸価値におけるこれらや他の多くの変化によって，古い伝統はその依って立つ諸前提を明らかにし，その定着した諸価値を見直すように圧力を受けてきた。最近の 30 年間，医学の世界では，患者を治療すること，新しい技術を導入すること，そして現時点では奇異だが見込みのありそうな科学研究に道を開くことが，どのような倫理的な特徴を持つかについての絶え間のない議論で騒然となっていた。

　現在では，「まあ，医療倫理を教えられておられるとは，何と興味深いことでしょう。昨日の新聞の……についての記事をご覧になりましたか」などと話し掛けられる。古い伝統に対して働いているさまざまな圧力が，今やほとんど日常的な劇の物語の中に現われるようになった。医療倫理，あるいはその新しい形である生命倫理学(バイオエシックス)は，一般社会と医療専門職のあいだで広く関心を持たれるようになった。しかし新しい医療倫理が急速に成長するにつれて，古い伝統が持っていたさまざまな特徴は消えていった。これは，害を加えるなという責務のような，もっとも厳格な義務のいくつかがなくなったということではない。むしろ，それらの義務の源泉と，医療専門職の発展の中でのそれらの義務の位置づけが，よく分からなくなってきたということなのである。これらの伝統的義務は，さまざまな仕方で，新しくてより分析的な医療倫理の背景として今なお働いているのだから，医療倫理の伝統がいかに展開したかを概観することには十分価値があるように思われる。

　最近まで，医学史家は，他のさまざまな時代や文化における医療倫理にはほとんど関心を向けてこなかった。ヒポクラテスの医療倫理を研究した少数の有名な論文を別にすれば，他の多くの時代は未踏の地のままであった。それらの最初の情報源は見つけにくく，それを探し出すことに専念する学者はほとんどいなかった。近年，医学史家が医学の社会史に重きを置くようになって，多くの時代から医療倫理についての著作が発見された。最近出版された，医療倫理の歴史に関する論文集の巻頭には，以下のような著者の目的が述べられている。それは，「しばしば引用される医療倫理の「典拠」である，ヒポクラテスの誓詞とトマス・パーシバルの『医療倫理』（1803 年）のあい

だに存在する主題の相違に取り組むこと」というものである。生命倫理学への関心が高まるにつれて、医療倫理の歴史への関心も高まっている。今日ではいくつかの学術的なプロジェクトによって、伝統的な医療倫理の、社会的、文化的、哲学的な基盤が探究されている[(1)]。

　この本は、歴史の正式な調査方法、記述方法を一度も学んだことのない者によって書かれた歴史書である。だから、著者の見解を膨らませたり、否定する際の証拠の出典を意図せずに省いたり、区別すべき時代や文化を混同したり、そして根拠が薄くて曖昧な証拠に対して寛大で確信に満ちた解釈を与えたり、などといった学識ある歴史学者ならば身震いするような失態のために、この本が損なわれているかもしれない。しかし素人の歴史家の行なったこれらの失敗への埋め合わせとして、普通これほど小さな本で行なわれるよりも多くの学術的な文献を参照しておいた。たしかにこの本は学術的でより慎重な研究書に比べて、正確さ、量の両方の面で劣っている。しかし医学の歴史に関する現在のプロジェクトによって、まとまった研究成果が出版されるまでにはまだ何年かかかる。それまでのあいだ、この短い歴史書は、医療倫理の歴史に興味を持つ人々の役に立つだろう。

　本物の学者である以下の先生方、ダレル・アムンゼン教授、ジェームズ・ウォートン教授、ロバート・ベーカー教授、パトリシア・エブリィ教授、フランク・コンロン教授、ゼン・ヘンデル教授、ならびに、オックスフォード大学出版会の招きで草稿を読んでくださった匿名のお2人の読者の方が、本書を批判的に評価してくださったことに敬意を表したい。そして研究助手のケリー・エドワーズ夫人の援助、私の妻メアリー・エリザベスの編集への援助には、心より感謝したい。

　1999年1月　ワシントン州シアトル

　　　　　　　　　　　　　　　　　　アルバート・R・ジョンセン

目　次

凡　例

日本語版への序文　　*iii*

はじめに　　*v*

序　論　医療における倫理の長い伝統 ……………… 3

第1章　古代ギリシア，ヘレニズム，ローマの医学 … 7
　　　　──紀元前5世紀から，紀元後3世紀まで──

第2章　中世の医学 ……………………… 26
　　　　──5世紀から14世紀まで──

第3章　インドと中国の医療倫理 ……………… 49

第4章　ルネッサンスと啓蒙時代 ……………… 71
　　　　──14世紀から18世紀まで──

第5章　イギリスの医学 ……………………… 94
　　　　──18世紀と19世紀──

第6章　アメリカの医学における倫理 …………… 104

第7章　アメリカの医学 ……………………… 130
　　　　──科学，臨床能力，倫理──

第8章　倫理的な出来事の年代記 ……………………… 156
　　　──1940年代から1980年代まで──

第9章　結　論 …………………………………………… 179
　　　──医療倫理から生命倫理学へ──

*

　原　注　　187
　訳者あとがき　　233
　人名索引　　237
　事項索引　　244

医療倫理の歴史
—— バイオエシックスの源流と諸文化圏における展開 ——

序　論
医療における倫理の長い伝統

　読者の皆さんは，医療に関する道徳的な議論の長い伝統を周遊する，短い旅行ツアーに加わろうとしている。たいていの旅行ツアーと同じように，このツアーも，もっとも興味を引く地点で立ち止まり，その土地特有の医療が育った豊かな文化的背景については比較的急いで通り過ぎる。この知的な旅路には特有の危険もある。共通のテーマを見出したいと願って，重要な相違を見逃してしまうかもしれない。まさに「伝統」という言葉は，それが医療道徳の議論で使われると，そういった危険の合図になる。その言葉によって，さまざまな世紀と文化の中で行なわれた議論の多様性が覆い隠されてしまうかもしれない。古代から現代にまでおよぶ連続した流れなどはないと警告する学者もいる。(1)確かに美徳や正直さに関する概念や習慣は，世紀を超えて似たような名を与えられてはいても，世紀によって，またそれらを培った文化の中で異なった意味を持っている。アテネ人のデモクラシーとアメリカ人のデモクラシーは大きく異なるし，またわれわれは寛大に善を施す人を賞賛するのに，度量が大きいという古風な言葉を使うかもしれないが，アリストテレスの言う「度量の大きな男」は，われわれには尊大な紳士気取りの俗物のように思われる。このように文化によって，また時代によって異なることは

認めるものの，それでも医療倫理に関する著作は一定の共通のテーマをめぐるものであり，異なる衣装を纏ってはいても，それと分かるように思われる。こういった共通のテーマは多くの土地や時代の著述家の言葉の中に認めることができる。これらの言葉が融合して一つの長い伝統を形成しているのである。彼らの著作を読む現代の読者は，これらの言葉をギリシャ語やラテン語，フランス語や中国語から翻訳することができたとしても，その意味はしばしばそれらの言葉が書かれた世界に不可分に結びついていることを銘記すべきである。このように，たしかにそれらの共通のテーマを，その母胎となった文化からわれわれの文化へあまりにも安易に移し入れることが危険であることを留意する必要はあるが，東西どちらの文明にも医療倫理に関する一つの長い伝統が存在すると私は信じている。

　医療倫理の歴史は，一般の倫理の伝統に関する歴史でもある。エシックス［ethics：倫理または倫理学］という言葉はさまざまな意味を担っている。エシックスにはまず道徳の研究という意味がある。たとえば，アリストテレスの『ニコマコス倫理学』は，「人生の行ないにとって実際に重要な最高善についての知識」についての書物である。エシックスにはまた，ある規準に従ったり外れたりして行なう人間の行動という意味もある。こうした規準には，人間の卓越性の規準もあるし（マハトマ・ガンジーの倫理は賞賛に値する），また陳腐な規範という規準もある（連邦議会議員「狡猾」氏の倫理は，資金調達に関する連邦法を無視することである）。エシックスという言葉は，職業的な行動に対して使われると，さらに別の意味を帯びる。ある医療社会学者は，「エシックスと呼ばれるものの多くは，医療の市場において……「公正でない」内部競争が起きるのを防ぐように意図されたものであるが，それと同時に，医療外の世界の人に対しては体面を取り繕うものである」と言っている。このようにエシックスの意味が多様になることで，医療倫理の議論も分かりにくくなる。つまり，われわれは医師が現実に行なっている行動を扱っているのか，それとも，患者やほかの同僚との関係において医師が従うべきルールを扱っているのか，あるいは，まさにそれが万人を導かなければならないがゆえに医師をも導かなければならないもっと根本的な道徳原理を扱っているのだろうか。医療倫理とは，医療団体が発表した綱領の中に表現

された規則集のことなのだろうか，あるいは，道徳の一般原理がどのように医療業務に根付いたかを研究することなのだろうか。医療倫理はほとんど倫理とは言い難く，むしろ医師が専門職としての権威と独占権を維持するために創り上げた約束事のことなのだろうか。

　道徳や倫理はさまざまな意味を持つが，道徳生活の本性について反省を巡らした人々の著作を読むと，そこにいくつかの一貫した共通テーマを見つけることが可能である。ソクラテスの時代以来，これらの思想家たちは，道徳的な人間の性格や特質，道徳的な生活を形作るさまざまな義務や責務，個々の人間と彼らの共同体との関係について思いを巡らせてきた。倫理のこれらの三つの領域を，便宜上，礼儀［decorum］，義務論［deontology］，政治倫理［politic ethics］と呼ぶことにする。キケロが内面の美徳が現われ出た外面的な行動を表現するのに用いた礼儀という語は，「礼儀正しさ」，「勇気」，「恭しさ」，「決意の強さ」といった名前を持つさまざまな態度や行為を含んでいる。これらの特質はしばしば美徳（さもなければ悪徳）と呼ばれる。義務論は，「義務」や「責務」を意味するギリシャ語のデオン［deon］という語から作られた近代語であるが，人が行なうべきことという概念をめぐって形成され，もろもろの規則や原理の形で表現される道徳の一部分を含んでいる。最後に，政治倫理は，個人を越えて，多くの個人が生を営む共同体に向けられている。正義という道徳的観念は，この関係の道徳的な次元に依拠している。あまりなじみのない政治倫理という言い回しを選んだ理由は，われわれが医療倫理の歴史を進んでゆくにつれて明らかになるだろう。

　道徳哲学から医療倫理に目を転じると，これらの三つの領域が目に入ってくる。これらの領域は，哲学者が熟慮して達するような深さで探究されていないかもしれない。しかし何度も繰り返すべきことであるが，医学における人生とは，医師と呼ばれる一定の人々が，自分の患者という他者に対して一定の諸義務を有する人生と見ることができる。医師はこうした義務をふさわしく果たすために，精神，意志，そして感情の面で優れた特質を示し，それらの特質に適う仕方ではっきりと振る舞わなければならない。最後に，医師は自分の患者である病人を治療するだけでなく，より大きな共同

体の中で役割を果たし，その繁栄に尽くさなければならない。したがって，歴史を通じて長い伝統をたどっていくと，医療における「礼儀」，「義務論」，「政治倫理」は，反復句としてたえず繰り返されることになるだろう。

　これらの反復句は伝統を通じてよく似た調子で繰り返されるが，強調点の置き方にはかなりの違いがある。たとえば，「礼儀」において推奨されるマナーは，それぞれの時代の型どおりの散文の中では異なって描かれているが，基本となるものは何も変わらない。秘密保持，つまり医療秘密のような，最初の時期からみられる「礼儀」の他の諸要素は，異なる文化の中で異なって強調され，「義務論」にまでも組み込まれることになる。人工妊娠中絶を行なうことや，故意に命を奪うことを禁じる規則のような「義務論」の諸要素は，基礎となる道徳の前提に依存する。これらの道徳の前提は一貫性はあるが，時代と文化が異なればかなり異なった形で現われる。人工妊娠中絶や自殺幇助を行なわないというヒポクラテスの訓戒を作った人々は，このヒポクラテスの誓詞を「キリスト教徒が誓うように」誓った10世紀後の医師たちとは，これらの規則の道徳的な意味について異なった見方をしている。「政治倫理」が古代の医療で言及されることはまれだが，医療が商業文化の中で専門職としての業務になるにつれて，しだいに重要性を増してくる。長い伝統があるからこそ，その複雑性を単純な形へと均一化することには警告が発せられる。

　長い伝統の多くは，医師はいかに振る舞うべきかを，医師自身が著述することによって作られたものである。しかし医療道徳はもっと幅広いものである。医療道徳には他の人々の応答，医療活動のための制度も含まれている。たとえば，詩人や劇作家の意見，ラビや教皇の教え，王や評議会の出した命令もこの本の中に出てくる。医療道徳に関するこれらの見解は，義務論，義務，政治倫理の図式にぴったり当てはまるものではないかもしれないが，医療と道徳の関係についての一般的な考え方に光を投げかけるものである。

第1章
古代ギリシア，ヘレニズム，ローマの医学
——紀元前5世紀から，紀元後3世紀まで——

　西洋文化における医学倫理は，その起源を古代ギリシア，ヘレニズム，ローマの医学に持ち，紀元前5世紀に始まり，紀元後3世紀にまで及ぶ。この時代は，ギリシア人の医師，コスのヒポクラテス[*1]（前460年-370年）に始まり，ローマの医師ガレノス[*2]（129年-199/216年）に終わる。この途方もなく長い歴史の一時期は，医学を学問化しようとする数多くの著述家たちの試み，すなわち著作の中で，治療という仕事について記録し，分析し，理論化しようとする絶え間ない試みと結びつけられている。傷の手当てと病気の治療の仕事は，最初にギリシア世界で始まった。というのは，ほとんどの古代社会では，治療は民俗的慣行や宗教儀式として行なわれたにすぎないからである。この仕事の専門家が『イリアス』の中に現われる。それは，アスクレピオス[*3]の息子で，治療の半神半人，「無比の医師」であるマカオンである。彼はメネラオス王の矢傷の治療のために，高貴な武人たちから招請された

＊1　古代ギリシア人の医師。コス島の生まれ。「四体液説」に基づく健康観を有していた。彼と追随者の医学論文は，『ヒポクラテス全集』に収められている。
＊2　本書22頁を参照。
＊3　ギリシア神話における医術の神。現在も医学の象徴的存在である。アスクレピアダイは，アスクレピオスを共通の先祖に持つと主張する医師集団のこと。

のである。彼は矢を引き抜き，血を吸い取り，そして「鎮静効果のある薬」[epia pharmaka]を使った。叙事詩の後の方で，素人のパトロクロスが，同じほど見事に矢の除去の仕事を行なっている。『オデュッセイア』では，オデュッセウスの出血が薬物治療ではなく，宗教的な治療の儀式であるまじないによって止められる。これら二つの治療の形態は古典時代を通してともに存在していた。鎮静薬を使う治療者たちは，古典時代の医師へと発展したが，祈禱の独唱者たちは，魔術的，宗教的な治療の実践者のままであった。治療の仕事は，紀元前5世紀にイオニア沿岸地方で始まった弁論と学理探究の開花した時代にも遅れずについてきて，経験的な観察と論理的な推論を基礎とする「理性的な医学」へと展開し始めた。治療は技術または技能 [techne] と，またその実践者たちは医術者 [demiourgoi] と呼ばれ始めた。しかしそれは同時に人間教育 [paideia] の一形態でもあった。次の2，3世紀のうちに，この新しい医学は地中海の沿岸地域に広まった。

　新しい医学は，『ヒポクラテス全集［The Hippocratic Collection］』として知られている約70篇の論文の集合体において文字化された。千年紀の終わりに，アレクサンドリアの学者たちは，この全集を，半神半人のアスクレピオスを先祖と主張する治療者一族の子孫，すなわちアスクレピアダイの一員であるヒポクラテスと，コス島にあった彼の医学校の手によるものと見なした。この全集は，イオニア地方の方言で書かれている以外にほとんど共通性がなく，病気の性質と経過，治療手段を説明することを目的として書かれた著作の寄せ集めである。おそらく約5世紀にわたって書かれたこの全集の中で，いくつかの論文は，医師が医学的な技術を施す際に，どのように振る舞うべきかの方法に当てられている。すなわち，『教訓』，『医術』，『法』，『礼儀』，『医師』，そしてもっとも有名な『誓詞』である。

　おそらくは史上初であろう倫理についての言及は，これらの倫理的な論文の中ではなく，現代の何人かの学者によってヒポクラテス自身の作とされている，『流行病Ⅰ［Epidemics Ⅰ］』と名づけられた，完全に臨床的，疫学的な著作の中に出てくる。『流行病Ⅰ』は，一連の臨床例を，その症例の起こった場所の気候や地理の記述とともに提示している。この臨床報告の最中に，医師の倫理についてのもっとも初期の訓戒が不可解な形で出てくる。著者は，

「排泄の化膿*¹」（目，鼻，膀胱，腸，肺からの重く，いらいらするような排出）の臨床的な兆候が，前兆として重要であると述べる。彼は，この化膿は危機の差し迫っていること，病気から健康への転換点を指し示していると述べ，またこの化膿が見られないことは，痛みがあること，病気が長引き，死ぬことの前兆だと述べている。そして外見上文脈を無視して，次の言葉が出てくる。「過去を明らかにし，現在を診断し，未来を予測する。病気に関して二つのこと，すなわち助けること，害を加えないこと。この術［医術］は三つの要素を持つ，すなわち病気，患者，医師である。医師はこの術の僕である。患者は病気と戦うために医師と協力しなければならない」。テキストは即座に，痛みと発熱について議論する臨床的な調子に戻る⁽⁷⁾。

この節の中心となる実践的原則「助けること，害を加えないこと」*²は，その不可解な背景にもかかわらず，明らかなことに見え，平凡にさえ思われる。ヒポクラテスのもっとも偉大な解釈者であるガレノスは，この実践的原則をその単純さのゆえにほとんど侮辱的なものと見なした。なぜ医師に対して自分の患者に害を加えないように命令する必要があるのか，と。ガレノスは多くの同僚たちの無能な仕事を見た後にはじめて自分の考えを改めたと述べている⁽⁸⁾。医学史家のルートヴィッヒ・エーデルシュタインは，これらのそっけない言葉を，良い医師が医術の目標を成し遂げるための冷静な命令であると考えた⁽⁹⁾。別の歴史学者は，この実践的原則は，治療者たちの治療上の努力——瀉血すること，切ること，焼くこと，薬剤を使うこと——が危険であり，一般人に恐れられていたこと，そしてこのような命令が表記されれば，一般人の信用を招来できるということを，治療者たち自身がはっきりと意識していることを反映しているという意見を述べている⁽¹⁰⁾。この命令は，近代の文脈で引用されるならば，医師は治療のすべての試みに伴う加害の可能性を評価すべきだということを思い起こさせるものとして役立つ⁽¹¹⁾。

これら解釈のうちどれ一つとして原文の文脈に適うものはない。『流行病Ⅰ』は予後診断に関する本である。治療に関する言葉はわずかにあるだけ

---

*1 体液病理学者は，傷の治癒過程や，病気の発展過程の一段階として，化膿の状態が来ると考えた。
*2 maxim ほとんど証明なしに用いられる自明的な実践的原則のこと。格率とも訳す。

である。42人の患者の臨床経過が叙述されている。そのうちの25人は死亡に終わる。著者の目的は，医師に対して，一定の環境下において一連の症状を認知するように教え，「誰がこれらの急性の致死的な病気の一つにかかっているか，あるいは，その患者が回復しうるか否かを考慮し，決定する時に，これらの症状が正当に重んじられる」ようにすることなのである。学識ある医師に欠くことのできない仕事は，過去と現在の兆候を関連付け，「未来を宣言すること」である。予後診断はヒポクラテス医術の真髄である。

『予後 [*Prognostic*]』という他のテキストは，熟達した予後診断の素晴らしさを激賞している。この診断学の徹底した論文は，一つの短い序文から始まる。それは「良き医師」を，致死的な病気と，患者が回復可能な病気の区別ができる者として描写し，こうして患者は医師を尊敬し，彼の治療に自らをゆだねるとするのである。「もしあなたが学んで，死ぬ人と良くなる人をあらかじめ診断できるならば，あなたは非難されるべき理由がなくなる」。この予後診断の文脈で，助けることと，害を加えないことが意味するのは，医師は「病気が人間の体の強さを超えない」場合と，患者が医療上の援助から益を受けられる場合にのみ，治療を行なうべきであるということである。

同じ考え方は，医師というより明らかに素人によって書かれた『医術[*Art*]』という著作の中に現われる。この著者は彼の医学の概念を辛辣な言い方で述べる。「それ[医学]は病人の苦しみを取り除き，病気の荒々しい力を軽減するが，病気に征服された人々を治療しようとはしない。医学はそのような場合には無力であることを悟っているからである」。医学を真の技術として擁護するために，著者は激高して語る。「もし人がある技術からその技術には属さないものを支配する力を要求したり，あるいは自然本性からその自然本性には属さないものを支配する力を要求したりするなら，彼の誤りは無知というよりはむしろ狂気である。……だから，もし人が手段として医学が処置できないほどひどく病気に苦しんでいるなら，彼は医学によってその病気が征服されるだろうと期待してはならない」。著者は，経験ある医師が絶望的な症例を引き受けるのを拒否したとしても，それについて医師は決して非難されるべきでないと結論づける。このことを手がかりにすれば，『流行病Ⅰ』で述べられている「害」の意味は，回復の見込みのない人たちに対して，過

酷な医学的治療を施すことであることが分かる。医師の技能によって改善可能な病気の患者——「病気と戦うために医師と協力すること」のできる患者——を発見することが，医術とその倫理の本質なのである。それを行なう中で，医師は恩恵を与え，害は加えないのである。「助けること，害を加えないこと」は，ギリシア語で命令を表わすことのできる不定詞形である。その実践的原則の語調は明らかに義務論的である。つまりそれは命令を発している。この予後の文脈では，それは医師が予見を誤ったり，正しい予後を知りながら実現できないと分かっていることを行なおうとすれば，患者が傷つけられることになることを意味している。現代のある注釈者は，「ヒポクラテスは医師に，どのように患者を治療するのかと同時に，どのように倫理的に振る舞うのかを教えている」と述べている[17]。

『誓詞［Oath］』が医師の倫理の要約として引用されることが非常に多い。しかしその起源は分かっていない。かつては「アスクレピオスの子孫」の一門に入門する儀式として使うためにヒポクラテス自身の手から生まれたと考えられていたが，現代の学者は『誓詞』の起源に関するこの物語を支持してはいない。50年前，ルートヴィッヒ・エーデルシュタインは，『誓詞』の起源と意味をともに明らかにすると同時に，学問的な論争を深化させることになった一つの解釈を提案した。エーデルシュタインが提案したのは，『誓詞』はギリシア世界の医師たちのあいだで広く行なわれていた慣習を表現したものではなく，哲学者にして神秘家であり数学者であったピタゴラスの学徒である医師たちの，小さな集団内における私的な誓約であったということである。エーデルシュタインは，この文書のどの言い回しも，血を流すこと，胎児を殺すこと，人の命を奪うことを禁じたピタゴラス主義の信条に関係していると論じた。この解釈は，『誓詞』によって医師が死を引き起こしたり，人工妊娠中絶を行なうことが禁じられているにもかかわらず，古典的世界の医師はどちらの行為も刑罰を受けずに行なってきたように思われるという奇妙な事実を説明する[18]。エーデルシュタインはピタゴラス主義の支持者だけがそれらの行為を差し控えただろうと論じた。

この解釈では，『誓詞』は医療上の差し迫った必要や，評判を高める要求から生まれたものでなく，純粋で明確な道徳信念の体系から生まれたもので

ある。エーデルシュタインの見解では，宗教に基礎を持つこの道徳的な真剣さは，ヒポクラテスの他の著作のいわゆる倫理的内容とは対照的である。これらの著作の中に出てくる医師は，信頼するに足る有能な治療者としての名声を打ち立てることに関心のある，慎重な職人にすぎない。すべての倫理的忠告の目的は，医師の名声と医師の仕事を高めることである。この解釈の説得力ある魅力にもかかわらず，同時代の多くの学者たちは，『誓詞』とギリシア人医師の倫理に関するエーデルシュタインの解釈は，古代医学の複雑な文化的，学術的世界を理解するために使うには，あまりにも「単純に割り切りすぎたモデル」であると批判する。彼らは，その解釈はピタゴラス主義の陰気な遺物からあまりにも多くのものを引き出しており，それらの表現についての同じほど妥当な一般道徳に基づく解釈を無視していると主張する。

　その起源が何であれ，『誓詞』は義務論の際立った例である。誓約，誓願，契約は，典型的な義務論的行為である。それらは，より高い存在者の前で宣誓するという仕方で，自分の言葉を守るようにと人間を拘束するのである。誓約に対応するギリシア語オルコス［orkos］は，「拘束」を意味する語根に由来する。誓約はギリシアの法，民衆宗教，個人生活において際だった特徴であった。誓約は厳かに行なわれ，厳重に遵守された。ギリシアの万神殿にオルコスという名前の神がいたが，これはエリス（「復讐」）の息子で，偽誓する者を処罰した。ヒポクラテスの文書は典型的な誓約である。すなわち，この文書は健康の神々を証人として呼びかけることに始まって，自らの先生に対して忠誠を誓う。そして誓いを立てた者が避けることを約束する六つの振る舞いを列挙する。そして教訓を遵守あるいは違反することによってもたらされる報酬や罰を受け入れることに終わる。最初の命令は『流行病Ⅰ』の実践的原則とほとんど同じである。「私は自分の能力と判断に従って病人を救うために治療を行ない，彼らに害や不正をもたらすために行なうことは決してありません」。この節の後には次の断言が続く。「私はたとえ頼まれたとしても，致死薬を決して誰にも与えません」。これらの言葉は今日では安楽死の禁止として理解されることが多いが，医師が殺人の共犯者として医術を悪用することを指している可能性も同じくらいある。医師は古代の喜劇の中だけでなく，厳格な歴史書や法律文書の中でも「処罰されない殺人者」とし

て中傷されており，その考えは一般の人々の見解ともそう遠くなかったに違いない。ある歴史学者は次のように書いている。「われわれは，何故ある医師たちが……誓約を立てることによって，彼らの職業的，個人的な状況を安全にしたいと駆り立てられるのかを理解できるだろう。このような誓いは，たとえば，毒物死に関する裁判で実際に助けになるのである」。医師を毒殺者として訴える裁判の演説の中で，告発者は「医師は，自らが誓った誓約の前に立てば，害を加えるのではなく，救う義務があるのです」と叫ぶのである[24]。

『誓詞』は，『流行病Ⅰ』の実践的原則を思わせる加害を禁ずる初期の頃の命令を，異なる言葉で繰り返す。「どの家に入ろうとも，私は病人を救うために入るのであり，あらゆる故意による不正と加害を行ないません。特に男と女，奴隷と自由人のいかんをとわず，人々の肉体に対して情欲をみたすことはいたしません」。自分の患者に対して「加害あるいは故意による不正」を行なうなという命令は，倫理的テキストの中で3回繰り返されるが，これはギリシア医療倫理の中心となる義務論的な要素である。『誓詞』の中の2回の反復は，『流行病Ⅰ』の簡潔な実践的原則よりもさらに進んでいる。すなわち，それらの反復は，医学を予後診断だけでなく，強力で危険な治療手段を持つものとして心に描いている。ホメロス叙事詩の言葉では，医師は「鎮静効果のある薬を使う治療者」である。しばしば 薬(ファルマコン) という語を修飾する「鎮静効果のある」という形容詞は，ギリシア語で「治療薬」「毒」「まじない」を意味することのできる 薬(ファルマコン) という語のあいまいさを反映している[25]。多くの古典時代の薬は穏やかで，古典時代のある医学校では食餌療法や運動療法を好み，薬物療法は避けていたのだが，それでもいくつかの強力な薬物は使われたし，手術，焼灼法，瀉血はもともと危険であり，利用に際しては多大の慎重さが求められたのである。実際，当時の有力な病気理論から見れば，大抵の治療は危険になりうるのである。なぜなら複数の体液の繊細なバランスは，もし誤って採用されれば，どんな介入によっても崩壊しうるからである[26]。整形外科に関するヒポクラテスの二つの論文，『骨折 [*Fractures*]』と『関節 [*Joints*]』は，実践的原則が簡単な手術に対してもどのように影響するかを明らかにしている。著者は手術中の痛みを和らげることに特に関心を示し，

偽医者が利益よりも多くの害をもたらす手術法をしばしば使い，立派な医者さえも使うことがあることについて意見を述べている⁽²⁷⁾。ヒポクラテス文書の著者たちは，ギリシア人の医師の仕事（医術〈テクネー〉）が本来は危険なものであることに鋭く気づいていた。

　この中心となる命令は，詩的で哲学的な響きを持っており，そのためこの命令はギリシア人の道徳生活の中に深く浸透することになった。詩人ピンダロス*1が物語り，プラトン*2が『国家［*Republic*］』の中で繰り返した古代の伝説には，神々の王ゼウスが，金銭的報酬に魅了され，神々が死と定めた男の治療を引き受けた医学の守護者である半神半人アスクレピオスに，死をもたらすほどの落雷を投じたとある。ピンダロスの詩の寓意は，「われわれが神々から期待するものは，自らの死すべき精神にふさわしいものでなければならない。今，ここを意識し，自らの使命を意識せよ。おお，わが魂よ，不死なる生命を切望してはならない」ということである⁽²⁸⁾。プラトンはこの伝説のピンダロス版に反対して，「もしアスクレピオスが神の息子なら，彼が貪欲であったはずがない」と主張する。プラトンはこのアスクレピオスの伝説から別の教訓を引き出すことを望んだ。つまり，真の「アスクレピオスの息子たち」は，「ミダースのような金持ちであっても」，治らないと分かっている者を治療することは決してないだろう。むしろ彼らは，基本的には健康だが，特定の治療可能な病気を患っている者たちに奉仕するだろう。体のいたるところが病気の者については，彼らは死ぬに任せることになるだろう。このことが「それらの患者と国家にとって最善のことなのである」とプラトンは言う。アスクレピオスと彼の後継者たちは，政治家［経世家］〈ステイツメン〉と呼ばれることがある⁽²⁹⁾。政治家〈ステイツメン〉によって翻訳される原語は，ポリティコス［politicos］であるが，これはギリシアの都市国家であるポリス［polis］の福祉のために専心する人という意味である。イアトロス・ポリティコス［iatros politicos］，つまり，政治家［経世家］としての医師［statesman-physician］が治療について決断するときは，共同体の善を考慮に入れる。われわれが政治倫理〈ポリティック・エシックス〉と

＊1　前 522/518 年 – 442/438 年。古代ギリシアの叙情詩人。『祝勝歌』など。
＊2　前 427 – 347 年。古代ギリシアの哲学者。イデア論を説いた。道徳と政治に関心が深く，代表作『国家』は，哲人王の理想を掲げた。

いう言葉を使うように示唆されたのは，プラトンのこの一節からなのである。医学と社会との間の関係について考慮する倫理のこの考え方は，何世紀も超えて重要性を増し，政治倫理(ポリティック・エシックス)の意味は予想外の仕方で展開することになるだろう。

　プラトンのこの考えは，回復しそうにない人の治療を差し控えることについてのヒポクラテスの規則を反映している。この規則は，単なる用心深さ(プルーデンス)にすぎないように見えるかもしれない。というのは，ある人の治療者としての評価は，失敗よりも成功に依存するからである。たしかに，この動機は伝統的な医療倫理の中に繰り返し出て来て，ルートヴィッヒ・エーデルシュタインに，ギリシア人医師の職業倫理は「自分の仕事をよくやる，自分の技術を完全にやり遂げることにある。それは内面的な意志の倫理というより，外面的な功績の倫理である」と判断させたものである。しかし，この規則は用心深さを越えて，ギリシア的な生の深遠な倫理的特性となった。すなわち，神々や自然によって定められた人間の限界を踏み超えることは，道徳的に危険なこととする見方となったのである。ヒュブリス［hybris］，すなわち，傲慢な自負心は，人間の根本的な悪徳であり，生と死に絶えず携わる人々は，その反対のソフロシュネー［sophrosyne］，つまり，賢明な節度を培うように特に心を砕くべきである。アポロの息子であるアスクレピオスはヒュブリスの罪を犯し，ゼウスに罰せられた。すなわち，彼は治療に熱心で，利益を望むあまり，ソフロン［sophron］，つまり，賢明な節度ある者ではなかった。したがって，『誓詞』の中心となる命令は，三つのレベルの意味で解釈することができる。すなわち，用心深さの実践的原則として，医学という技術の限界を認識することとして，そして，ギリシア文化の根本的な道徳的信念の一つを反映するものとして，である。

　ピンダロスの詩のアスクレピオスは，節度ある者(ソフロン)ではなかった。節度(ソフロシュネー)は自制を促し，自己の放縦をはねつける美徳である。アリストテレスは節度ある者(ソフロン)を，「愉快なことを節度ある仕方で欲求する」者として描写している。彼はこの節度を，人が自分にとって，また人間一般にとって何が善いかを理解する最高の道徳的美徳である「実践的理性を守る」美徳として褒め称えている。ヒポクラテス文書は，医師に患者との日常の接触において

第1章　古代ギリシア，ヘレニズム，ローマの医学　　15

節度(ソフロシュネー)を培うように薦めている。『医師 [*Physician*]』と題された小論は，患者に心地よく感じられるために，医師に対して健康的に見え，清潔にし，よい服装をするよう薦めている。その上で著者は，「医師は分別のある人として，規則正しい生活を送り，会話に慎重で，すべての人にまじめで親切であり，要するに，紳士であるべきである」と主張する。「紳士」という言葉はギリシア語でカロカガトス [kalokagathos] であるが，これは「美しい」[kalos] と「良い」[agathos] という二つの言葉から成り立っている。そして「美しく良い」という文句は，通常，道徳的で高潔な人物を推奨するときに使われる。(32) その章は，医師に「まじめだが苛酷でない顔つき」をするように促している。「というのは，自由気ままな笑い声と過度の陽気さは下品に思われるが，その一方で，苛酷さは傲慢や不親切と受け取られるからである。……彼はすべての人に対して適正でなければならない」。そこで著者は次のように指摘する。病人は自らを「医師の手に親密な仕方で」委ねようとする，そうする際に，医師は人妻や処女や貴重な財産に出会うわけだから，「それらに対して自制〔ソフロシュネー〕を働かせなければならない(33)」。この一節は，『誓詞』の中にある「どの家に入っても故意による不正を」，とりわけ居住者に対する性的搾取によって，行なっては決してならないという命令を思い起こさせる。繰り返して言うが，医師は自分の仕事のせいで，彼の患者たちの身体だけでなく，人格をも危険にさらしうるのである。

『礼儀 [*Decorum*]』と名づけられた著作は，以下のように知恵を賞賛することから始まる。「医師は知恵を愛する者，すなわち哲学者でなければならない。もしそうであるならば医師は神にも似た者であろう(34)」。しかし神にも似た知恵は，即座に世俗的な態度に適用される。すなわち，良き医師は外見，話し方，振る舞いによって患者を安心させ，信頼を生じさせる。医師が料金を決めて，それを患者に話すやり方は，患者の健康と信頼に影響を与える。「もしあなたが料金について話すことから始めるならば，合意に達しなければ，あなたは去るだろう，……あなたは患者を無視し，どんな緊急の治療も処方しないだろうと患者に言っているようなものである。したがって，医師は料金を決めることに気をもんではならない(35)」。医師は患者の経済的な状況にも考慮を払うべきである。「ときには無料で治療せよ，……もし経済的な苦

境にある見ず知らずの人を治療する機会があるならば，必要な援助をすべて与えよ」。次に本文は再び哲学調に変わって，「というのは，人間愛〔philanthropia〕のあるところに，技術愛〔philotechnia〕があるからである」という医療倫理において長い歴史を持つことになる実践的原則が語られる。ウィリアム・オスラー医師*1は，この言葉にまさしく医療倫理の本質を見出した。しかし時の経過と，翻訳の変遷によって，その意味が膨れ上がっていったのかもしれない。「人間愛」と壮大に翻訳されるフィラントロピアという言葉は，ストア哲学において哲学的に顕著になり，後代の医療倫理の著者スクリボニウス・ラルグス*2の作品の中で，いっそう道徳的な重みを担うようになった。しかしこの言葉は，『礼儀』の中では，「もし人々があなたを好きで，あなたも彼らを好きならば，あなたはあなたの仕事を愛し，彼らもあなたの仕事を愛するだろう」というような，むしろ平凡なことを意味するのかもしれない。患者を治療する際に医師が守るべき態度を描写する，『医師』と『礼儀』の後には，ヒポクラテス全集の中の他の倫理的な論文，『教訓』，『法』，『医術』が続いている。これらの論文の中で描写されているベッドの傍らでの礼儀作法は，何世紀を通しても，ほとんど変化していない。

　医師の礼儀は自らの評判（ドクサ[doxa]）を高める。英語の評判[reputation]という言葉は，この言葉でわれわれが連想する自己宣伝ということではなく*3，むしろ内なる自己を他人に対して反映させること，つまり道徳的美徳の外部への現われというドクサの微妙な部分をまったく捉えていない*4。ヒポクラテス文書の匿名の著者たちは，［医師の仕事という］公的な行為の賞賛の背後に潜んでいる道徳的な二義性に気づいていた。彼らの言葉は，良い評判を勝ち取り，維持することになる，一連の経験ある振る舞い，やり方，礼儀作法を薦めるものとして読むことができる。『礼儀』は「こうしたことが良い評判を生み出すものである」と言う。この良い評判は医師に患者をもたらすだ

＊1　本書140頁を参照。
＊2　本書21頁を参照。
＊3　reputation の元になる動詞は，repute「（受動形で）見なされる，評される」であるが，これは語源としては，ラテン語 reputare「計算する，熟考する」に由来する。
＊4　考え（真偽に関わりなく），期待，他の人がある人に対して持つ意見，評判。これの基礎にある動詞は dokeō で，「……と思われる，期待する」を意味する。doxa は，『新約聖書』では，外への現われとしての「光輝」，「栄光」の意味でも用いられる。

第1章　古代ギリシア，ヘレニズム，ローマの医学　　17

ろう。しかし著者たちが同じように注意を促す，もっと本来の道徳的な動機が存在する。医師の振る舞いと評判は，患者にとっても有益である。すなわち，「自分の状態が危険であると察知していても，医師の親切さに安心するだけで健康を回復する患者もいる」のである。またこれらのテキストの著者たちは，評判が当てにならないことも知っている。「多くは評判による医師たちである。しかし本物の医師はほとんどいない」と『法』は言う。本物の医師は生まれつきの能力を持っていて，医術の厳しい研究に身を捧げ，「聖なる物事，すなわち医学の知識は，聖なる人間だけに明らかにされる」がゆえに，医術が「聖なるもの」でなければならないことを真に理解している者である。『誓詞』は，「私は私の人生と私の技術を，純粋で聖なるものとして保ちつづける」と厳かに宣言する。

　礼儀に関する文献にはときおり哲学の断片が混じっている。何人かの学者は『医術』の中にソフィストのプロタゴラスの痕跡を見つけた。『法』は「内在的証拠は極めてわずかである」が，ストア派の影響を受けた誰かによって書かれた可能性がある。『礼儀』について，何人かの学者はエピクロス主義の色合いを見，エーデルシュタインはアリストテレスの徳倫理の医学版と見なしているが，『礼儀』の中にはストア派の香気のようなものがある。『医師』は短いが，一般民衆の道徳を暗示し，難解で不明瞭な『教訓 [Precepts]』は，ストア派の倫理的語彙の中でも重要な人間愛（フィラントロピア）という言葉を含んでいるが，ほとんど一般民衆の道徳や思慮深い助言以上に及ぶものではない。したがって，倫理的な哲学が花開いた世界ではあったが，医療倫理の文献は，教養ある作家たちから期待されるもの以外に，これらの哲学の考えや議論をそれほど反映していないのである。実際，ヒポクラテスとその同僚たちが哲学者たちから受けた影響よりも，プラトン，アリストテレス，ストア派，エピクロス派がヒポクラテスから受けた影響の方が大きいように思われる。

＊1　前490年？–420年？。古代ギリシアの哲学者，ソフィスト。価値の相対主義を標榜し，「人間は万物の尺度である」という言葉を残した。
＊2　古代ギリシアの哲学一派。起元前3世紀からローマ帝政末に盛んになった。「自然に従って生きる」を標語にする。ゼノン，クリシッポスなどが有名。
＊3　エピクロス（前341年–270年）の哲学説。唯物論に基づき，主観的な快楽を道徳の原理にする。苦痛のない状態，アタラクシア（心の平安）を理想とする。

そこでヒポクラテスの倫理であるが，『流行病Ⅰ』と『誓詞』の実践的原則と，単なるエチケットかまたは美徳と性格の倫理と見なすことのできる礼儀についての豊富な解説という，二つの力強い義務論の要素から成り立っている。ヒポクラテス文献の中には，われわれが序章で「政治倫理〔ポリティック・エシックス〕」と呼んだものに相当するものがほとんどない。プラトンがアスクレピオスを，治療術を導くために国家の善に心を配る政治家〔経世家〕〔ステイツメン〕として称讃したことから，われわれは「政治倫理」という用語を導き出したのではあるが，古典世界では医療の政治倫理はほとんどまったく出てこない。

　政治倫理とは，医師が，集団としての患者，同僚たち，社会，国家に対して有する社会的責任を明らかにするものであろう。しかし現存している文献がこれらの責任に言及することはごく稀にしかない。ヒポクラテスのテキストは，医学的配慮の必要なすべての人々に奉仕する義務について述べてはいない。プラトンは，市民の医師が市民を治療し，彼らの助手が奴隷を治療することを提案したが，その他にこうした階級間の障壁の構図を支持する証拠はあまりない。ある注釈者はさらに進んで，「ヒポクラテス全集の多くの論文のどれ一つとして，奴隷と自由人のほんの少しの区別もしているものはない」と言う。流行病の犠牲者を治療する義務については医学文献の中では述べられておらず，これについては，歴史家ツキディデスが書いた，アテネにおける紀元前430年の流行病についての歴史記述の中で示唆されている。敵を治療する義務はどこにも見出すことができない。実際，ヒポクラテスはペルシャ人の治療を明白に拒否したと言われている。医師同士の関係については，自分の先生に対する義務，難しい症例についての専門家間の協議の際の礼儀，嫉妬が不適切である点だけが論じられている。医術に無知な，やぶ医者は軽蔑される。「アスクレピオスの息子たち」は医師に対する一般的な呼称であったが，一つの職業〔プロフェッション〕としての医師の存在があったようには思われない。おそらく医師たちのいくつかの同好会か友愛会が存在した。もし『誓詞』に関するエーデルシュタインの解釈が信頼できるならば，ピタゴラス派の医師たちの団体が，マグナ・グラエキア*1に存在したかもしれない。古代の世界は，医師に対する規制や免許というものを知らなかった。『法[*Laws*]』は，市

＊1　南イタリアにあるギリシア人植民地。

民法が医師に義務を課すことはほとんどないことを示唆しながら,「医学は,われわれの国家が,不名誉の罰は除いて,まったく刑罰を課すことのない唯一の技術である」と述べることから始まっている。アリストテレスとプラトンはともに,医師の技術と知識が特別な考慮を必要とすることを示唆しながら,医師が法廷でどのように扱われるべきかについて短く論評している。プラトンは,故意に毒を盛ることによって害を加えようとたくらむ医師は,死刑にされるべきだと提案する。アリストテレスは,医師の犯した医学上の誤りは,市民の陪審員ではなく,医学教育を受けた者によって裁かれるべきだと提案している。(54) 国家と医師の関係は,曖昧な形で示唆されているだけである。

この医療倫理の歴史の物語は,これまでギリシア世界で手間取っているため,さらに先へ進むことにしよう。伝説では,半神半人アスクレピオスが,紀元前295年の流行病を撃退するために,ローマに来たと言われている。実際には,彼と同名のアスクレピアデスという名のアレクサンドリアのギリシア人が,紀元前120年ごろにローマに文献医学〔リテレイト・メディシン〕[literate medicine]をもたらした。彼は,実直なローマでは,医師ではなく,家長〔パテルファミリアス〕[paterfamilias]が,神話と薬草による民間医療を行なっているのを見出した。ギリシアの医学理論とその愛好者の医師たちは,大プリニウス*1やカトー*2のような屈強なローマ人からあざ笑われた。アスクレピアデスは,「ローマの環境からの影響を受け,医学を実際的に応用したローマ人だった」。(55) 彼の最も卓越した後継者の一人であるケルスス*3が書いているように,その多作の著述家は,「われわれの有益な職業が成熟する」のを助けた。(56) その「有益な職業」(salutaris professio〔サルタリス・プロフェッシオ〕は「治療する職業」も意味しうる)は,貴族や富裕階層のあいだで大いに花開いた。ほとんどのローマ人は医師の職業に魅力を感じなかったように思われる。ローマにおける医師の大部分は外国人であって,その多くはギリシア出身の元奴隷であった。(57)

医学に関するラテン語文献は,理論というより圧倒的に実践的であった。

---

*1 23年‐79年。ローマの政治家,博物学者。
*2 前94年‐46年。ローマの政治家。
*3 前30年?‐後45年?。ローマの著述家。『医学について[De Medicina]』全8巻,によって知られる。

医学についてのもっとも卓越した二つの書物が，素人のケルススと大プリニウスによって書かれた。別の実用的な書物，『組成［Compositions］』と名づけられる薬理書が，スクリボニウス・ラルグス（14年‐54年）によって書かれた。彼はおそらくギリシア人の解放奴隷であり，経歴の一部として，イギリスに駐留していた皇帝クラウディウスの軍隊の軍医であったことがある。この本は医療倫理に対する注目すべき貢献から始まる。スクリボニウスは薬物を治療に使うことに賛同しているが，薬物を取り扱う医師は，一定の道徳的な資質を持っていなければならないと論評している。

> すべての神々と人間は，思いやりと人間愛〔humanitas〕の精神の欠けた医師を憎むべきである。まさにこれらの資質こそ，医学の聖なる誓い〔sacramentum〕によって束縛されている医師たちに対して，たとえ敵にであれ，有害な薬物を与えることができなくしているのである。――ただしその医師は，兵士や良き市民という役割において状況が求めるならば，その同じ敵を攻撃するだろう。

こうしてスクリボニウスは，「人間らしい感情を学ぶために，彼の〔ヒポクラテスの〕学生の心と精神を備えさせる」『誓詞』に言及している。彼は次のように述べている。ヒポクラテスは医師が人工妊娠中絶を行なうことを禁止したが，その理由は，「人間のか弱い可能性でさえも破壊することが誤りだと考える者は，生きた人間に害を加えることを，なおさらいっそう邪悪と見なす」からである，と。スクリボニウスは，「医学は治療の学問であって，加害の学問ではない」と言って，『流行病Ⅰ』の実践的原則を思い起こさせるのである。

この一節はいくつかの理由で注目すべきものである。第1に，この節は，古典期の医学文献ではめったに引用されることがない『誓詞』について明確に言及している。第2に，この節は，医療上の誓いと，皇帝と帝国を自らの生命を賭けて守るという軍事上の誓いである，ローマ兵士の誓い〔sacramentum〕を等しいものと見なしている。第3に，この節は，後期ストア派の倫理を思い起こさ

＊1　紀元47年頃に，271の処方箋をまとめた『組成』を書いた。シビレエイを麻酔代わりに使ったことでも有名。

第1章　古代ギリシア，ヘレニズム，ローマの医学

せる。すなわち，フマニタス［人間愛］は，ギリシア語のフィラントロピア［人間愛］に相当するラテン語であるが，これは，すべての人間は，それがいかなる特質やいかなる状況にあるのであれ，一つの普遍的な国家においては平等であるという，ストア哲学の主要な美徳であった。医師が病人に対して行なう奉仕は，人間的な敵意を超越しなければならない。⁽⁶⁰⁾スクリボニウスがヒポクラテス倫理を目覚ましい仕方で引き合いに出したことは，後代にあまり影響を与えなかったと思われる。スクリボニウスの薬局方は幾世代にもわたり繰り返し写本されたが，その序文の道徳的勧告は最近になるまで注意されなかったように思われる。

　ヒポクラテスの伝統を保存し，修正する点での第1の人物は，ペルガモン生まれの人で，ローマで開業したガレノス*1（129年-200年）である。彼の豊かな著作の中には，倫理に関する多くの論文や注釈がある。「最良の医師は哲学者でもある」という短い論文の中で，ガレノスは，ヒポクラテスによって誉れあるものとされた名に値する医師は誰でも，「あらゆる部門の哲学，即ち，論理学，自然学，倫理学を知らなければならない」と断言している。医師は自分に提起された諸問題について推論することに長けていなければならない。自然的世界の中での身体の本性と機能について理解していなければならない。そして，「自制を実践し，金銭を軽蔑しなければならない。人間が取りかかるすべての邪悪な行為は，大食いを促されてか，快楽の魅力にはまって行なわれるからである」。ガレノスの言う哲学的な医師とは，単なる哲学文献の研究者ではなく，自分自身の人生が正義と自制によって形作られた医師のことである。ストア派の理論によれば，「すべての美徳は，あたかも1本の紐によるかのように結びついている」から，彼は他のすべての美徳も所有することになるだろう。ガレノスは，自らの多数の著作の多くの箇所で，医師たちの強欲，論争好き，無知を激しく批判した。理想的な医師は，貧しい人を治療し，合理性に従って命じられた医学の摂生法に従う人である。彼は健康に影響を与えるすべてのことに関する研究者である。彼は公正な精神を持ち，質素で禁欲的とさえいえる生活を送る人である。ガレノスは，良

　＊1　ギリシア人の医者で，ローマで活躍した。多くの学問分野に通じていた。解剖学，生理学に関して後代に大きな影響を及ぼした。

い医師のこの肖像を正当化するために，ヒポクラテスの礼儀文献を引用する。この論文でも他の著作でも，ガレノスが自分自身をこの肖像において見ていたことは明らかである（たしかに彼は流行病が蔓延したローマから逃げ出したことで非難され，癇癪持ちのプライドの高い人物だったという評判であったが）。彼は，「彼の医学の力量と尊厳ある生活の仕方のゆえに」，多くの医師が彼に対して敵対的であったと報告している。[61]

ときどき彼の手によるものとされる『誓詞』に関するアラビア語の注釈を真作と認めないかぎり，ガレノスは『誓詞』については沈黙を守っている。この注釈は，病人に接するときの医師の態度に力点を置いており，自殺，人工妊娠中絶，安楽死に関する『誓詞』のより義務論的な命令を強調してはいない。患者を治療する際の医師のエチケットは，「登場の仕方，言葉，身なり，服装，頭髪，爪，臭い」という項目の下で説明されている。ある歴史学者の言では，ガレノスのエチケットには，「患者に対して，彼または彼女の前に立つヒポクラテス派の医師は，回復させることのできる人物であることを確信させるため」という道徳的な意図がある。というのは，「病気との戦いでは，患者の協力が成功のために不可欠」だからである。[62] ガレノスはまた，「最良の医師の吟味について」という，人々が医師を選ぶ際の手引き書を書いた。人々は学識のある医師，絶えず学び続ける研究者，極めて規則正しい生活を送る人を探し出さなければならない。ガレノス的な医師の倫理は，主に医学を実践する人々の性格に焦点を当てている。学習と研究は基本であり，生活の規則性は不可欠である。そして患者に対する礼儀正しさと慈悲深さは，癒しの強力な道具である。ガレノスは，規則や義務よりもむしろ，態度や美徳を強調しながら，礼儀の倫理を教えているのである。彼の倫理的な医師の肖像は，良き医師に関する中世やルネッサンス期の論文の中に絶えず組み入れられながら，時代を下っても存続し続けた。

古典期の医師たちの実際の態度についてはあまり知られていない。悪名高い医師もいる。宮廷医師，C・ステルティニウス・クセノフォン[*1]は，妻アグリッピーナによる皇帝クラウディウスの殺害に荷担した。多くの医師が中傷

---

*1　前10年‐後54年。皇帝クラウディウス殺害の容疑は，タキトゥス『年代記』（12, 67）に報告されている。

第1章　古代ギリシア，ヘレニズム，ローマの医学

された。古ローマの好戦的な愛国主義者であるカトーは,「すべてのギリシア人医師は,薬物を使ってすべての非ギリシア人を殺そうとしている」と主張した。医師を処罰されない殺人者とする辛辣な言葉は,喜劇や諷刺文学の中に絶えず現われる。医師の貪欲はとがめられている。大プリニウスは,「人間がなしうる最悪のことは,自分の主治医に相談しようと思うことである」と述べた。もっとも有名な医師は,マルティアリス[*1]の『寸鉄詩［Epigrams］』の中に,あからさまな形で現われる。「私は病気でした,しかし,シンマクス医師よ,あなたは100人の実習生を引き連れて,私のところに往診に来ました。──北風によって霜が降りたようになった100個の手が,私を手荒く触った。以前,私には熱がありませんでした。シンマクス医師よ,しかしいまは熱があります」[(63)]。ガレノスはしばしば同僚の多くを,無知で,貪欲で,不作法だとして激しく非難した。

　古典医学の数世紀にわたって,医療倫理の支配的なテーマは,われわれが礼儀［decorum］（デコーラム）と呼んだ道徳的議論の領域に当てはまる。ギリシア・ヘレニズム・ローマ世界の道徳的風潮においては,礼儀は,われわれが現在エチケットと呼ぶものと多くの共通性を持つとはいえ,われわれが美徳とも呼ぶもっと深い道徳的資質にまで達している。英語のdecorumという語は,二つのまったく異なる解釈を受け容れる。もしdecorumが「上品さ,礼儀作法,エチケット,特に礼儀正しさや,品位に要求される慣行」[(64)]と定義されるならば,この語は,礼儀正しさに関するより表面的な慣例と,より深い道徳的な特徴である品位の両方を指すことになる。人間は明らかに,人を喜ばすマナーを身につけ,礼儀をもって行為できるが,実はならず者であることもできる。このことは多くの道徳家に対して,外的な行動がどのように内的な美徳に関係するか,について思いを巡らすようにと促すことになる。キケロ[*2]は,decorumを,生活を「飾（オーナメント）る」行動として定義し,それは「先だって存在する道徳的な誠実さがある場合（cum antegressa est honestas）にだけ明らかになる」[(65)]と結論する。この議論は道徳哲学の歴史を通じて存続し,この言葉の二重の意味が,医療倫理の長い伝統を通じて何度も繰り返して現われる。

＊1　後40年？－後104年？。ローマの諷刺詩人。
＊2　本書79頁を参照。

すなわち，患者にとって医師を受け容れられるものにし，医師の評判を高める外的な特徴は，内的な誠実さや美徳と一致していなければならない，ということである。礼儀ある医師の肖像は，最初期のヒポクラテスのテキストから，ガレノスを経て，現在の時代にいたるまで，驚くべき不変性を見せている。文献上のその肖像がどれほど現実と一致したかを，われわれが知る方法はない。われわれにできることは，行動と信念におけるヒポクラテスの礼儀を明示することによって，どれほど多くの医師が「自分たちの人生と技術を純粋で聖なるものとして保った」かを推測できるのみであろう。

　古典テキストの義務論的な特色は，礼儀よりもいっそう弱まってしまった。『誓詞』が厳格な命令であることは確かである。そしてスクリボニウスがそれをローマの軍事的な誓約(サクラメントゥム)として解釈したことによって，このことはいっそう確かになった。しかしわれわれがすでに見たとおり，『誓詞』が古典的な文献の中で注意されることはあまりない。明らかに『誓詞』は広く伝播はせず，おそらく同じ志を持つ医師たちの小さな仲間による以外には，公的な儀式において実際に誓われることはなかったように思われる。最後に，医療の市民倫理が目立たない仕方で現われている。医療過誤に対する法的制裁が，ローマ法の中に現われている。同じ志を持つ医師たちのクラブや友愛会が一般的になったのかもしれない。しかしそれらについてはほとんど何も知られてはいない（それらは秘密結社だったのかもしれない）。ヘレニズムとローマの時代には，いくつかの都市が，市民のための医師を公式に指名したようだが，彼らの役割は明らかではない。都市が医師に対して市民税や煩わしい市民の義務を免除することも多かった。しかし都市がこのように認定した理由はよく知られていないし，それに対する言及が現われるのは，医学の文献ではなくて，むしろ法律の文献においてなのである。医学の政治倫理(ポリティック・エシックス)は，たしかに古代ギリシア時代よりもいくぶん目に見えるようになったが，まだ未発達である。

第2章
中世の医学
―― 5世紀から14世紀まで ――

　医学の歴史の2番目の大きな進展は，キリスト教の病院がカッパドキアにあるカエサレアに初めて設立された4世紀末に始まり，医学がヨーロッパの新興諸国の大学や公共生活に十分に定着した14世紀末に終わる。ガレノスが権威ある総括を行なって，ヒポクラテスの医学を改訂した後に，文献医学(リテレイト・メディシン)はおよそ5世紀のあいだ新鮮さを失い，西ローマ帝国の全般的な衰退期にあって，文学，芸術，政府と同じ運命をたどった。医学の学問研究はアレクサンドリアとコンスタンティノープルで引き続き栄えたが，西欧では文献医学が百科事典的研究や公式の収集を行なうだけだった(2)。中世の初期のあいだ，史料を見ればたしかに世俗の医師をかろうじて見出すことができるが，医療の実践は次第に修道士や他の聖職者の守備範囲になり，古典的な文献医学というほろぼろになった残存物だけが修道院の書庫に保存されていた。

　これらの世紀のあいだ，ローマ・カトリック教会によって普及したキリスト教信仰は，西欧における生活のあらゆる面に浸透した。医療の実践だけでなく，まさに医療の概念そのものが，教会の教義と戒律に深く触れたのである。こうした神学と教会の影響が医療倫理を形作ったことは明らかである

が，その影響は医学に対しても間接的に及ぼされることになった。というのは，宣教師が西方や北方のヨーロッパの人々に伝道するにつれて，教会が治療の仕事において魔術や迷信との絶え間のない闘いにあることを自覚するようになったからである。教会は，迷信を打ちのめすために，祈りとともに合理的な医学を擁護した。

　教会が医学治療を好意的に見たのは，教会の教えが，病人の奇跡的治療者として描かれ，自分の追随者に病人を世話するように命じた，キリストと呼ばれるイエスの福音に基づいていたからである。イエスは，貧しい見知らぬ人に対する慈悲の行為を自分自身になされた行為と同じであると見なして，「来て，……［神の］王国を受け継ぎなさい。……私は病人であったが，あなた方は私を訪ねてくれたからである」と言った。これらの言葉は彼の追随者への命令となった（マタイ9章, 10章8節, 25章34-36節）。イエスはなぜ罪人と交わるのかと問われたとき，自分を医師に例えて，「健康な人に医師は必要ではなく，病んでいる人に必要なのです」（マタイ9章12節）と答えている。たしかに福音書のこれらのテキストでは，奇跡や祈りが治療の道具であり，身体的治療は神の恩恵による魂の治療の比喩なのではあるが，人間の医学はこの喩えによって益を受けた。初期のキリスト教信者は，病気を受け入れる際に神の摂理を認め，癒しは神の仁恵を通して来ると主張する一方で，人間の治療も拒まなかった。いくぶん異教的なオリゲネス[*1]のような著述家が，ときおり神の癒しを重視するあまり人間の医学を中傷することもあったが，初期キリスト教の一群の文献は，人間の医学的知恵と技術あるいは医学治療を拒絶してはいない。神の癒しと医学治療は，ともに神の力から由来するのである。初期キリスト教の教父の著作の中には，医学的援助を求めることの正統性に関する多くの肯定的な言葉があるが，その中でもカッパドキアの聖バシレイオス[*2]の言葉は特に際だっている。「もし万一必要となるならば，われわれは医術を使用することに大いに心を用いなければならない。しかしそれは，医術をわれわれの健康や病気の状態に全面的に責任があるも

---

* 1　185年?-254年?。アレクサンドリアの代表的神学者。
* 2　329年?-379年。4世紀のギリシア教父。ギリシア古典を積極的に受容し，東方教会の基礎を築いた。

のと見なしてではなく、神の栄光に寄与するものとしてである。……われわれはこの医術を拒否することも、われわれのすべての信頼をそこに置いて休らうこともあってはならない。……理性が許すとき、われわれは医師を呼ぶが、神に希望を置くことを止めるわけではない」⁽³⁾。

　初期の教会は、人間による医学の業を用いることを是認しただけでなく、病気の人の治療を愛の業として奨励した。2世紀という早い時期に、イエスの救いの業と医師の治療の業の比較が、キリスト教徒の修辞法の中で普通になった。すなわち、「医師キリスト〔Christus Medicus〕」という呼称が一般的になったのである⁽⁴⁾。多くの教師は、イエスが語った喩え話、すなわち、負傷した人に偶然出会い、「彼を憐れに思って」治療を施し、その人の回復のために支払いをした異邦人の話を思い起こした（ルカ10章29 - 37節）⁽⁵⁾。4世紀に著述した、聖ヨハネス・クリソストムス*1は、その喩え話を思い起こし、自分の会衆に次のように語っている。「その病人がキリスト教徒であるか、ユダヤ人や異教徒であるか、貧者か金持ちか、奴隷であるか自由民であるかなどは問題ではありません。あなたに叫び求めている彼の窮乏こそが問題なのです」⁽⁶⁾と。3世紀の期間、流行病が瞬く間にイタリアと北アフリカに広がったとき、キリスト教徒は病気に罹った人への献身的行為で有名になったが、彼らは自分の生命を喜んで危険にさらすゆえに、パラボラニ〔Parabolani〕、すなわち「無謀な人々」とさえ呼称された。紀元251年、カルタゴの司教キプリアヌス*2は、「疫病は、各人のそしてすべての人の正義を露わにする。裕福な人が病人の世話をするのであれ、親族がなすべきこととして近親者を忠実に愛するのであれ、主人が苦しんでいる奴隷に思いやりを示すのであれ、医師が苦しむ人を見捨てないのであれ」と書いた。アレクサンドリアの司教ディオニュシウス*3は、キリスト教徒は「決して自分自身を惜しむことなく、他の人のことのみを考えて、無条件の愛と忠誠を示した。危険を顧みずに、彼らはキリストの名において、患者を預かり、彼らのすべての必要に注意を

---

　*1　347年 - 407年。コンスタンチノープルの大司教。説教における雄弁さで知られる。
　*2　200年？- 258年。アフリカのキリスト教会の指導者。キリスト教の弾圧期に教会組織を護持した。本人も殉教した。
　*3　200年前後 - 265年。神学の理論家。自らも疫病下のアレクサンドリアで患者を慰めた。ローマ教皇も務めた。

払い,彼らに仕えた。……多くの人が他の人を看護し,治療しているあいだに,他の人の死を自分自身に移し換え,それらの人の代わりに亡くなった」と証言している。異教徒はといえば,「病気が始まると,苦しむ人を外に追いやって,最愛の人から身を引いた」と彼は述べている。キプリアヌスは,自分自身を大切にするだけでなく,知らない人や敵にさえ慈悲深い親切を実践することがキリスト教徒の義務であると言った。背教者ユリアヌス皇帝*1はキリスト教信仰を軽蔑したが,「これらの不信心なガリラヤ人［キリスト教徒］は,自分たち自身の貧しい者だけでなく,われわれ［非キリスト教徒］の貧しい者も援助している」と,しぶしぶこの広範囲に及ぶキリスト教徒の愛を認めた。ある学者は次のように示唆している。これらの悲惨な時期のキリスト教徒の献身が,3世紀におけるキリスト教会の並外れた成長に著しい貢献をもたらした。確かにもっとも単純な看護の世話でさえ,放棄するよりも効果的に被害者の生存に貢献した,と。キリスト教の信仰は,苦しみと愛の根拠を提供したが,これは当時の優勢な異教徒の崇拝には欠けたものだった。そして多くの異教徒が,このキリスト教徒の愛を見,身に受けることによって,強く印象づけられ,転向するまでになった(7)。

372年,聖バシレイオスは,医学の効用についての自分の言葉を実践に移した。カッパドキアのカエサレアの司教として,彼は癩病［ハンセン病］患者のための病院を開設し,患者は看護師と主治医から世話を受けることになった。彼の友人,ナジアンゾスの聖グレゴリウス*2は,このクセノドキオン［xenodochion］(見知らぬ人のための家)のことを次のように書いている。「これは,病気が宗教的な光のうちで顧みられ,憐れみが試みられた新しい町であり,……信心深い人々の宝の家である。死を前にした死体のような人々が,町,公共の場所,運河から追放されるという,恐ろしく哀れな光景をもはやわれわれは見ることはない。……人々に同胞を軽蔑しないように,また人間に対して非人間的な扱いをすることによってキリストを辱めないように,人々に説得する先頭に立ったのがバシレイオスだった(8)」。この病院は,キリ

---

*1　332年-363年。キリスト教を捨て,ギリシアの神々を崇拝した「背教者」として知られる。キリスト教の弾圧は行なわなかった。
*2　325年?-389年。三位一体の神学者として知られる。コンスタンチノーブルの大司教。

スト教世界全体の多くの類似した施設のモデルとなった。これら施設では，病人への治療の業は，キリスト教徒の憐れみと神への奉仕の業であると定義された。6世紀に始まる修道院の規則では，病気の人には —— 修道士でも平信徒でも同じように ——，特別の気遣いをするように命じられている。もてなしの場所，つまりホスピスがどの修道院共同体にも設立された。西欧の修道院制度の父であるカッシオドルス*1は，病人治療のための教育課程を提供したが，それには修道士の医師と看護人が学ぶべき古典的な医学テキストの文献表も含まれていた。

　病人を治療する敬虔な業は，看護と治療の両面でいくらかの初歩的な技術を必要とした。修道士の看護人は文献医学(リテレイト・メディシン)を習っていないことが多いが，薬用植物の有能な収集家になった。そこで薬局方が編集された。これらのうちもっとも洗練されたものの一つが，『基本的な薬用植物の書[Liber Simplicis Medicinae]』である。これはビンゲン修道会の女子修道院長で，神秘家で作曲家でもあったヒルデガルト(1098年－1179年)が著したものである。教区司祭の教育のために準備された手引書には，儀式上の義務や司祭の義務についての教育とともに，医学的援助についての助言が含まれることが多かった。医学は，中世の大学の先駆形態であった11世紀の大聖堂の付属学校で，より学術的な仕方で洗練されたように思われる。シャルトル大聖堂の付属学校の創設者，司教フュルベール*2(1028年没)は，とりわけ有能な医学者であったように思われる。彼は主の慈悲に頼る一方で，いつも喜んでヒポクラテスの知恵を利用した。彼は次のように書いている。「この世の医師は，長い経験によって，人間の身体の状態を変える植物の力を学ぶ。……しかしもっとも偉大な医師ヒポクラテスが証言するように，不治の病から絶対的に逃れられるほど経験を積んだ医師は誰もいない。……神の国の医学の創始者であるキリストは，単に命令するだけで，病気を治療することができた」。別の医家であるアミアンのデロルド司教の実話は，医師道徳を問う演劇に似ている。彼が嫉妬深い医学上のライバル(サレルノ医科大学の卒

---

*1　485年？－583年？。ローマ人貴族。政界引退後の540年ころ，南イタリアのスキュラケウムにウィウァリウム(養魚場)と呼ばれる修道院を建てた。

*2　960年？－1028年。フランス人の指導的な学者，教師。シャルトルの司教。

業生）から毒を盛られたとき，彼は自分自身を治療し，自分に毒を盛った相手に毒を盛り，それから故意にその人を一部分だけ治療し，彼を不具のままの状態にした。彼は医師として望ましくない人物であったが，司教としてはなおさらであった。(12)

　11世紀後期，ある敬虔なイタリア商人のグループが，聖地へ向かう病気の巡礼者のためのエルサレムの病院を支援するために，義援金を寄付した。これらの提供者のいく人かは，宗教的な誓いを立て，自分たちのことを「エルサレムの聖ヨハネ病院の貧しき兄弟団［the Poor Brethren of the Hospital of St. John of Jerusalem］」と呼び，その病院の患者を世話することに自らを捧げた。この小さなグループは，「他の誰もが行なわない誓いを立て，われらの主人である病気の人の農奴であり，奴隷であることを約束」した。彼らの誓いは，自分自身を，自分が奉仕する人に服従する召使として位置付けるものだった。この封建的階級制の復活は，治療という仕事のうちに，病人への奉仕という道徳的義務を導入した。この義務は，ギリシア医学ではかすかに肯定されていただけだったが，キリスト教の信仰の中には明らかに含意されていた。1116年，貧しき兄弟団は，教皇パスカリス2世によって，宗教的な修道会として認められ，ヨーロッパから聖地までの巡礼ルートに沿って数々の病院を設立した。これらの病院は，現代の病院と同じような養生法に従っていた。すなわち，医師は1日に2回患者のベッドに行くことが求められ，患者の容態変化と治療について書かれた履歴が，ベッドの上に掛けられていた。また薬局が造られ，清潔さと適切な食餌療法の関心が規則によって維持され，とりわけ病人の霊的な福祉が尊重された。仲間であれ，敵であれ，すべての必要な人に治療が提供された。皮肉なことに，この慈善的な修道会は，強力な軍事的騎士団へと発展して，ホスピタル騎士団［Knights Hospitallers］と改名され，その兄弟たちがサラセン人と残忍に戦うこととなった。彼らは病人への仕事も続けたが，戦争の義務が重くのしかかった。1296年，それらの病院の管理者の一人が，騎士団の指導者たちは，「われらの主人である病気の人の益のために，病気の人や貧しい人を支えるために費やすべきもの」を，軍備に費やしていると言って非難した。(13)

　軍事と医療の両方の活動に参加することは，現代人の精神を悩ますかもし

第2章　中世の医学　　31

れない。われわれには，軍務の残忍さは，医療の思いやりとまったく相容れないと思われるのである。しかし，戦闘中にサラセン人の血を流すことと，病院の病棟で瀉血することのあいだを行き来していた修道士たちは（戦闘する兄弟団でさえ少なくとも1か月は病院で奉仕することが求められた），明らかに何の矛盾も感じていなかった。実際に，騎士の教化のために書かれたある本は，勇気の美徳と親切なもてなしの美徳を，騎士団の兄弟たちに求められる二つの必須の特質として称揚している。「沈静用の軟膏を塗っているときだけでなく，[戦闘で]血を流しているときにも，兄弟団は勇敢な戦士であると同時に，思いやりのある救護団員である」と。中世後期には，他の多くの男性や女性（特に女性）も，病人や死に逝く人に奉仕するための宗教的な団体を作った。それらの団体は，ヨーロッパの多くの町に設立された施療院[Hôtels Dieu]に奉仕したのである。

　医学とキリスト教信仰の融合は，病人を治療する仕事に，強い義務論的な特色を注入した。人間の治療に対する神の是認，治療者としてのイエスのモデル，病人を訪ねることと自分を訪ねることとを同一視したイエスの言葉，貧窮者への慈善活動を救済と結びつけること，そしてこれらの聖書的な諸概念を主人と僕のあいだの服従にも似た諸々の義務へと翻訳すること，これらすべてが，治療の仕事に強い命令を持ち込んだのである。主の命令，自分の領主に対する従者の義務，修道士や敬虔な平信徒の行なう誓約，これらすべては，その性質上強く義務論的である。ヒポクラテスの『誓詞』の義務論的な特質は，この命令と服従の文化によく適合しているが，初期キリスト教の何世紀かのあいだ，この『誓詞』が言及されることはめったになかった。4世紀に，ナジアンゾスの聖グレゴリウスは，医師の兄弟カエサリウスを称賛して，彼は患者たちに非常に愛されており，「彼に誓約させるためにヒポクラテスは必要ではなかった」と述べている。もう一人の教父，聖ヒエロニムスは，ある若い司祭に対して，ヒポクラテスは学生の導きとして誓詞を与えたが，「魂の治療の務めのあるわれわれは，それ以上にどれほどすべてのキリスト教徒を隣人として愛さなければならないことか」と注意を喚起しなが

　＊1　字義的には「神の館」の意。
　＊2　347年‐420年。ラテン教父。標準ラテン語訳聖書『ウルガタ』を完成させた。

ら，病人，特に女性を訪ねる時は，口と目が貞潔であるようにと忠告している[16]。ヒポクラテスの『誓詞』は，8世紀から10世紀の修道士の文書として保存された医学文献の中に多少頻繁に現われる。詳しく述べられることは稀であるが，『誓詞』は，「医学という技術を学び始めたいと願う人は……誓いをするべきであり，決してその結果に恐れをなしてはならない」という厳格な義務を課すものであることを思いに留めることができる[17]。『誓詞』を引用したいくつかの文献は，女性に関して貞潔さを保つ医師の義務を強調しており，またある広く流布した文書は，『誓詞』が，死を招く薬や人工妊娠中絶を禁止した点に言及している。「キリスト教徒も使えるように」修正された『誓詞』の改訂版が，10世紀前に流布した[18]。ギリシアの神々は「われらの主イエス・キリストの父なる神」によって置き換えられ，人工妊娠中絶の禁止は強化され，「結石除去術」への非難がなくなった。古典的な誓詞やキリスト教版の誓詞が，どれほど頻繁に，また誰によって唱えられたかは定かではないが，それらの誓詞は，中世のカトリックの医師たちの気心の合う義務論的な文書を表現するものだった[19]。

　カトリック医学の義務論的な特質は，教会法が医学に関心を持つことによって強められた。教会会議，司教，教皇の命令から成り立っている教会法は，11世紀以降，教会生活において支配的な力を持つようになった。早くも1139年に，第2回ラテラノ公会議は，一定の厳しい限度内ではあるが，修道士が医学を行なうことを許可した。翌世紀には，多くの教会会議と教令が，修道士による医学の活動について言及した（医学を行なう聖職者の資格は，焼くことと切ること[urere et secare]と呼ばれた）。1215年，第4回ラテラノ公会議は，すべてのカトリック教徒は教区の司祭に自分の罪を告白しなければならないと命じた。そして別の教会法では，医師に対して，彼らが「身体に薬を処方する」前に，患者に「魂の医師」を呼び求めるように諭すことが勧告された[20]。教会の命令の下での，この霊的な医学と身体的な医学の親密な結びつきは，神学者と教会法学者に対して，医師のキリスト教的な義務を明確化するように促した[21]。教会の権威は次第に聖職者による医学の活動を制限し，ほとんど禁止するまでになったが，このことが，一般信徒の医師職の増加に多くの機会を開くことになった。聖職者および一般信徒の医

師は，道徳基準を高めることが求められた。告解した者をいかに扱うべきかについて司祭に指示した多数の文書が，「医師の罪」を列挙している。すなわち，無知と無能力のせいで患者に害を加えること，教会法や道徳に反した処置を助言すること（たとえば，断食の法に違反すること，あるいは，医学的には当然と思われる理由によって，自慰や婚姻外の性交を指示すること），貪欲によって患者を搾取すること，そして差し迫った死を警告しないこと，である。厳しい神の命令によって禁止されている人工妊娠中絶と避妊は，医師の業務の一部にはなりえなかった。⁽²²⁾このようにして，医学と医師の仕事は，神の法や教会の規則という義務論に取り囲まれていた。

　しかしながら義務論が，医師の礼儀を圧倒するということはなかった。医学に関する修道院の手書文書は，聖書からの豊富な引用を加えながらも，『礼儀』や『法』のようなヒポクラテスのテキストとほとんど同じ言葉で，医師の役割と特徴を描写している。医師は研究熱心であり，快活で清潔，慈悲深く信頼でき，謙虚であるといった良き道徳的特質を持つように訓戒されている。あるテキストは，「もっとも大切なことは，物事のバランスを保つことである。そのようにする医師は，医術に熟達し，最善の作法を身につけることができる」と言っている。⁽²³⁾しかしながら，古典的礼儀を称賛するテキストの中でさえ，「医師は利益を目的にして治療するべきではなく，貧しい人よりも金持ちに，あるいは身分が低い人よりも身分が高い人に大きな配慮をするべきではない」といった，病気の貧しい人に粘り強く仕えるキリスト教徒の義務が現われる。⁽²⁴⁾13世紀の指導的な神学者，聖トマス・アクィナス*¹は，この責務を肯定している。もっとも彼は，医師があまりにも義務に拘束されていると感じると，貧しい患者に圧倒されて生活を営めなくなるので，この義務を果たす難しさを認識していたのであるが。⁽²⁵⁾翌世紀の指導的な外科医の一人，アンリ・ド・モンドヴィル*²は，「貧しい人には神の愛のみを求めるように助言しなさい。しかし富んだ人には高い支払いをさせるべきである」と，思慮を働かせて代価を上げることを勧めた。⁽²⁶⁾

　＊1　1225年－1274年。イタリア人の神学者，スコラ神学の大成者。『神学大全』，『対異教徒大全』など。
　＊2　1260年－1320年。フランス人の解剖学者，外科医。『外科 [*Chirurgia*]』の著書。

6世紀に，イスラムと呼ばれる好戦的な信仰がアラビアに現われ，またたく間に北方のシリア，ペルシアに広がり，それから西方のエジプトにも及んだ。イスラムは，預言者ムハンマド（570年‒632年）の霊感を受けた言葉に源を発しているが，単に信仰を教えただけではなかった。それは国々を征服し，占領したペルシア，ビザンチン帝国，エジプトの文化および政治の諸形態を吸収同化して，9世紀までに，芸術，文学，科学，そして医学において輝かしい高みに到達した。イスラムは，複雑な道徳的教えを持つ一神教の信仰である。コーランは信仰深い人に生き方を指示した。すなわち，許し，節度，正直さ，謙遜，親切さ，信者間の兄弟関係，信者でない人への寛容であり，すべてをまとめると，アラーに対する義務としての仁恵と思いやりである。コーランに加えて『ハディース［hadith］』があるが，これは預言者ムハンマドの人生から採られた物語であり，行動の手本を提供することになった。この倫理的な核のまわりに，諸々の解釈と個々の判決が組織化されて，『シャリア［Shari'a］』，すなわち「水への道」という，法的であるとともに道徳的な法の体系が形成された。アラブの学問が拡大し，科学と医学に転換するにつれて，この生き生きとした宗教的倫理は，義務的なものになっていった。[27]

　9世紀，古典文化の文献医学（リテレイト・メディシン）は，コンスタンティノープルから，大きなイスラムの諸都市，バグダッド，ダマスカス，カイロ，そしてスペインにあるアンダルシアの輝かしいイスラム社会を経て，再び西欧へと流れ始めた。古典医学が保存された功績としては，南ペルシアのジュンディ・シャープール［Jundi-Shapur］にあった学問の中心地の果たした役割が大きい。紀元260年に王シャープール1世によって造築されたこの小さな都市は，キリスト教とゾロアスター教の学者を引きつけ，そして490年にペルシアのネストリウス派キリスト教徒がビザンツ帝国皇帝ゼノによってエデッサから追放された後に，避難所として与えられ，これらの人々が流入することによって拡大したのである。ネストリウス派の人々は，神学と医学の書物の多くのコレクションを持ち込んだが，その中にはヒポクラテス全集のシリア語版やガレノスの著作も含まれていた。529年にアテネから異教徒として追放された新プラトン主義の学者集団が移住し，その教授団に加わった。メソポタミア

から来たユダヤ人学者たちは，この教派横断的な学園に歓迎して迎えられた。ジュンディ・シャープールからの使節団は，ヒンズーの医学と哲学を学ぶために，インドに旅をした。

イスラム教徒がペルシアを征服後，カリフたちはジュンディ・シャープールの学問に好意を示したが，それは人々の関心が大都会の中心地バグダッドに移るまでであった。600年の間，ギリシア，ユダヤ，キリスト教，ペルシア，イスラム，そしてヒンズーの医学的および宗教的な諸観念が，この桁外れの総合大学において花開いた。その大学の翻訳学部は，古代の偉大な著作をペルシア語とアラビア語に翻訳した。またその大学の病院[bimaristan]は，近東一帯で働く医師を訓練した。初期の王族の支援者の一人，ヌシルヴァン王は，最善の治療法を議論するために医学の学術大会を開催した。ジュンディ・シャープールに伝えられる医学倫理は，指導的な教授の一人で，医師，哲学者，政治家であったブルズヤの言葉のうちに要約されている。「私は医学書に親しむ中で，最善の医師は自らの専門職に身を捧げる者であることを理解した。……私は患者の治療に自らの力を尽くした。私が治療できなかった人には，彼らの苦しみが耐えられやすいものにするように努めた。……私は自分が治療をした誰からも，料金も報酬も要求しなかった」(28)。

9世紀の医師，イシャック・イブン・アリ・アル=ルハウィ[*1]が書いた『医師の実践的倫理[Abad al-Tib]』は，イスラムの伝統の中で医学倫理のためだけに書かれた最初の学術書かもしれない。この本は，著者が実際に医学の業務に精通していたばかりでなく，豊かな学問と深い倫理的認識の持ち主であったことをはっきり示している。21の章には，医師，患者，家族，見舞客，看護人の態度についての包括的な原則と提案が示されている。ヒポクラテス，ガレノス，アリストテレス，そしてギリシアやイスラムの多くの哲学者がたびたび引用される。その本は，自然の創造者，理性の授与者である神に関する論文で始まるが，この理性によって人間は身体と魂を理解することができるのである。人間の身体は精神の器なので，医師の最初の義務は，自分自身の健康を維持することであるとする。また医師は祈ったり，霊的および科学

＊1　9世紀のイラク北部の都市エデッサ（現在名ウルファ）出身の医師。エデッサについては，第2章注（29）を参照のこと。

的な書物を読むことによって，自分の魂をさわやかにしなければならない。解剖学と生理学に関する長い学術論文（これは他の著者によって書き加えられたかもしれない）の後で，アル－ルハウィは，高潔な医師は，患者に治療をする際に，慈悲，良心的な注意，忍耐，確固とした態度を示すという特徴を記述している。医師は貞潔で，秘密を守り，自分の科学上の益を，「あらゆる人々に，仲間か敵か，同意しているか，反対しているかを区別することなく」与えるべきであるとする。医師は自らの仕事によって正当な生計を得るかもしれないが，「医師は貧しい人や弱い人に対して公正を行ない，医学の技術の益が普遍的であって，強者と弱者に等しく及ぶ」ことを保証しければならない。医師が忘れてはならないもっとも必要不可欠な真理は，「哲学者は魂を向上させることしかできないが，高潔な医師は魂と身体を両方とも向上させることができる。医師は可能なかぎり，崇高なアッラーの行動を手本にする」ということである。著者は，自分の訓戒や論議の中に，倫理的な治療を例示するための「愉快なものも交えた」逸話を散りばめている。アル－ルハウィはまた，医師に業務資格を与えるための，医師志願者の医学古典の知識だけではなく，道徳的理解も綿密に調べる手の込んだ試験について記述している。そうした試験は，カリフ統治国の医療業務の管理に利用されたことが知られている。アル－ルハウィの『医師の実践的倫理』は，たしかにイスラム教の倫理の純粋な例よりも混合主義的ではあるが，医師の礼儀，義務論を豊かに結集した書物である。[29]

　3人のイスラムの医師が，医科学に特に大きな影響を及ぼした。すなわち，ラゼス，アワジ（ハリー・アッバース），そしてイブン・シーナ（アヴィケンナ）の3人である。どの人も，一般にヒポクラテスの礼儀を思い出させるが，ヒポクラテスの伝統にはない二つの考え，すなわち，生と死および治癒を支配する究極的な神の力と，貧しい者を治療する義務を強調する，倫理的な論文を書いた。アヴィケンナ[*1]の影響力の大きい書物『医学典範［Canon of Medicine］』の冒頭には，人間社会の中での医学の位置について論じた雄弁な論文が載せられている。アヴィケンナが言うには，医学は三つの道のうち

---

*1　980年-1037年。イスラム思想史上最高の哲学者,医師。ペルシア人。『医学典範』（全5巻）。

に見出される。すなわち，実務的な技術を追求することで報酬を得る道，次に，ひどく貧しい仲間の人間に奉仕し，医師の寛大さを経験した人たちから感謝の報酬を得る道，最後に，神に奉仕して，二重の報酬を得る道である。二重の報酬とは，治った患者の喜びと，神の愛に触れ，自然の実在への深い洞察が与えられた医師の喜びである。学術論文に加えて，中世のイスラム文化は，高度に組織化された医療制度を発達させた。慈善病院は主要なイスラム教寺院と提携していた。医学教育，試験，医師免許は，カリフ統治国で早くも10世紀頃に確立された(31)。

　ディアスポラで離散したユダヤ人の生活文化は，メソポタミアで繁栄した。メソポタミアがイスラムの支配下になったときも，ユダヤ人の学問は栄え続けた。ユダヤ人の医師たちはカリフ統治国で歓迎され，イスラムにおける医学の学問的な再興運動に加わった。イスラエル民族のための法としてヤハウェによって啓示された律法［Torah］*1には，医師の治療の仕事に言及したテキストがわずかながら含まれている。これらのテキストの中で示されている二つの主張は矛盾しているように思われる。すなわち，出エジプト記15章26節はこう述べている。「私はあなた〔イスラエル〕の上に疾病を一つも加えない。なぜならば，私はヤハウェ，あなたを癒す者だからである。」他方で，出エジプト記21章18-19節には，こう述べられている。「もし男たちが喧嘩をし，一方が他方を石でなぐり，しかし彼が死なずに床に就かざるをえないならば，……加害者は相手が完全に癒されるようにしなければならない」。初めのテキストでは，ヤハウェが治療者であり，第2のテキストでは，おそらくある一定の人間にその仕事が与えられている。ラビの注釈者たちはその明らかな矛盾について討論し，たしかにヤハウェが病気を与え，それを取り除くのであるが，他方でヤハウェは人間が仲介者として行動することを許したという見解に達した。『ベン・シラの知恵の書』（聖書外典としても知られる）のテキストは，ラビたちに対して，人間の医学は神の手に由来していると説得している。すなわち，「医師を尊敬せよ。……神から医師は知恵を得るのである。……神は大地から薬となる植物を生じさせ，思慮深い者にそれらを無視しないようにさせた」（聖書外典39：1）(32)。律法の最初の大きな注釈

＊1　ヘブライ語聖書の最初の五つの書,「創世記」から「申命記」までをまとめて律法と呼ぶ。

書であるミシュナ［Mishna］には，祭司が儀式上の不浄を宣言する備えとして，癩病［ハンセン病］の診断に関する詳しい議論が収められている。バビロンとパレスチナのタルムード［Talmuds］や，律法(トーラー)に関する古代の他の多くの注釈書では，病気，治癒，誕生，および死がより広範囲に取り扱われている。ユダヤ人の文化的伝統では，医師の役割は大いに尊重された。6世紀にシリアで生きたアサフ・ユデウス*1の作とされる誓詞は，医師の諸々の義務を，契約と律法(トーラー)の文脈の中に位置づけている。医師は，「すべての肉なるものの神である主［ヤハウェ］に心を留め，主を真実に，誠実に，正直に探し求めなければならない」。医師は自分が処方する薬によっていかなる人も殺さないように，また姦通によって妊娠している女性のために，人工妊娠中絶を引き起こす薬を与えないように用心しなければならない。医師は，富や堕落した性の交渉をむやみに欲してはならない。これらや他の多くの命令は，「律法(トーラー)の命令であり，われわれは心と魂を込めてそれを行なう務めがある」。10世紀の著名な眼科医，イサック・イスラエリ*2が書いた『医師のための予備教育［Propaedeutic for Physicians］』は，人間は神の像(かたち)に造られているので，人間は「人間の存在，人間の永続性，人間の保護を確実なものとするために，すべてのものを用いる」義務があるという主張で始まる。48の短い格言の中で，著者は，学識があり，正直で，注意深く，貧しい人々にあわれみ深い医師を描写している。また医師の賢慮は，深いところから実用的なところにまで及ぶべきであるとしている。すなわち，「医学は必然性よりも可能性に関心を持つ。死は確実で避けられない。すなわち，死は医師の力の範囲外にある。……医師は，病気が深刻なあいだに，患者と報酬について決めるおくべきである。さもなければ，患者が改善したとき，患者はあなたが彼のために行なったことを忘れるだろう(33)」。

　もっとも偉大なタルムード学者の一人は，同時に歴史上もっとも偉大な医師の一人でもあった。モーゼス・ベン・マイモン，あるいはマイモニデス*3

　＊1　6世紀のユダヤ人医師。腎臓病の研究にも功績があった。
　＊2　855年－955年。ユダヤ人の医師，哲学者。北アフリカのファティマ王朝に仕え，アラビア語で著作活動した。
　＊3　中世のユダヤ人のラビ，医師，哲学者。スペインのコルドバで生まれ，エジプトで活動した。非ユダヤ世界に大きな影響を及ぼした。

第2章　中世の医学

(1135年‐1204年)は，医学の歴史においてと同じほどに，哲学と宗教の歴史においても重要な位置を占めている。彼はコルドバで生まれ，教育を受けたのち，カイロに定住し，そこで医学を勉強して，最後には君主サラディンの専属医師に選ばれるほど有名な医師になった。彼は自分の仕事の一日を鮮やかに描写している。それは王家の患者たちのための回診から始まるものだった。次に，彼が昼食のために家へ帰ると（彼はユダヤの食事の法を犯さないために，宮殿で昼食を取ることができなかった），彼の知恵を求めるユダヤ人の学者たちに加えて，彼の助けを求める一般の人々で待合室があふれていた。多数の著作のあるマイモニデスは，タルムードに関する主要な注釈書や，不朽の価値のある哲学作品『迷える人々への手引き [Guide to the Perplexed]』，さらにはガレノス，ヒポクラテス，アヴィケンナの作品の翻訳を含む，多くの医学書を残した。タルムード学者としての彼の作品はときどき，医学にとって大変重要な倫理的問いに触れている。彼は，生命を救うことは，安息日の遵守のような宗教的な法を停止することを正当化すると強く主張した。また彼は，負傷者，病人，溺れた人たちを援助する宗教的な義務を支持する。さらに医学的な仕方で人工妊娠中絶を行なうことと，死を決断することについても詳細に意見を述べている。彼は，自分の医学書の中で，医師の美徳に関する関心を示している。たとえば，『喘息論 [Treatise on Asthma]』には，理論と実践の両面における医学的知識の重要さ，良医でさえ犯してしまう不可避のミス，二流の医師よりも自然を信頼する方が望ましいこと，そして医師間の協議に伴ってしばしば起こる不幸な喧嘩についての楽しい随筆が収められている。彼は多くの医師の倫理的格言を引用しているが，その中でも「患者の益となることを行ない，決して害してはならない」というヒポクラテスの言葉を，極めて明らかな規則でさえ強調することが必要なのだという驚きを表現したガレノスの注解とともに載せている。しかしながら，マイモニデスは，多くの有名な医師たちが間違って処方するのを目撃した，自分が医学生であった日々を思い出す。彼は次のように考えてこの反省に結論を下した。「医師の一般的な倫理原則が存在する。私は，医師は病気を治療するべきなのではなくて，病気で苦しんでいる患者を治療するべきなのだ，との原則に基づいて行動する偉大な医師たちを見てきた」と。

「ヒポクラテスの第1の格言」の注釈の中で，彼は以下のように主張している。医師は患者を診察し，治療するだけではなく，薬を買ったり，支払いをする余裕のない患者たちに適切な治療の場を提供しなければならない。「なぜならば，これらの外的条件が，医師が患者に対して望む目標の達成のために必要だからである」と。ラビの注釈家たちによる詳細な医療倫理は，西欧の医療倫理の伝統の中に入って来てはいないが，ユダヤ人の持っていた生命の神聖さに対する敬意は，キリスト教徒の信仰と両立しうるものだった（むしろそれを凌いだかもしれない）。医学史家デビッド・リースマンは，「競争相手や敵に毒を盛ることが普通のことだったころ，ユダヤ人がもっとも信頼できる医学上の助言者だった」と書いている。

ユダヤ人の医師たちは，知識と能力によって，こうした信頼だけでなく，名声を手に入れた。このことがキリスト教のヨーロッパに一つの道徳問題を課した。ユダヤ人への敵意のゆえに，ユダヤ人医師に対して制限的な法令が制定されたのである。教会協議会は，キリスト教徒はユダヤ人医師を訪ねてはならないという法律を通した。しかし，これらの制限的な教会法が規則として存在してはいても，良い医師を高く評価し，支払う能力がある人々，特に支配者，貴族，かなり多くのローマ教皇を含む，教会の上層部の人々によって無視された。ローマ教皇マルティヌス5世（1417年–1431年）は，ユダヤ人の医師を好み，彼らがキリスト教徒のあいだで業務ができるように命じた。しかし，こうした寛容がときおり見られたにもかかわらず，差別は常に存在し，医学教育がより正式なものになり，業務がより専門的になるにつれて，ユダヤ人医師たちは目立つ立場から追い出されることが多くなっていった。

医学の豊かな学問的知識は，アラブの征服に伴ってあらゆる方向へ広がった。すなわち，それは北アフリカを越えて溢れ出し，アンダルシアとシチリア島を通って，ヨーロッパに流れ込んだ。11世紀中葉，一つの医科大学が南イタリアのサレルノに設立されたが，これは2人のキリスト教徒，一人はユダヤ人，もう一人はアラビア人によって設立されたと伝説は伝えている。サレルノ医科大学の実際の創始者，コンスタンティヌス・アフリカヌス*1は，

---

* 1　1015年–1087年。中世の翻訳家，修道士。若くして医学を学んだ後に，諸国を旅行し，アラビアの新しい医学に触れた。アラビア医学を西欧語に翻訳した。

第2章　中世の医学　　41

カルタゴ出身の元イスラム教徒で，モンテ・カシノのベネディクト会の修道士になった人である。彼は，中世のヨーロッパ中にあるギリシア語とアラビア語の医学の古典を翻訳し，その普及を促した。(37)次の2世紀のあいだ，イタリアとフランスの大学では，ガレノス，アヴィケンナ，ラゼス，イサック・イスラエリの書物が，アリストテレスや新プラトン派の倫理学や科学の著作と並んで，講義台の上に置かれた。医学は神学や法学と同等の大学の一科目となり，標準的な論題，しばしば引用される権威，陳述の正式な様式，資格を与えるために不可欠な試験制度の一組を手に入れた。このようにして，文献的な医学(リテレイト・メディシン)は，学問的な医学(スカラリィ・メディシン)となり，正統的な学説が，学問として固定化されていった。

　大学の世界で生み出された医学の文献は，主として新たに翻訳された過去の医学権威についての注釈書だったが，それがいまやスコラ神学の革新的な学問と同じように組織化された。スコラ神学は，証拠と権威によって支えられる，論理的に構造化された「問い(クアエスティオネス)［quaestiones］」によって，諸問題に枠組みを与えるものである。この様式によって，著者たちは，議論を評価し，諸々の意見を批判して，系統立ったやり方の中で自らの見解を提供できるようになった。これらの学問的医学の書物の多くには，良い医師の美徳に関する項目も含まれていた。これらの項目には，再発見された古典医学の書物に見出される訓戒が含まれるが，それらは修道院の医学文書にある礼儀や義務論と似ていないわけではなかった。しかしながら，専門家精神の成長の兆しとともに，新しい学問の影響が現われ始めた。13世紀後期のボローニャ大学の医学教授，グリエルモ・ダ・サリチェート[*1]の論文は，医学理論を学び，実践で腕を磨き，自分の患者に関心を抱く良い外科医の記述をもって始まる。外科医は，「厳粛さ(ソレムニタス)［solemnitas］」を修得するように強く勧められている。これは医師の礼儀を，宗教儀礼や裁判官の荘重さと同等のものと見なす言葉である。苦痛な事柄について情報を伝える場合には特にそうである。厳粛さによって，知らせを伝える人の良識に対する信頼が促進されるだろう。こうした信頼は，「効果と良い結果をもたらすとともに，医師の活動の名誉と賞

＊1　1210年－1277年。イタリア人の外科医。外科手術と臨床医学を融合した開拓者。『外科［*Chirurgia*］』

賛」を高めるだろう。一般市民に尊重される専門職を確立しようと働く医師にとって，「厳粛さ」は医師の礼儀の永遠の特徴になるだろう。

　西ローマ帝国の衰退のあと，西欧では市民の権威が再びゆっくりと回復しつつあった。12世紀までは，神聖ローマ帝国が，ヨーロッパのほとんどの地域に対して主導権を握っていた。特別に非凡な統治者の一人，シチリア王，神聖ローマ帝国皇帝，フリードリッヒ2世[*1]（1194年‒1250年）は，幅広い学識を持つ人物だった。彼は自らの領地内にあったサレルノ医科大学の学問を正式に承認した。1140年，彼の前任者のシチリア王，ロジャー2世は，「王の臣民が医師の未経験によって危険を招かないように」と，医学を開業したい者は誰でも，王の役人によって試験を受けなければならないと命令した。1231年，フリードリッヒはさらに先へ進んだ。彼は，自らの領地の一般法である，メルフィ憲法[*2]の「医師の教育と監督に関する特別命令」の文面の中に，「われわれの市民の健康と，医師の未経験による損害と苦しみに対して，注意が払われるべきである」との文言を含めた。すべての医師志願者に対して，最初に人文学（ヒューマニティーズ）［humanities］を学習した上で，「定評のあるヒポクラテスとガレノスの書物」に専念する医学の5年コースを受け，さらにその後の1年間，監督下で実務を行なうことが規定された。サレルノ医科大学の教授団には，すべての志願者に医師免許を付与するための試験を行なう権利と義務が与えられた。先の命令はまた，薬剤師を規制し，医師が薬剤師と商売上の取引をするのを禁じた。さらに加えて，この命令は，貧しい人への無料のサービスと，病人を定期的に訪問することを要求した。法律の中に「倫理的義務」を含めたこと，そして「法律の諸要求を忠実に履行する」という誓約を要求したことによって，フリードリッヒ2世の命令は，公的な宣言によって，医師たちを一般市民に奉仕する義務を認めなければならない集団として拘束することになり，医師の専門職化に顕著な貢献をすることになった。かろうじて正統派のキリスト教徒だったが，イスラム文化に強く惹かれていたフリードリッヒ2世が，メルフィ憲法の条項を，イスラム医学の世界から引き出

＊1　イタリア名はフェデリコ。中世ヨーロッパの開明的君主。統治制度を整え，科学を重んじた。異教徒への寛容ゆえに，ローマ教皇から2回破門された。
＊2　Melfi　南イタリアの一地方。

したことはほとんど確実である。彼は，プラトンが「政治家アスクレピオス」において思い描いた理想を政治的に現実のものとし，続く何世紀かの間しっかりと成長することになった医学の政 治 倫 理(ポリティック・エシックス)を初めて促進したのである(39)。

政治倫理はまた，ギルド［同業者組合］という，10世紀から15世紀にかけてヨーロッパの至る所で栄えた独特な社会組織によって促進されることになった。商人と職人たちは，諸都市で相互の利益のために団結し，やがては，貿易と関税を調節するだけでなく，労働条件も定め，地方政府に影響を与え，保安や衛生のような多くのサービスを提供する強力な組織を作った。これらのギルドは，強い宗教的な様相を呈しており，それぞれ守護聖人を持ち，貧しい人に奉仕するとともに，教会を支援する義務を受け容れた。ギルドはまた，成員の道徳的行動のための基準を定めた。ギルドは専門職の養成の場であった。毛皮商，蹄鉄工，そして魚屋が兄弟的統合をなしとげ，一緒に組むことで経済力を発揮したように，医師もそうなることが予測できた。高い教育を受けた内科医は大学と結びつくことが多かったので，最初に外科医と床屋がギルドを作った。「聖コスマスと聖ダミアヌスのパリ協会」が13世紀初頭に設立された。この名称は外科医の守護聖人に由来したものである*1。ヴェネツィアの内科医と外科医は1258年にギルドを設立し，フィレンツェの内科医は1296年に自分たちのギルドを組織した。大学で訓練を受けた内科医でさえ，すぐにギルドを模した協議会を作った。外科医のギルドや協議会は，大学の諸学部と複雑に相互作用し，内科医による支配と免許制度にしばしば異議を唱えた。1271年，パリ大学医学部は，内科医，外科医，薬剤師の責任を厳格に分けた規則を発令した。それらの役割は，大学の校舎内で修得される「医学という学問［scientia medicinae］(スキエンティア・メディキナエ)」にどの程度関係しているかという観点から区別された。医学部自身はこれらの規則を強制する力はなかったが，市民と教会権威に対して，それらの規則に原則として同意するよう説得した（パリ大学で医学を学んだ教皇ヨハネス21世は，特に自分の母校を優遇した(40)）。

＊1　コスマスとダミアヌスは双子の医師。3世紀にキリキア（小アジア東南部）において貧者に無報酬で治療を行なった。ディオクレティアヌス帝の迫害により殉教した。現在も医師，薬剤師，医学の守護聖人とされる。

ある歴史家は次のように書いている。「中世の外科医ギルドの倫理の基礎となる諸原則は，ギルドの各成員は（1）お互いを助ける用意があること，（2）ギルドの福利と名誉を守ること，（3）病人を助けること，であるが，……ギルドは，本来は成員の特別な利益を促進する目的でつくられた利己的な組織だった」[41]。自己利益が各々のギルド組織の中核であったとしても，良心的な仕事は各々のギルドの活動の不可欠な部分だった（良心的な仕事は人々の救いに貢献したが，そのことは明らかに自分自身の利益になるものだった）。内科医と外科医の組織にとって，良心的な仕事はさらに重要な位置を占めるものだった。内科医のギルドは，自分たち会員の医師資格，公共の保健政策，怠慢や医療過誤や詐欺的治療の防止，そして公正な謝礼と貧しい人への治療の維持などに関心を払った。聖コスマス・聖ダミアヌス協会に所属する外科医は，貧しい人に無報酬の治療を献身的に行なったことで崇敬される，3世紀の2人の守護聖人の医師に神へのとりなしの祈りをするたびに，貧しい人々に対する自らの義務を思い起こした。この2人の聖人に対する中世の帰依者たちは，その聖なる義務と，良い暮らしをしたいという自らの欲求のあいだで均衡を保たなければならなかった。こうして，ギルドの医学は，医療倫理で後に重要になった政治倫理（ポリティック・エシックス），すなわち，業務の独占と社会的名声の代わりに，都市や市民に対して良心的に奉仕するという見方を育むことになった。これは，医療倫理の核心にある，自己利益と利他主義の間のしばしば逆説的となる二重性を強めることになった。ヒポクラテス派の医師は，心の中で利益と奉仕のあいだの緊張を感じたかもしれないが，この緊張はいまや，中世の医師がその中で生き，働いた社会組織の中に組み込まれたのである。こうして存在するようになった専門職の政治倫理は，一つには，分離しようとするこれらの道徳的な二つの力を調和させる試みであったが，また一つには，専門職の自己利益をいくぶん見え透いた仕方で偽装するものでもあった[42]。

　古代以来，医学の仕事の本性，重要さ，道徳的深刻さを反省するための「標準的典拠*1［locus classicus］」になったのは，「ヒポクラテスの第1の格言」であった。この短いテキストはヒポクラテス自身の唇から出たものかもしれ

＊1　例証や実例として引用される，古典的，標準的な著作から採られた一節のこと。

ないが，以下のようなものである。「人生は短く，医術は長い。機会は過ぎ去り，経験も当てにならない。判断は難しい。医師は自分の義務〔deonta〕を自ら果たすだけでなく，患者，付き添い人，外部の状況〔exothen〕と適確に協調しなければならない」。ガレノスやその他多くの医学の著述家たちは，これらの理解し難い言葉の中に，多くの思索の余地を見出した。すなわち，診断や治療に本来備わっている不確実性，病気の変化しやすい性質，失敗の危険，そして医学の仕事に携わる人々に課せられた大きな責任である。モンペリエ大学教授という栄誉ある地位にまで登ったカタロニア人の医師，アルノー・デ・ヴィラノヴァ*1（1311年没）は，「ヒポクラテスの第1の格言」に関するいくつかの論文を書いた。ヴィラノヴァは，最初の数句の中に四つの本質的な点を見出した。すなわち，古典文献に精通すること，注意深い治療経験によって伝承された教えを超えること，これらの経験に関して賢明な結論を引き出すこと，そして，これらの結論を簡潔明瞭に伝えること，である。この見立ては，医学が置かれたスコラ哲学的な環境を反映している。その環境とはすなわち，受け取られた意見を論理的，批判的に分析し，陳述することであるが，それには診断，治療，話し合いという医学の緊急時も含まれるのである。医学の知識が広く拡大したこの時代の医師の義務は，これらのすべての活動において有能であることである。その能力は，医学文献の詳しい知識や臨床経験を通してのみならず，患者と，その人の性格，身体的状態，社会環境についての十分な知識を通して証明された。医師がこの能力を明らかに示したときに，患者や他の人々との協調や信頼を勝ち得ることができる。その格言の最後の言葉である，曖昧な「外部」とは，ヴィラノヴァにとっては，有能な医師と彼の患者との関係の社会的，経済的構造のことであった。この関係には，報酬［emolumentum］，すなわちサービスへの支払いが含まれている。適切な報酬は，医学の仕事の固有な一部である。なぜならば，支払う患者は，医師の仕事の価値を認めているからである。支払いができない患者にとっては，医師の慈善行為もまた信頼を生じさせる。このようにして熟練した医師のすべての行動が，功績を勝ち取ることになる。なぜなら，それらの行為は愛のゆえに行なわれ，功績は「神からは恩恵として，

＊1　1238年-1311年。スペイン人の医師，化学者。リトマスを発見した。

人からは報酬として」来るからである。ヴィラノヴァは，倫理的訓戒の高みの領域だけに住んでいたわけではなかった。彼はもう一つの論文で，臨床倫理のかなり実践的な問題に取り組んでいる。それは，医師の診断に偽の尿の標本を提出することによって，医師をだまそうと試みている患者とその親戚たちを，どのように扱うのが最善かという問題である。彼は，病床に臨む際には，医師の能力に対する患者の信頼感を高めるような態度を採ることを薦めたが，真理に対する彼の敬意は，彼をだまそうとする人々に対する敬意と矛盾するものではなかった。彼は次のように書いている。もしあなたに真相が分からないならば，「患者には肝臓に障害(オブストラクション)がありますと言いなさい。特に「障害」という言葉を使うわけは，彼らにはそれが何を意味するのか分からないからである。そして人々にその言葉が分からないことがとても助けになる(44)」。

　3人のローマ教皇に仕えた高名な内科医で外科医でもあった，ギー・ド・ショーリアック*1（1290年–1370年）は，中世の学問的な医学の文献の中で普通に見られる，医学上の礼儀と義務論を要約している。彼の言葉は，学問的医学に対する新たな尊敬を反映するものである。彼が言うには，良い内科医は，幅広い経験を持つだけでなく，アリストテレスの自然哲学である『自然学 [*physica*]』に基づく医学理論への深い学識がなければならない（自然学者 [physicus]（フィジクス），すなわち，physician*2 という語が，伝統的な医師 [medicus]（メディクス） と同義語になったのはこの頃である）。それからド・ショーリアックは伝統的な礼儀の目録を作る。すなわち，「医師は良い態度を保ち，大胆ではあるが注意深く，偽りの治療や仕事を憎悪すべきである。彼は，病人に愛想良く，同僚に心優しくし，予後の経過に関して賢くあるべきである。彼は純潔で，まじめで，情け深く，そして慈悲深くあるべきである。彼はお金を摑もうと強欲であってはならない。これらを心掛けることによって，彼は自分の労働，患者の財政能力，治療の成功，そして彼自身の尊厳と釣り合う謝礼をもらうことになるだろう(45)」。ド・ショーリアックは，おそらくまっ

---

*1　中世の高名なフランス人医師。著書に『外科大典 [*Chirurgia magna*]』(1363年)がある。これは16世紀まで権威あるテキストであった。

*2　physician は当初は「自然学者」の意味であったが，後に「医師」，「内科医」を指すようになった。

たく無意識にであろうが，医学専門職として初期段階にある医師が，良心的な生活を実践するための原理として提示する諸性質を列挙したのである。医師は，明らかに有益な治療を根拠にして，社会の中での地位（尊厳）を手に入れ，それゆえ彼らの報酬に値することになる。15世紀から16世紀のあいだに，これらの特徴はより制度化した形態を採るようになるだろう。しかし，そこに旅をする前に，われわれは，何世紀ものあいだ西欧の圏域外に存在した，二つの古代文化を訪問しなければならない。

第3章
インドと中国の医療倫理

　文献医学(リテレイト・メディシン)は，西洋と東洋の文化において，治療に携わる人々の中からほとんど同時に現われた。およそ紀元前5世紀頃，疾病とその原因，および治療法を記述した著作が，地中海東部のギリシア社会と同じように，インドと中国でも現われた。こうした文献医学は，治療を取り巻く道徳的な環境の持つさまざまな特徴も生み出した。その時代の道徳的な雰囲気は，西洋でも東洋でも同じように，紀元以前の500年間に世界中で造り出された，自然と人間生命の起源と意味についての，宗教的な語りによって形成された。ヒンズー教のヴェーダ[*1]は，標準的な口承の形式を採っていた。ブッダの啓発的な教えは，インドと東南アジアで支持者を勝ち得た。孔子の社会哲学は，中国で根を下ろした。預言者イザヤの詩とイエスの説教は，一神教的な信仰の母胎を作り上げたが，これが次第に小アジア，ヘレニズム世界，そしてローマ地中海地域の異教徒の信仰に浸透していった。文献医学はどこでも，形而上学的と道徳的の両面で，これらの偉大な教えの見方の範囲内で考えら

---

*1　Veda　インド最古の聖典。この語は本来「知識」を意味するが，特に宗教的知識を指すようになった。天賦の才能をもつ詩人たちが，神の啓示を感得して作ったとされる。祭式に関する内容が多い。

れた。インドと中国で発達した医療倫理は，西洋の長い伝統に匹敵するものだった。それらには注目すべき類似点があり，このことは，どの場所であろうと，治療と道徳的意味がどのように関連しているのかについての，より深い洞察を示唆している。これらにはまた大きな相違点もあり，このことは道徳的信念が医学の形態にどれだけ影響を与えうるかを示している。

　治療についてのもっとも早い時期の物語では，奇跡，魔法および医療は，道徳と混合されていた。ホメロスの叙事詩であれ，古代インドのヴェーダ，あるいは中国の巨大王朝に先立つ群雄割拠する諸国から出た著作であれ，どれに関しても同じである。ギリシア人の詩人ピンダロスが，アスクレピオスを「比類のない医師」として礼賛したのとほとんど同じ頃に，インド・アーリア人の詩人は，サンスクリット語で，医学の始まりについての類似の伝説を作った。双子の「太陽の息子たち」，アシュヴィニは，「神々の医師」と呼ばれ，呪文と薬草を使って治療する名人である。アシュヴィニが治療の秘密を学んだのは，嵐の神インドラから誰にも他言しないと誓った上で秘密を授けられた賢者からだった。2人は，その賢者に秘密を教えるように誘惑し，いったんこの新しい知識を授けられると，怒った神から賢者を守るために，彼の頭を馬の頭と置き換える異種間移植によって賢者を変装させた。だがこのごまかしは無駄だった。インド医学の歴史学者は，次のように言っている。「かなり気難しい神々のいくつかは，この知識の習得の仕方に異議を唱えた。……自分の教師の頭を切り離すことは，たとえ最善の意図があったとしても，残虐な行為であるとして非難され，アシュヴィニは神々によって追放された」[1]。その双子の医師たちは，新発見の技術を再び使い，一人の老衰してはいるが結婚したばかりの賢者の精力を回復させた。そして，この賢者が，追放者となった彼らに，彼らの儀礼上の地位を回復させてやることに成功したのである。しかしながら，インドラは怒ったままだった。彼は雷電を投げようとした。しかし彼の手は麻痺してしまった。アシュヴィニはその神を治療し，ついにインド医学の第一人者の医師という崇敬される地位を手に入れた。

　ギリシアとヒンズーの伝説のどちらでも，医学は神に由来する知識として人間のところにやって来たとされる。そしてその知識は，それを分け与えた神の意志に従って使われなければならなかった。神の意志はオリンポス山の

法令や，神の命令の形でいつも伝えられるわけではないので，治療に伴う道徳は，文化の持つもっと幅広い道徳的信念から構築されなければならなかった。ヒンズー教は，宇宙創造論，神話，儀礼的および道徳的命令から成る豊かな混合体である。ウパニシャッド^{*1}は，生まれ変わりの信仰と，すべての行動には将来必ず結果が生じるという「業［karma］」の信仰を広めた。その信者は，帰依，功徳を積む行為，そして禁欲によって，自らを現世的な存在から自由にし，自らをより良い生まれ変わりのために準備して，最終的に個人の魂（アートマン［atman］）と宇宙的な実在（ブラフマン［brahman］）との合一を達成しようとする。ダルマ［dharma］，すなわち救済への「正しい道」は，『太初の人の法（マヌ法典）』［Manu-Smrti］^{*2}の中で，特に明瞭に表現された。この本の第1章は，ユダヤ・キリスト教の十戒に対応する，ヒンズー教の類似物を提出している。すなわち，他人の所有物をむやみに欲しがること，口汚くののしること，嘘をつくこと，悪口を言うこと，そして他の男性と結婚している女性と性交渉することといった，考え，言葉，行為における悪を禁じている。これらの一般的命令の次には，聖職者バラモンの純粋な生活，苦行する修行僧［Sadhu］の厳格な生活，女性の義務，そして支配者に求められる正義に関係する個別的な規則が続いている。すべての人は，いかなる生物にも苦痛を与えないこと，そして自らの義務を果たし，罪を避けることによって，生まれ変わりのための霊的な功績を積むことが勧められている。特に誠実さは，魂を清めるための比類のない手段，禁欲のもっとも効果的な形態として称揚された。このようにヒンズー教徒の生活は，全般的に信者に厳しい道徳を課している(2)。

インド医学は，実践的な側面でさえ，聖なるもの，儀式的なもの，道徳的なものに根ざしている(3)。ヴェーダ経典の一つである『アタルヴァ・ヴェーダ［*Atharva Veda*］』は，治療をシャーマンの魔術的な行為として記述しているが，その内容は，病気から身を守るための，まじない，賛歌，呪文から成り立っている。しかしながら，もう一つの治療の形態が，薬草，軟膏，そ

---

* 1　Upanishad　古代インドの哲学書。ヴェーダの「奥義書」として位置づけられる。紀元前500年以前のものから，紀元10世紀ころのものまである。「梵我一如」を理想とする。
* 2　紀元前後2世紀に成立。古代インドの百科全書的な法典。マヌは，創造主ブラフマンの息子である「人類の始祖」を指し，すべての法（dharma）の権威とされる。

してさまざまな食餌療法を用い，遊行する苦行僧[sramana]の経験から現われつつあった。これらの治療者は徐々に，調剤書と病気の原因の初歩理論を定式化した。その理論と技術が，「生命の科学」(アーユルヴェーダ[ayurveda])に発展したのである。アーユルヴェーダの初期の医師たちは，正統的なバラモン社会の外で活動したと考えられているが，彼らが一般社会の中に混じっていったことと，彼らが自らの経験的，実践的な知識を祭司の秘義的な知恵よりも優先したことの両方の理由で，アーユルヴェーダはついにヒンズー教の正統的信仰の中に取り入れられた(4)。紀元後の始めごろに編まれた，二つの古典的なサンスクリット語の著作，『チャラカ・サンヒター[Caraka Samhita]』*1と『スシュルタ・サンヒター[Susruta Samhita]』*2は，インドにおいて西洋の『ヒポクラテス全集』に対応するものである。これらの著作は，2人の半伝説的な医師，アグニヴェーシャとスシュルタによるとされるが，これらは，一般のヒンズー的世界観の中で，実用的な治療法とともに，生理学と疾病の理論を詳述している。これらの二書や他の古代のテキストには，アーユルヴェーダ医学の本質，すなわち薬物治療と外科手術，子供の疾病の治療，毒物に対する解毒剤，活力と精力の回復に関する論文が含まれている。これらのテキストは，治療の仕事を，生命とはまさに[宇宙的な実在である]ブラフマンにほかならないという，生命の哲学の中に位置づけている。

人間は，大宇宙とともに絶えず流動する小宇宙である。この大宇宙の諸要素である，火，風，水が，物質的な身体を構成するのだが，それら諸要素の神的起源は，混沌(カオス)に由来するものであり，物質と精神のさまざまな形態の中に流れ入るのである。健康とは，「ドーシャ[dosha]」，すなわち，体液――「風」，「胆汁」および「粘液」――のバランスである。これらの語を英語に翻訳すると，それらの語が持つ複雑な形而上学的，生理学的考えを貧しくしてしまう。このバランスは，その人と物理的，宗教的，社会的な諸環境との間の，あらゆる種類の意識的，無意識的な相互作用によって維持される。単に食物，天候，衛生が健康に影響を与えるだけでなく，心理的態度や社会的

＊1 紀元2世紀に成立。内科的治療に関する書物。アグニヴェーシャがアートレーヤ学派の医学をまとめたものを，カニシカ王侍医のチャラカが再度編集した。
＊2 紀元3-4世紀に成立。外科的治療に関する書物。著者はスシュルタに帰されるが，ダンバンダリ学派の医学を基にして生まれた。

経験も体液のバランスに影響を与える。善良さ，活力，無気力に固有な諸性質は，あらゆる諸実体のうちに現存していて，食物，活動，道徳的性格において外に現われる。医師の仕事は，すべての人が目指さねばならない道徳的目的に貢献する。すなわち，医師の仕事は，身体的，精神的素質を，無気力というもっとも低い状態から，霊的な知識への到達というもっとも高い徳にまで変えることなのである。医学は有機的統一が身体の内と外でどのように断片化したかを見出すことにある。ヴァイディア［vaidya］，すなわち医師は，「身体の構成諸要素を分離し，それらを洗浄し，そしてそれらを一緒にして戻す」。このことは有機的および霊的な解放に貢献する形でなされるのである。

　医学に関する論文が，患者と同様に医師に対しても同じように正しい道(ダルマ)を示さなければならないことは，道徳的訓戒がこれほど吹き込まれた宗教と，身体と精神がこれほど密接に統合された医療においては，ことさら驚くべきことではない。二つの古典論文のどちらも，すべての人の全体性と健康に貢献し，まさにそれゆえ治療に携わる人たちに必要とされるところの倫理的特質を列挙している。すべての人々は神々，雌牛，バラモン，教師，年長者を尊敬し，宗教的な儀礼を祝わなければならない。すべての人々は，あらゆる面で清潔であるべきであり，「すべての人間に対して友好的で，腹を立てている人たちを和解させ，おびえている人たちを慰め，貧しい人たちに対して情深く，普段お互いの考えを大切にする性質の人で，他の人たちに対して寛容であり，決して嘘をついたり，他人の財産を奪ったり，他人の妻を望んだり，秘密を曝露したりするべきではない」。良い医師はこれらすべての訓戒に従わなければならず，それに加えて，医学の深い知識と，それを応用する実践的な技能を持っていなければならない。彼らは「まさに母，父，親族に接するのと同じように，すべての人間に対して真心のこもった温かい愛情を培わなければならない。……このような特質を持つ医師が，患者に命を与え，彼らの病気を治療するのである」。一つの道徳的な事項に関して，医師には特別な許可が与えられている。すなわち，医師は患者の命を救うために嘘をつくことが許されている。不幸なことに，多くの偽医師がいる。「馬鹿者の中で最悪なのが，生活費を稼ぐためだけに医業を行なう者である」。そ

ういう人間は，声高に自分の技術を吹聴するが，専門家の質問からは身を隠す。彼らは病人をまことしやかな仕方で誘い込み，問題が起こると彼らを見捨てる。「これらは地上での死の手先であり，それゆえに彼らは追放されなければならない」。『スシュルタ・サンヒター』にも，医師の性格や義務についてのこれと類似の記述が含まれており，医師は単に知性があって，毅然としているだけはなく，真理［satya］と義務［dharma］を，人生のもっとも神聖な原理として尊敬していなければならないと主張している。

　『チャラカ・サンヒター』にも誓詞が含まれているが，もしかするとこれは医学に足を踏み入れた者が誓うことを意図したものかもしれない。この誓詞の最初の訓戒はヒポクラテスの誓詞を思い起こさせるが，その雄弁さと道徳的理想主義の点でそれを凌いでいる。ヒポクラテスの言葉は，「私は，自分の能力と判断力に従って，病人の益のために治療を行ない，彼らに加害や不正を行ないません」である。これに対して『チャラカ』は言う。「昼も夜もどれほど働こうとも，あなたは自分の心と魂を込めて患者の回復を求めて努力しなければならない。あなたは自分の生命や生活のためでさえ，あなたの患者を見捨てたり，害してはならない」。医師はまた，患者の家に入る際には，許可を受けた上で，患者と親しい者と一緒に入り，また医師ゆえに知ることが許されている「患者の家族の特別な慣習」について，秘密を守らなければならない。女性は尊敬されるべきであり，決して誘惑してはならない。医師は勤勉に日々研鑽し，あらゆる信頼できる情報源から，自分の技術の知識を獲得しなければならない。患者の差し迫った死について話すのは不適当であり，医師は死が避けられないと分かっている病気を治療しようと試みてはならない。これらの義務論的な訓戒に加えて，医師には，自慢気な言葉，口論，議論を避けるとともに，清潔で，服装は控えめで，礼儀正しく，言葉に誠実であることが求められている。ユダヤ・キリスト教の伝統とは正反対に，『チャラカ』の誓詞は，医師に対して王の敵や無法者を治療しないようにと警告している。

　アーユルヴェーダ医学は，治療の仕事に対して一切の報酬を受け取らなかった苦行者のあいだで始まった可能性があるが，ヒンズー教の医師たちは良い生計を立てたかもしれない。しかしヒンズー教の医師たちは個人的な利益

を顧慮することなく，患者を治療するべきである。ヒンズー教は贈物を持たずに，自分の支配者，教師，医師に近づいてはならないと助言しているが，医師は貧しい人が贈物をしてくれることを期待するべきではない。支払いができるのにしない者は邪悪とみなされる。医師が患者に忠実な治療を行なうことによって，医師は来世のための宗教的な功績を得ることになる。一般に，医師の仕事は，ウパニシャッドで明らかにされた，人生の主要な三つの目的をかなえるとしている。すなわち，宗教的義務，喜びの達成，そして裕福になることである。医師は患者を治療することによって苦しみを取り除き，人間の幸福に貢献し，そのことで自らの宗教的義務を果たす。自分の評判を高め，自分が治療した患者から感謝を受けることは喜びにつながる。そして医師が裕福になることは，裕福な患者に対する彼の奉仕の見返りとして妥当である。このように医師の仕事は，彼の宗教的生活の中でふさわしいものである。

　ヴェーダの宗教は，互いに厳密に分離された三つの社会階級を示す。すなわち祭司階級のバラモン，世俗的支配者階級のクシャトリヤ，そして職人，牧夫，農民のバイシャである。これら三つの階級の下にあるのがシュードラであり，上流の諸階級に仕え，不潔で触れてはならないとされた。これらの階級は，家柄，職業，宗教的慣習によって多くのカーストに細分化された。これらのカースト間の関係は，無数の規則によって明確に定められ，それを侵害することは霊的な汚れをもたらすとされた。初期のヴェーダのテキストは，バラモンが医療行為をすることを禁止していたが，最後には，バラモンからシュードラまでのあらゆるカーストの男子が医師になることが認められた。ただしバラモン階級の医師に許される行動の種類は，儀礼的な純潔さの諸規則によって制限されていた —— 彼らは死体や排泄物に触れることができなかったのである——。しかしながら，ある階級出身の医師は，その階級と接触を持つことが禁止されている階級やカーストに属する患者を治療できなかった。医師たちは結果的に独自なカーストを形成し，医学知識は家族を通じて伝えられた。しかし儀礼的な純潔さを守る厳格な法は，医師が普遍的な関心を実証することを困難にした。ある著者は，ヒンズー教徒の生活の霊性と高い道徳基準を賞賛した後で，次のように述べている。「疑いの余地なく，ヒンズー教は，仏教においてよく見られる慈愛の精神を欠いている。……ヒ

ンズー教徒は純潔への関心を示したが，彼らはそれを自分に与えるというよりは，かえってそれから遠ざかっている[7]」。

仏教徒の医学は，ヒンズー教の医学にあるカースト差別と鋭い対比をなしている。紀元前6世紀に，ネパールの王子であるゴータマ・シッダールタは世界に一つの信仰を与えたが，これは，彼の弟子にはササナ [Sasana] または「教え」（知恵と徳の成就についての）として知られ，ゴータマが仏陀すなわち覚者になった後は，仏教として世に知られた。自らの人生において，仏陀は始めに禁欲主義を通して，次に瞑想を通して，次の偉大な真理を悟った。すなわち，人間の人生は，有形の生命（マテリアル・ライフ）の変化しやすい性質のために苦しみが伴うこと，その苦しみはそれを理解することにより超越できること，そして人生の苦しみからの解放は，正しい思惟と正しい行ないによって達成される，ということである。彼の死後，それを通して人間が有形の不安定な存在を超越できる，この悟りの八つの道の教えは，インドやアジア一帯で信者を獲得した。

医学は最初期のころから仏教徒の生活の一部だった。人生はすべて苦しみであるけれども，苦しむものへの思いやりは，仏教のなかで最高の徳とされる。仏陀自身はしばしば「偉大な医師」と呼ばれた。すべての仏教徒が悟りを開く過程において修養しなければならない四つの崇高な徳の一つは，慈悲の心であり，生きている他のすべてのものの苦しみを和らげたいという願いである。特に大乗仏教では，菩薩（ボディサットヴァ）[bodhisattva] という完徳を達成した覚者でさえ，知恵と義務によって苦しむ人の痛みを和らげるために，自分の報いを後回しにすることを命じられる。この教えは，社会から孤立して離れるのではなく，他者に対する慈悲や憐れみを与える人生を勧め，病人を治療することをもっとも価値あることと見なした。ゴータマはかつて，自分自身の救済に熱心な仲間たちによって見捨てられ，死にかけていた僧侶に出会ったと言われている。仏陀は自ら病気の僧侶を介護し，仲間の僧侶たちを諭した。「僧侶たちよ，あなた方は自分を介護してくれる母も父もいない。僧侶たちよ，もしあなた方がお互いを介護しないならば，いったい誰が将来あなた方を介護するのか。僧侶たちよ，私を介護しようと思うものは誰であれ，病人を介護するべきである[8]」。同じ経文は，病人を治療する人の義務を，彼らに

教えながら，次のように叙述している。そばに付き添うことで仲間の苦痛を和らげること，貪欲ではなく親切な思いによって動機付けられること，嫌な仕事であっても進んで引き受けること，祈りを捧げること，そして最期を迎えようとしている患者を元気づけること，である。この教えに従って，僧団[sangha]は，病気の僧侶を治療するために療養所を設立し，医療的な援助を必要とするすべての人を受け入れた。カースト制に縛られているヒンズー教徒とは違って，仏教徒は儀礼的な純潔性が汚されることを恐れずに，すべての人と交わることができた。アーユルヴェーダ医学の科学は仏教医学が実践するところになり，すべてのカーストの境界線をたやすく乗り越えて，ヒンズー教の医師を制限した，儀式上の純潔性に関する厳格な法によって制限されることはなかった。紀元前3世紀にアショカ王が改宗した後，僧侶によって運営される病院が，王が統治するインド国内いたるところに設立された。紀元後の最初の500年のあいだに，仏教の伝道師たちは，仏陀の教えと病人への憐れみ深い治療の実践を，中国，東南アジア，チベット，韓国，そして日本にもたらした。(9)

　アーユルヴェーダ医学の仏教版の到来より以前に，中国には独自の豊かな医学の歴史があった。(10)悪魔が持ち込んだ病気に対抗するための，まじないや薬草からなる整理された治療技術が，中国文化の最初期の証拠品の中に現われている。漢王朝（前206年－後220年）の期間，中国皇帝は，20世紀の最初の10年まで維持されることになった不可欠の統治形態を取り入れた。皇帝の支配下で，巨大な官僚機構が，民衆生活のあらゆる面を管理したのである。官僚になれるのは，儒教の古典教育を受けた者に限られた。孔子（前552－479年）の社会・政治思想は，もっとも権威あるものになった。小国の王子たちを教えて渡り歩く一人の教師がいた。彼は自国のすべての人民に平和と幸福をもたらす，国家の秩序正しい支配を重んじた。これは，儀礼のたゆまぬ遵守と，両親，年長者，仲間，支配者への尊敬という道徳によって達成されなければならなかった。人間愛である「仁[ren]」を導きとするひと揃いの豊かな徳によって，ひたすら個人と社会生活の間の調和を作り出すことを目指しながら――これが「道[Tao]」と呼ばれる――，良き人（君子[junzi]）の生き方とは何かを理解することが大切であるとされた。孔子

の最初の弟子たちによって編まれた書物である『論語 [the Analects]』は，次の言葉をもって始まる。「両親，年長者を尊敬する者は，自分より上位の人に反抗することが少ない。自分より上位の人に反抗することが少ない者は，反乱を助長することが決してない。立派な人物〔君子〕は根本のことに努力する。ひとたび根本が確立されたならば，道は自ずと開かれる。両親，年長者を尊敬することは，人間愛〔仁〕の根本である」。漢の支配者は，何世紀も前に死んだ孔子の智恵を，彼らの国家の哲学として採用した。

　この当時，自然と社会に関する哲学的な見方が一般に流布していた信仰から現われ始め，こうした信仰の中で包括的な医学も発展した。すなわち，すべての現象は，陰［yin］と陽［yang］と呼ばれる動的で循環する諸力の産物であると見る自然に関する理論が，水，木，火，金，土と呼ばれる五つの原始的諸要素のあいだで絶え間なく変化しつつ調和が生まれるとする，五つの相〔五行〕の理論とともに，病気に対する説明を与えたのである。健康や病気は，これらの力や諸要素のパターンにおける過剰または欠乏という障害である。この生理学的な理論は，古代のまじないやシャーマン的な医術を超えた治療方法を育んだ。しかしながら，それはまじない的医療を完全になくすことはできなかった。

　これらの考えは，『ヒポクラテス全集』やインドの『サンヒター』に相当する，中国の『黄帝内経 [Nei Jing]』*1において，古典的な仕方で表現されることになった。『黄帝内経』は，これらの書物と同じように，医学文書を集めたものであり，おそらく紀元前2世紀にまでさかのぼる。伝説上の支配者である黄帝が，「天から霊感を受けた教師」である天師岐伯に対して，長寿，健康と病気の原因，種々の病気の診断や治療法について質問するという形で，多様なテキストに統一性が付与されている。伝統的な中国医学の概要が，これらの対話の中で出てきている。すなわち，陰陽の理論，想像上の解剖学，生命力（気 [qi]）の生理学，脈診の応用，そして鍼と灸の治療法である（後に中国医療の主流になる，薬草による薬理療法については比較的少ししか触

---

*1　中国古典医学の理論書。著者，著作年代は不明。前漢末（前1世紀末）に存在していた。『素問』9巻，『霊枢』（鍼灸）9巻からなっていた。多くの人々によって，校訂，復元，注解，再編集などが行なわれた。

れられていない)。そして陰陽，五行，季節変化と，心身の健康を関連づけ る精密な説明法が提供されている(12)。

　陰陽と五行の教義は，物理的，宇宙論的な用語によって記述されてはいるが，それらは，道徳的，社会的な概念に深く根差している。『黄帝内経』の現代の翻訳者は，それは単なる医学の教科書ではないと注釈している。つまり，それは「当時の中国の宗教的信仰を含んだ，一般倫理や生命の養生法に関する書物」なのである。その対話は，皇帝の「なぜ過去の時代の人々は百歳以上も生きたのか」という質問で始まる。師は答えた。「なぜなら，彼らは道（天によって定められた自然と生命の秩序）を理解し，彼らの生活を陰陽に合わせ，……穏やかに生き，……意志や欲望を抑制しながら，秩序正しく生活し，心を純粋で平和で恐れのない状態に保ち，不摂生や邪悪なものに惑わされなかったからです(13)」。徳と健康の結びつきは，対話の中で常に上るテーマであった。同様に，個人の徳と社会秩序の結びつきも強調された。社会秩序や調和に関する中国人の関心は，儒教において頂点にまで達し，健康，病気，医学の基本概念にまで浸透していった。たとえば，『黄帝内経』の第3巻は，人間の解剖学を，健全な社会を維持するために皇帝に仕えるさまざまな官吏の役割に喩えて叙述した。君主が聡明で見識があれば，社会は平和で繁栄する。同じように，健康は体内の調和から起こり，各機能や臓器は適切に相互に関係している。別の一節にはこうある。「賢者はすでに病気にかかった者を治療するのではなく，むしろまだ病気ではないものを治療する。賢者は，反乱が起こったときのみ秩序を正すのではなく，暴動が起こる前に秩序を正すのである(14)」。医師の義務は，体内の秩序をどのように維持するか，そしてそれが乱れたときにどのように元の秩序にもどすか知っていることである。これは単なる隠喩ではない。つまり，社会の健全性は，個人の健康と深く結びついており，個人の健康は，道徳や儀礼の規則に従い，特に誠実さや人間味，憐れみの心を表わす規則正しい生活から生まれる。正しい医療を行なうことは，それが社会の正しい支配と結びついていなければ不可能である。「〔医師たちが〕病気について議論すれば，社会支配の根元にまで及ぶ。つまり〔医師たちは〕社会管理と同じ知識によって病気を治すのである」。身体的な病気は，天と地における陰陽の変化に関係して起こる。し

第3章　インドと中国の医療倫理　　59

たがって，優れた医師の知識には，「儒学［ru］」と，「天，地，人に対する深い科学的洞察力」が含まれていなければならない。『黄帝内経』に関する中世のある注釈家は，黄帝は「身体はその他すべてのものと結びついている」という原理によって帝国を統治した，と述べている。

　『黄帝内経』の生理学的，医学的理論は，儒教と道教という二つの有力な洗練された哲学のうちで構成された。これらの二つの見解はともに，紀元前4世紀に孔子と老子という賢者によって築かれ，健康と病気の観察された状態，およびそれに影響を及ぼす諸要素が位置づけられるところの理論的説明や比喩を提供した。これまでは儒教の社会的，道徳的哲学の影響について述べてきた。道教の影響は，より直接的に医学の身体的側面に関係していた。老子とその弟子たちの教えは，人間の理解や生活が従うべき，絶対的で普遍的な実在を強調した。この実在は道［Tao］と名付けられた。これは儒教思想が示す社会における個人の道徳的な道と同じ言葉であるが，道教においては宇宙的自然のもっと形而上学的な原理を含んでいる。老子によるとされる『自然と智恵の書［道徳経］』は，次の一節から始まる。「生じるすべてのもの，やって来ては去り，始まれば終わり，存在するが存在しなくなるすべてのものの究極の源は，自然そのもの〔道〕であり，自然から抽出されたいかなる部分でもない」。この道は自然界のすべての働きにおいて現われ，道徳的な意味合いを持っている。「智恵［De］とは，自然（道）に従って行動することにある」。「自然は三つの尊い原理によって維持されるが，人はこれらの原理を受け容れて従うのがよい。つまり，慈しみ深いこと，倹約すること，そして謙遜であることである」。道教の学者は，あらゆる種類の自然的な過程の知識を得ることを推奨し，瞑想と科学的研究がともに賞賛された。長寿と不老不死までが求められ，簡素で静穏な人生によって獲得されるとした。長寿に貢献する自然の力を開発するのは，まじないと薬草学の両方である。中国医学で使われる精密な薬局方を生み出す起動力は，ほとんどが道教に由来している。道教の僧は，儀式的な癒しと医学的な治療の両方に従事した。

　紀元1世紀に中国に仏教が入ってきたときに，中国医学の歴史に三つ目の世界観が入ってきた。修行僧は，正しい道だけでなく，本来ヴェーダ科学に起源があるが，多くの仏教的な観念によって修飾された医学の知識をもたら

した。古代の文書は，ヴェーダの生理学の観念と，仏教徒の道徳の観念をしばしば一緒にして論じている。「身体の三大疾病は，風，熱，冷の性質のものであり，さまざまな薬物療法によって治療される。人間の三大悪は，怒り，欲望，無知であるが，これらは憐れみと瞑想によって治療される」[18]。仏教は中国では最初道教の一変種と見なされ，一般民衆の信仰として広く普及し，知識人の間でも尊敬を得た。インドにおいてと同じように，必要とするすべての人に医療的援助を提供したり，病院や診療所を設立したのは僧侶であった。仏教の中心的な倫理的観念は，儒教の考えと混ざり，中国の医学思想の中に永久に刻印された。仏教の第1の徳である憐れみ（慈［ci］）と，儒教の第1の訓戒である人間愛（仁）は，「偉大」で「見識のある」医師（大醫［da yi］，明醫［ming yi］）を常に思い起こさせるものである[19]。

　儒教の教えは，医学的理解のための理論や言語を提供したに留まらず，医療の社会的組織化にも影響を及ぼした。儒教倫理の顕著な特徴は，両親に対する尊敬と家族に対する義務であった。これらの義務には，両親や家族の健康を維持することも含まれていた。したがって，医学の知識はすべての孝行息子たちに必要であり，医療行為は主として自分自身の家族のために行なわれた。ある医学の著述家は次のように述べている。「医学知識は自分の親族を援助するために必要不可欠であった。昔の著名な医師はみな，……自分の母が病気になったという理由で医療行為を始めたのである」[20]。また儒教思想は，生活のさまざまな面における専門家を養成することに消極的だった。儒教を学ぶ者はみな，軍事における指導者の資質から医学まで，社会生活において必要とされるすべての技術に関して，古典から学んで精通した。それゆえに明確な職業としての医師の確立は遅れることになった。実際，医師（醫［yi］）という言葉はいくらか屈辱的でさえある。にもかかわらず，特に医学古典についての深い知識と実践的な技能を持ちあわせている学者は，ときどき家族外の人を治療し，「見識のある医師」［明醫］としての評判を得た。これらの学者の多くは，しばしば複雑な宮廷制度の公的な階級の枠内ではあったが，専任の医師になった。古典の厳しい試験に合格した文官役人のように，彼らにはしばしば「儒学の医師」（儒醫［ru yi］）の称号が与えられた。

　古典学者ではないが，医学文献をよく読み，生活のために医療を行なう人

もいた。これらの「通俗医師」(庸醫 [yong yi]) は，ばかにされて「鈴医師」と呼ばれた。というのは，彼らは自分を売り込むために，鈴を鳴らしながら通りを歩いたからである。最後に，職業として治療術に従事する他の多くの者もいたが，学者医師たちは彼らを魔術的医師（巫醫 [wu yi]）という烙印を押した。こうした区別は中国の歴史を通してずっと続き，さまざまな種類の治療の利点に関する議論が絶えず行なわれてきた。結果として，医学と一定の階級の医師は高い尊敬を集めたが，西洋とは異なり，まとまりのある独立した医学という職業は中国の歴史において生まれなかった。「見識のある医師」[明醫] とされた人でさえ，自分のことを医師というよりも，儒学の古典学者と見なし，彼らのほとんどが働いていた皇帝の官僚機構に対して職業的な忠誠心を懐いた。中国医学史の研究者であるポール・アンシュルドは次のように述べている。「このエリート集団を一つにまとめることは必然的な歩みであった。それは西洋で実行された。……しかしそれは儒教社会では起こらなかった」。[21]

紀元7世紀の華麗な唐王朝（618年-905年）の期間に，中国の古典医学は絶頂期を迎えた。大量の医学文献や多種多様な療養法が，それに先立つ何世紀もの時を経て結実した。三つの偉大な教え，儒教，道教，仏教は，完全に医学思想に浸透した。医学教育は尊ぶべき帝国大学（紀元前1世紀に設立）で始まっており，医官が皇帝の官僚機構の中で任命されていた。公式の薬局方が編纂され，古典医学書の標準版が出版された。紀元845年頃，仏教は公式の社会から忌避されることになった。中国の思想や制度を脅かす，外国から輸入されたものと見なされたからである。[22]寺院は抑圧され，仏教の慈善団体の数は減った。仏教の僧や尼僧によって運営されていた，病院，療養所，孤児院，施薬所は，政府の管理下に置かれた（「慈愛の牧場」と呼ばれていた仏教徒の療養所が，官僚によって「患者の囲い地」に改名されたことは興味深い）。1世紀のあいだ忌避された後，仏教は再び帝国の社会に迎え入れられ，僧と尼僧は元の慈善事業に戻ったが，政府による管理は依然続いた。医療行政当局はこれらの団体に対する監視を強化し，公衆衛生の基準を与えた。「偉大な医師 [大醫]」や「儒教医師 [儒醫]」に対する認定や昇格を決める検定試験制度が設定された。試験制度は中国から西洋へ広まったと

言うことができる(23)。選任された教授陣と履修課程を備えた帝国医科大学が設立され，同様の形式を持つ地方大学が地方行政区にそれぞれ設立された。ある一定の大きさを持った市は，特定の数の医学生を持つことを要求された（たとえば，10万家族につき医学生20人）。その当時，中国へ行ったあるアラブ人旅行者は，一般の人が読めるように，公共の掲示板に医学の処方が掲示されていたと記している。それに加えて，アラブ，アーユルヴェーダ，ネストリウス派キリスト教の医学研究者との間で頻繁な交流が行なわれ，また医学使節団が中国から日本，韓国，その他の近隣諸国を訪れた。

中国医学の全盛期のあいだに，初めて医療倫理の主要な著作が現われたが，かなり奇妙なことに，それは通俗医師［庸醫］から出たものだった。孫思邈［Sun Simiao］（581年–682年）*1は，自分自身の脆弱な健康を維持するために医学を学んだとされ，「処方薬の王［薬王］」と呼ばれるほど高名な医師になった。3人の皇帝から次々と宮廷医師になる誘いを受けたが，彼は断り，田舎の村で診療を続けた。彼は，三つの偉大な教え［儒教，道教，仏教］のどれも等しく学ぶ学者であったが，その各々から自らの医学倫理の諸要素を引き出した。薬理学と呪術医学に関する彼の大部の学術書『千金方［*Qianjin fang*］』の冒頭部分で，孫思邈は「偉大な医師の絶対的な誠実さ」について述べている。そのような医師は，医学の本質を修得しており，患者に対して細心の注意をもって接し，病気の諸々の兆候に集中する。彼が患者を治療するとき，彼は精神的に穏やかで，気質は慈しみ深く，「生きたものすべてを救うために進んで努力すると固く決意している」。

次に以下の節が続いている。これはどんな文化圏にいる医師にも当てはまる倫理的信条として高い地位を占めており，明らかに仏教から示唆を受けた言葉によって書かれている。

> もし誰かが病気のゆえに救いを求めているならば，……偉大な医師は，社会的地位，富，年齢を気にしてはならず，その人物が魅力的か魅力的でないか，敵か味方か，中国人か異国人か，教育を受けていないか受け

---

*1 隋・唐代の医師。陝西省の人。老子・荘子，百家の説，仏典を学び，陰陽・天文・医薬に精通していた。『千金方［備急千金要方］』，『千金翼方』などの著書がある。

第3章　インドと中国の医療倫理

ているかを尋ねてはならない。医師はすべての人に平等な見方で接するべきである。つまり，あたかも自分自身のことを考えているかのように，常に振る舞うべきなのである。険しい山道も，どんな時刻も，悪天候も，空腹も，のどの渇きも，疲労も，医師が心を込めて患者を助けることを妨げるものであってはならない。

　続いて孫思邈は仏教の徳である慈愛を称揚し，人間と同様に動物にもそれが及ぼされるべきとし，また慈愛のゆえにもっとも忌まわしい病気でさえ治療するように促されるとした。それから彼は医師に求められる礼儀を叙述している。医師は礼儀正しく話をするべきであり，富に心を動かされてはならない。また患者の家でうまいものの飲み食いにふけってはならない。とりわけ，医師は自分の技術に自惚れてはならない。「ある病気を偶然にも治した医師の中には，胸を張って威張って歩き，自惚れて，世界には自分と肩を並べるものはいないと公言する者もいる」。この著者はため息をつき，諦め気味に言う。「この点では，明らかにどの医師にも付ける薬がない」。続いて二つ目の「偉大な教え」，道教の教義について述べている。老子は，良い行ないは神霊によって報われ，邪悪な行為は罰せられると教えた。これらの報酬や罰に比べれば，人間の賞賛や報復は些細なものである。したがって医師は，人間たちの目から隠されているときでさえ，正しい道に従って歩み，善意，慈愛，寛大さの態度を育成すべきである。評判や富が目的であってはならない。「目的は〔病人を〕助けることである」。たとえば，著者は次のように論じている。「〔患者の〕富は，貴重で高価な薬を処方する理由になるべきでない。それをもっと重症の患者を助けるために用いなさい。自分の徳と能力を高めなさい」。[24]

　この医学倫理の大要が現われてから約 150 年後に，宮廷に仕える陸贄［Lu Zhi］（りくし）*1 という高位の儒教医師が，利益を追求する医療行為に反対する見解を強調した。陸贄の短い論文は，「医学は人間愛の実践である」（仁術［ren shu］）という儒教の主題を発展させたものである。孔子に関する最初の偉

---

*1　754 年－805 年。唐の政治家，医師。徳宗に仕え宰相も務めた。疫病に悩む人々のために『陸氏集験法』を著わした。陸宣公とも呼ばれる。

大な注解者である孟子によると，人間愛の性質はすべての人間に生得的に備わっている。しかしそれは教育や訓練によって引き出されなくてはならない。このことは，医師にとっては，苦しむ者の痛みを急いで和らげようとすること，しかも自分自身の利益や評判，さらに自分の子供に富の蓄えを残すことを考えずにそうすることを意味する。「利益を目論む」医師は，「泥棒と見なされる」べきである。(25)もう一人の儒教医師の寇宗奭［Kou Zongshi］は，医師の徳に関するプラグマティックな理由を示している。「医師が慈愛と人間愛に導かれない場合，患者は医師を疑い，軽蔑し始める」。13世紀の儒教医師である張杲［Chiang Ch'ou］は，良い医師と悪い医師に関しての12の短い物語からなる「醫功報應［Yigong baoying］」(医療奉仕の因果応報) という興味深い論文を書いた。良い医師は，必要とする患者に効果のある薬で治療を施し，支払いのできない人々には寛大な心を示し，治療に対する性的な償いを拒絶する。悪い医師は詐欺的な治療法を使い，強欲で，患者を顧みない。また別の一つの物語は，一般の医師に関するものではなく，堕胎医だった女性に対して天から負わされる苦悩に関するものである。良い医師には，長寿，仕事における成功，他人からの賞賛，富といった報酬が与えられる。一方で悪い医師は，人生における災いや，死後において悪魔の鞭打ちによって罰せられる。「他人が病気のときは，あたかも私自身が病気であるかのようである」という格言は，「金の話などせずに医療を行なう」良い医師によって称賛され，模範とされた。良い医師の報酬は，町が焼け野原になるときでも，彼の家と家畜を守護する神々によって保護されることであるとした。(27)17世紀の医学者であった龔廷賢［Gong Tingxian］が学術書の中で記憶に残る言葉で記しているように，多くの医師がこれらの高い理想に達しなかったことは確かである。「昔，医学の諸原理は……人間を生かし続けるという目的に従って適用された。しかし今の多くの医師はこの古来の深意を知らない。裕福な人を訪れるときは念入りに診察し，貧乏人を治療するときはぞんざいに行なう。これが職業として医療を行なう人間のずっと続いてきた習性である。……医

---

*1　北宋の医官，『本草衍義』(1116年) を著わした。
*2　南宋の医師。「醫功報應」は，張杲の著作『醫説』の一部である。
*3　1522年–1619年。明代の医師。江西省の出身。『萬病回春』(1587年) 等を著わした。

学は生死に対する責任を持っており，……〔それを行なうすべての者は〕生命に対する愛というもっとも高い徳を備えているべきである」⁽²⁸⁾。

　何世紀ものあいだ，こういった主題は，医学倫理に関する多くの著作の中で繰り返されてきた。医師は学識があり，有能で，寛大さと慈愛の心をもち，自制心があり，礼儀正しく，上品で，豊かな人であれ貧しい人であれ，高貴な人であれ一般庶民であれ，人々の必要とすることに注意深くなければならない。こうして仏教と儒教の道徳的価値，特に人間愛と慈愛が，常に引き合いに出された。懐遠（かいえん）［Huai Yuan］による19世紀初期の論文である『醫箴（いしん）［Yi-zhen］』（医師への訓戒）＊1は，この見解を見事に示している。「医療において，人間は自分の独自の判断によっては行動できない。患者は，自分の死に関する決定を医師に委ね，われわれ医師自身の責任は，後に来る報償という原則に基づいている。……医学とは，その根源において，人間愛を働かせることである。他人が苦しんでいるのを見れば，自分の中に自然と慈愛や憐れみの感情が生まれてくる。彼らの希望や信頼は計りしれないほどである。もし私が彼らを助けないなら，いったい誰がするのであろうか。」⁽²⁹⁾

　16世紀，イエズス会士が中華帝国に入り，ポルトガル商人がゴアに移り住んだころ，西洋医学が中国，インドに伝わった。クラウディウス・ウィスデルという一人のイエズス会士が，1693年にキニーネ（イエズス会のキナ皮［Jesuit bark］）を使って康熙帝［Kangxi］のマラリアの治療に成功した。しかし，ヨーロッパ人によって紹介された医学書は，中国とインドの医学者によって珍奇なものとして扱われたため，ガレノス後の先近代的な医学が広く浸透することはなかった。しかし19世紀に，インド亜大陸を支配したイギリス人，そして中国に赴いたアメリカ人のプロテスタント使節団が，当時の新しい生理学，微生物学，そして適切な治療法，特に外科的な治療法を紹介した。中国では，特に1912年の中華民国の宣言の後に，西洋医学が高い評価を得て，伝統的な医師が西洋医学の教育を受けた者よりも数ではるかに勝っていたにもかかわらず，政府の医療政策は現代医学を奨励し，伝統医学を低く評価した。西洋医学を学んだある著名な中国人医師は，次のような厳

＊1　清代の医師。最初官吏を目指したが医師に転じた。「醫箴」は，懐遠の著作『古今醫徹』（1808年）の一部である。

しい言葉を使って，伝統医学を行なう医師との縁を切った。「なぜ現代の医学は，怠け者で，嫌な臭いのする長い包帯に巻かれた足をした愚かな妻との結婚の提案を受け入れなければならないのか」。西洋医学と伝統的医学の関係回復への関心が蘇ったのは，中華人民共和国の建国宣言の後であった。

　西洋の医科学が文化的に受容されるにつれて，西洋の医療倫理的な考え方が入ってきた。しかし現代の医師でさえ，伝統医学は科学的基礎を欠くかもしれないが，中国医学の倫理は時代遅れではないことを理解している。1933年に，西洋医学を学んだ内科医であるソン・グオビン［Song Guobin］医師[*1]が，『医療の倫理［Ethics of Medical Practice］』という本を出版したが，彼はその中で，西洋の医の倫理と，儒教から引き出された伝統的な医の倫理を統合しようとした。倫理は，医療を実践することの道――通り道，または道，拡張すれば道徳原理――であり，人間愛［仁］と正義［義］という儒教の概念から成っている。ソンは人間愛を同胞愛(フラターニティ)という西洋概念によって定義し，正義を人間愛に従って適切に行なわれることと定義した。医師は人間を愛するべきであり，良い行ないをしようと望まなければならない。患者に対する医師の責任は，病気を治療し，健康を増進し，苦しみを取り除くことである。医師は勤勉，献身，優しい心，厳粛さという徳を持つべきである。人間愛の原則によれば，医師は必要であれば，貧しい患者に無料で診察しなければならない。正義の原則によれば，医師は有能であり，患者に害をもたらしてはならず，自分の利益のために患者の弱みを利用してはならず，必要もないのに実験してもならず，患者を差別してはならない。ソンは，医師の道徳的性格に関しては，中国の伝統に従って，自らの考え，感情を正しく秩序づけ，自らの世界を正しく秩序づけることを強調した。なぜならば，医師は，自分自身の身体と精神の秩序が保たれていなければ，患者の身体と精神を整えることが難しいからである。ソンは，守秘義務に関して，それは無条件に認められるものではないとしながらも，体系的に述べた中国の医学倫理における最初の著者である。情報開示への患者の同意，他人を害する可能性，刑事

＊1　1893年－1956年。ソン・グオビンに関する記述が以下にある。"Medical ethics, history of South and East Asia: contemporary China," in Reich (ed.), *Encyclopedia of Bioethics*, vol. III

上の正義という正当な必要性があれば、医師は守秘義務から免除される。医師同士のあいだで、医師は自分自身と他の医師らを尊敬し、友好的な感情と、謙虚な態度を維持すべきである。国家と社会に対する医師の義務とは、病気と死を予防し、治療上の施策を適用し、死亡原因を調査し、公共の慈善活動を援助することである。ソンは、避妊と人工妊娠中絶を不道徳として拒絶した。彼の著作は、医師の行動の倫理に関する現代の古典になったが、その影響は医学の学問世界だけという非常に限られたものだった。[31]

　古代、中世のインド、中国の文　献　医　学(リテレイト・メディシン)の中に、われわれが西洋文化の中で記述してきた義務論や礼儀に相当するものを見ることができる。ヒンズー教の、すべての生命に対する敬意という原理と、正直さ、寛大さ、もてなしという徳は、生命の神聖さに対するユダヤ・キリスト教的な畏敬の念と、そのような畏敬の念から生じる愛の義務を思わせる。中国の義務論は、人間愛と慈悲という仏教徒と儒者の徳目から成り立っており、こうした徳目は、ヒポクラテス、ユダヤ・キリスト教医学における善行と無加害の原理に対応する。これらの徳目と原理から、豊かな学識と臨床的有能さに関する義務が生じる。それに加えて、少数の他の義務が、両文化の中で絶対的義務に近づいている。それは、特に患者とその家族を性的、財政的に搾取することの禁止である。西洋と東洋の伝統における礼儀の規則は著しく似通っている。つまり医師は、態度や言葉で患者に礼儀作法を示し、これによって医師は患者に親切な者として見られることになる。確かに、現実の医師の振る舞い方は、社会によって大きく異なったに違いない。それでもやはりこの社会的忠告の普遍的な意図は明らかである（実際に時折、著しく似通った助言が存在する。ヒポクラテスと陸贄(りくし)は2人とも、医師に対して、凝ったヘアースタイルや頭飾りを避けるようにと警告している）。[32]

　一つの重要な点で、東洋と西洋の医療倫理は大きく異なっている。それはインドや中国では、［医師という］専門職のための政　治　倫　理(ポリティック・エシックス)が存在しないことである。これは、これらの文化では、現代の西洋の感覚で言う、専　門　職(プロフェッション)が決して発展することがなかったという単純な理由からである。アーユルヴェーダ医学は、最初からカースト制度に束縛されていた。そして儀式的な純潔さの規則によって、医師と社会の関係の倫理が与えられた。中国

では，家族外の人に医療を行なうことと，奉仕の代わりに金銭を受け取ることの妥当性に関する長い論争のせいで，専門職の発展が阻害された。儒教医師は専門職も同様だったが，彼らには自分たちを独自の集団へと組織する必要がまったくなかった。彼らはすでに古典教育と宮廷義務を持つ公僕という独自の組織をなしていた。他の医師たちは，専門職の組織を支持するような社会的な力を蓄えることは決してできなかった。国家による医療業務への監督があるときでさえ——古代インドや帝政中国には時折そうしたものがあったのだが——，公的な専門職と社会のあいだに暗黙の社会的契約が存在することは決してなかった。西洋では，ルネサンス以降，専門職としての医学に関する政治倫理(ポリティック・エシックス)が，長い伝統のある義務論と礼儀を著しく増大させていったのに対して，東洋では，医学の道徳性は，宗教的，哲学的信念に根を持つ義務論と，上品で寛大な振る舞いの礼儀に留まっていた。

　このように社会背景と文献の典拠が大きく異なるものから，一般的な結論を引き出すことは危険である。にもかかわらず，典拠を読んだあとで，一般化を暫定的に試みることは可能である。文献医学(リテレイト・メディシン)を持つ西洋と東洋の文化において，一定の倫理的命令と勧告が，治療の技術を業として行なう人々に対して，普遍的に課されていた。第1に，生命を敬うこと，第2に，自分を治療者となしうるような必須の知識と技術を持つこと，第3に，病人に情け深いこと，第4に，自分に助けを求める病人を犠牲にして個人的な利益を得ようとしないこと，第5に，患者とその家族に対して性的に貞潔であること，第6に，患者に対して礼儀正しく親切であること，第7に，裕福な患者と貧しい患者を分け隔てしないこと，である。東洋でも西洋でも，患者の自律(オートノミー)について言及されることはない。秘密保持の制限は，患者の家庭のことを不用意に話すのを止めるようにとの警告の中で，提起されただけである。患者に真実を話すことは，19世紀のイギリスとアメリカの著述家たちの討論まで，伝統の中でほとんど言及されることがなかった（とはいえ『黄帝内経』の第1巻は，「悪い人間には〔医学を〕教えないこと，そして決して嘘を言ったり，欺きの行動をしないこと，これが道(タオ)の成就と呼ばれる[33]」という謎めいた言葉で終わっている）。まったく異なる文化と時代を縦断するこれらの類似点を考えると，文化的に多様な道徳的システムにもかかわらず，病

人を治療する仕事を取り囲み，その仕事の中に浸透している，ある固有で普遍的な道徳的な空気があるのではないか，という気持ちになる。

第4章
ルネッサンスと啓蒙時代
—— 14世紀から18世紀まで ——

　ヨーロッパの医学は14世紀に入って大学にうまく定着したが，ある程度まで社会の権威によって規制されていた。正統派の理論は，古典医学のテキストと自分たちの注解とから構成されていた。医学の文献は，科学，道徳，政治学，神学の文献と並んで研究されていた。医師のギルド［同業者組合］が作られ，発生期の専門職が現われた。医学を「読み」，テキストや理論を引き合いに出して，自らの診断と治療を正当化することができた医学者としての医師は，あまり学問的でない開業医，民間治療師，やぶ医者らの海の中に浮かぶ小さな島のような存在であった。しかし，その島の上では科学と医療倫理が繁茂していた。14世紀のフランドルの医師，ヤン・アイペルマン[*1]は，内科医と外科医は，「医学の知識を持つだけでなく，哲学と呼ばれる自然という書物も知らなければならない。……医師は倫理学も知っていなければならない。というのは，この学問が良い道徳を教えるからである」と言った。[(1)]

　医学はゆっくりと発達していった。ガレノス派医学とアラビア医学の古典は，中世の医学ルネッサンスを引き起こし，13世紀と14世紀初頭に，ジョン・アーダーン，アンリ・ド・モンドヴィル，ギー・ド・ショーリアック，アル

＊1　1260年？-1310年？。オランダ人の著名な医師。外科学，眼科学の分野で業績を残した。

ノー・デ・ヴィラノヴァといった著者たちによって組織されたが，これらは15世紀半ばに学問書が大量に印刷されはじめた頃にも，時代遅れのものとは見なされていなかった。しかしながら，古代と中世の学問は，新しい知識を渇望するルネッサンスに鼓吹された医学者たちによって，急速に前進することになった。サンクトリウス，フラカストロ，ファロピウス，ヴェサリウス，ファブリキウスといった学者が，生理学的，病理学的，解剖学的な理解の発展に貢献した。これらの学問のほとんどは，思弁的または無批判の経験のレベルのままであったが，ウィリアム・ハーヴェイ（1578年 - 1657年）やマルチェロ・マルピーギ（1628年 - 1694年）が実験に基づいて血液循環に関する知識を得たように，しだいに新事実を批判的に発見するようになっていった。パラケルスス（1493年 - 1541年）として知られる風変わりな天才，テオフラストゥス・フィリップス・アウレオルス・ボンバストゥス・フォン・ホーエンハイムは，ガレノス医学の全体系に挑戦し，新しい薬理学への道を切り開いた。ルネッサンス期に医科学は新しい方向に動き出しただけでなく，専門職の諸要素が現われ始め，医学の政 治 倫 理（ポリティック・エシックス）の側面がより顕著になった。

　医師の著述家たちは，医学の理論と実践に関する書物を，序論としての良い医師の特徴についての慣例となった論説から始めるのが常だった。これらの著者は，キリスト教信仰の訓戒と並んで，ヒポクラテスやガレノスの古典理論を繰り返し述べたが，他方で，ある新しい要素が現われた。それは，文献に精通し，それをうまく推論して患者の医療問題に適用する能力として定義される臨床能力（コンピテンス）［competence］の重要性である。この時代を研究するある歴史学者は次のように言った。「医師に固有の道徳は，彼が技術的に訓練された治療者であることに由来するものだが，こうした道徳は，医学の専門家として自らの地位にとって不可欠のものだった」[2]。こうした中心となる道徳的命令に照らしながら，医師の著述家たちは，患者との関係の中で不可避的に生じる諸問題について意見を述べた。すなわち，患者の信頼を確実に得るためにはどうすればよいか，患者を養生法に従わせる工夫，その事例に関係する他の医師への対処法，そして患者との契約関係とその経済的な側面の性質をどのように明確にするか，といった諸問題である。

　医学の学問におけるこのルネッサンスは，西欧社会がより複雑な形の商取

引の可能性に気づき始めた時代に起こった。学問的な医師専門職の出現は，その時代に符合していた。医師と患者の財政上の関係は，一定の不変の特徴によって決定づけられる商取引と見なされることが多くなった。それまで何世紀にもわたって，医療の料金は，古代ローマの伝統にある謝礼金［honoraria］の範囲内のものとされていた。すなわち，教師，代書人また医師のような学識のある専門職に携わる人々には，雇用者や客の満足度によって決まる贈り物が支払われたのである。ルネッサンス期には，医師への支払いについての医学文献の中に，ローマ法の別の用語である給料［salarium］が現われ始めた。給料とは，仕事の特質，品質および成功に応じて計算された定額の金銭であり，しばしば雇用契約または雇用条件によって決められた。医師たちは，自分たちの報酬［emolumentum］は，謝礼金というよりは，給料であると見なし始めた。それゆえに彼らは，自らの仕事と技術の特質と尊厳を擁護する主張をしなければならなくなった。それを行なう中で，彼らは，料金は患者と医師の関係の本質的な一部であるとしばしば主張した。すなわち，治療にいくらかかるのかを知っている患者は，治療をそれに応じた価値のあるものとして評価し，開業医をその稼ぎに値する者として尊敬するだろう。この評価によって医師の信用は高まり，治療をする機会も増えるはずである，というのである。ただし神の愛として扱われるべき貧しい人たちに対してだけは，支払いが免除されなければならない。ただしよく知られているように，アンリ・ド・モンドヴィルのような医師たちは，裕福な人たちが貧しい人たちに助成金を支給するという可能性があることを認識していたのであるが。医療を競争的に行なう環境の下で，治療費が適正で公平であることは，現代では医療倫理の中心的な論題となっている。中世後期，聖トマス・アクィナスは，金の力は治療の技術を金稼ぎの技術に変えてしまった，と皮肉を込めて書き留めた。問題はいまや，どのようにして治療と収入という専門職の二つの正当な目的を調和させるか，という点であった。

　医療倫理の三つの形態，礼儀，義務論，政治倫理のうちの，政治倫理という形態は，これまでの歴史にはほとんど出てこなかった。いまやそれが目立って大きくなりはじめた。医療に対する国家の関心は，13世紀初頭のシチリア法の中で示され始めた。すなわち，大学で学んだ医師たちが，14

世紀の勃興期の商業社会の上流階級の中で名声を得ようとしたのと同じように，街の開業医たちが，国家の中での自らの地位に関心を持ち始めたのである。政治倫理(ポリティック・エシックス)は，政治的単位である地域社会の福祉に親密に関係する仕事をする人々の，諸々の義務を明確化しようとするものであった。中世の後期，イタリアの諸都市が政治的に重要で，商業的にも活力のある中心地になったとき，それらの都市が，政治倫理の成長を促す環境を提供した。これらフィレンツェ，ヴェネツィア，ボローニャ，パドヴァ，ヴィチェンツァ，ヴェローナ，ピサ，その他多くの諸都市は，大学で学んだ新しい医師の仕事を十分に評価し，それらの都市住民の治療のために，一人かそれ以上の医師を契約(コンドッタ)［condotta］の形で雇用した。これらの契約のたくさんの写しが保存されている。これらの写しは，都市の長老たちが，良く訓練された医師たちを捜し，医師たちに，居を定めて，信頼できる医療サービスを行なうように招待したことを示している。いくつかの都市では，一種の頭割り料金の取り決めが成立していた。すなわち，契約医には，すべての市民に医療サービスを提供することで定額の給料が支払われた。他の都市では，契約医は全市民に無料で診察を行なうことに同意し，治療に対して料金を受け取ることが許された。また他の都市では，医師は金持ちには料金を請求できるが，貧しい人たちには無料で治療をするという料金表が設定されていた。都市の医師には，法廷上，公衆衛生上の義務もあった。都市を不在にすることについて厳しい規則が定められた。これらの規則が重要な意味を持ったのは，1347年に黒死病，すなわち流行病のペストがヨーロッパに襲来し，3世紀ものあいだ地方病として残ったときであった。イタリア諸都市の医師には，住民とともにそこに残る法律上の責務があった。もっとも彼らは都市に残るよりも，しばしば自らの地位を放棄したことは周知のことであるが。他の医師たちは，死の危険に身をさらす代償として，自らを誘惑する多額の金銭を要求した。[5]黒死病は，患者に奉仕する医師の義務についての義務論的なテーマを呼び起こし，地域社会の中での医師の役割に関する，形成期の政治倫理を強化した。

　病気の人や死に瀕する人を慰める義務は，医師であろうとなかろうと，キリスト教徒やユダヤ教徒にとって共通の道徳的命令であった。ペストは，次の何世紀ものあいだ断続的な波のようにヨーロッパを舐め尽くしていったの

で，医師たちの良心にその共通の道徳的命令を刻み込むことになった。当時の医師たちは，病人を治療するために危険の中に身を投じるという強い伝統は持ち合せていなかったが，医師という彼らの天職が，自分たちにより大きな犠牲を要求していることを認識していた。ペスト犠牲者の看護と治療に関する多くの医学文献の中で，ある種の医学上の楽観主義があったことが明らかになっているが，いずれの大発生も医師たちのあいだに良心の危機を生じさせた。多くの医師は，患者に与えた自分自身の忠告に従った。それは，「ヒポクラテスの訓令」として知られている，「速く去り，遠くへ行き，ゆっくりと戻ってこい」[cito, longe, tarde] という言葉で要約されるものである。ペストの歴史は，すべてか，ほとんどの医師が被災した町から逃げたという数多くのエピソードを列挙している。それと同時に，多くの医師が，慈愛心，愛国心，あるいは利益への欲望からその町に残った。

　神学者たちは，病人とともに残る医師の義務について明確に語ったが，彼らの勧告は，彼らの教義と同様にそれぞれ異なっていた。1527 年のウィッテンベルクのペストで自分の信徒たちとともに残ったマルティン・ルターは，医師と聖職者たちに対して，敬虔な奉仕によってキリスト教徒の愛の責務を果たすように説得した。一方，別の偉大な改革者ジャン・カルバンの主要な弟子，テオドル・ベザは，もし医師と聖職者の生命を保護することが国民の益になるならば，彼らはその場所から去ることができる，とした。カトリックの決疑論者は，一般に医師たちに対して「たとえ自らの生命を危険にさらすことになっても，ペストのような民衆の危難のうちに」とどまる義務を課した。ユダヤ教の学者は，ペストから避難する義務を提示した。タルムードは「ペストが町にやってきたら，早々に避難しなさい」と強く述べている。ただしこの義務は，病気に襲われた地域社会に役に立つ者については例外的に免除される(6)。

　何人かの医師は，自分の患者とともにとどまる義務について情熱的に語った。ギー・ド・ショーリアックは次のように書いている。「医師たちは感染するのを恐れて，あえて患者を訪ねようとしなかった。そして，彼らが訪れ

---

* 1　1483 年 – 1546 年。ドイツの宗教改革者。
* 2　1519 年 – 1605 年。フランスの神学者。カルバンの死後，改革派の代表としてユグノーを指導し，宗教改革の擁護に努めた。

第 4 章　ルネッサンスと啓蒙時代

ても，患者が死んだにもかかわらず，彼らには何もすることはなく，何も得るものはなかった。……私は，汚名を避けるために，あえてその場を離れようとはしなかった。だが絶えず恐怖があり，可能なかぎり自らを保護しようとした」。近代外科学の父であるアンブロワーズ・パレ*1は，ペスト犠牲者の治療の危険性について熟考して，「外科医は，神によってこの外科医という天職に招かれたのだということを忘れてはならない。それゆえ，外科医は，神は望まれるときにわれわれに生命を与え，取り去るのだとの堅い信仰と気高い勇気を持ち，恐れずにペストに臨むべきである」と述べた。高貴な意見はさておき，良心的な医師たちは，己の死の危険と患者への忠誠との間で板挟みとなった。このような道徳的困惑は，時を下って1665年にロンドンがペストに襲われたときまで存在し続けていた。このとき，貴族の医師ゴダードが，自分と仲間の医師がロンドンを離れたことについて弁護し，「自分たちの個々の患者はすでに都市を離れてしまっていたと述べる」のを，サミュエル・ピープス*2が耳にしている。尊大なゴダード医師がこのような弁明をしたとき，謙虚な薬剤師であったウィリアム・ボガースト*3は，理想とする倫理的な在り方について述べた。医師たちと英国国教会の牧師たちは逃げたが，薬剤師たちや反国教会派の聖職者たちはいつもやって来て，低い階級の人々に奉仕し，自らの立場にとどまった。ボガーストは次のように書いている。

> 専門職の一員となって，職務を引き受ける人は誰でも，そのすべての部分を行なわなければならない。良い事も悪い事も，喜びも苦しみも，利益も不便さも，すべては一緒で，えり好みはできない。なぜならば，聖職者は説教をし，指揮官は戦い，医師は患者に付き添わなければならないからである。

---

*1　1510年-1590年。外科学を革新した名医。小さな町の床屋の息子として生まれたが，フランス国王専属の外科医にまでなった。銃創の外科的治療に大きな貢献をした。
*2　1633年-1703年。イギリスの文官，海軍大臣。イギリスの多難な時代を刻明に記録した日記で有名。
*3　1630/31年-1685年。イギリスの薬剤師。1665年のロンドンの疫病大流行について述べた『疫病誌[*Loimographia*]』で有名。

ペストを巡る倫理的な論争は，医学の政治倫理(ポリティック・エシックス)を前進させた。医学の技能を持つ人は，いかなる状況下で，地域社会に奉仕する特別の責務を持つのだろうか。

　もう一つの流行病もまた，その時代の医師の仕事と道徳的信念を密接に関係させることになった。15 世紀の終わり，梅毒が流行病の蔓延していたヨーロッパに到来したのである。これは「フランス人の病気」と名づけられたが，性病であり，何らかの性交渉を通して伝染することがすぐに分かった。多くの医学論文で，感染源，ならびにその伝染の様式，予防法，治療法が議論された。しかしながら，性交渉との関連のゆえに，道徳的教化を引き起こすことは避けられなかった。多くの医師は，この新しい病気は堕落した社会とみだらな人間の罪に対する神罰である，という説教者の訓戒を繰り返した。何人かの医師たちは道徳的教化をさらに進めた。すなわち，当時広く受け容れられていた，性交渉の前，途中，後の予防措置に関する医学的助言や，水銀とユソウボク脂*¹という普及していた治療薬について言及するのをやめて，性行為を全面的に，または少なくとも不義の性行為を控えることによる予防を促したのである。17 世紀初めのウィッテンベルク大学の医学教授，ダニエル・ゼンネルト*²は，コンドームや膣洗浄の使用のような，病気を予防するための医学的方法を教える同僚を非難した。「私はこれらの事柄を良心的に教えることができるとは信じられない。かなり多くの男性が，これらによってかえって欲情を搔き立てられてしまう。この病気の恐怖がそうした欲情を抑制するかもしれないのである(11)」。1724 年，開業医ではなく医学者である，米国の清教徒の牧師，ボストンのコットン・マザーは，梅毒患者に対して特に辛辣な医学的忠告の書物を書いた*³。不貞の罪に対する長い非難の後，彼は「この汚らわしい病気の治療法について——あなた方は私にとって極めて不快な存在なのです——，私は何も行なうつもりはありません」と宣言した。その後，不憫な気持ちになり，「3 日間，苦痛の状態を保つ」浄化の過程を提案

---

*1　ハマビシ科のユソウボクから作る。かつてはリウマチ，皮膚病，梅毒，結核の治療薬とされた。
*2　1572 年 - 1637 年。ドイツの医学者。デモクリトスの原子論を支持したことでも知られる。
*3　本書 105 頁を参照。

第 4 章　ルネッサンスと啓蒙時代

した。マザーは医師というよりは牧師であったが、堅固な信仰を持った多くの開業医たちは彼の厳しい判断に賛成した。

　これらペストと梅毒という二つの流行病は、専門職集団が医学を担う世界が出現するその直前に、ふさわしい諸問題を提起した。自らを危険にさらしてでも病人に奉仕するべきかという問題は、徳のある開業医の良心を悩ませるかもしれないが、それは専門職全体の特徴であるべきなのだろうか。医学的に必要なことと、道徳的に正しいことの間の密接な連関は、信仰ある開業医にとっては適切なものに思われるかもしれないが、信仰者が病気や治療の道徳的次元についてどう考えるかに関わりなく、専門職はその連関を断ち切って治療を提供するべきなのだろうか。次の何世紀かのあいだ、現われつつある専門職たちはこれらの問題と格闘した。19世紀になって初めて一般的な合意が生まれた。それは、医師は個人的な危険を犯してでも治療の必要な人たちに奉仕するべきであること、そして患者の行動についての道徳的評価に基づいて治療を提供すべきではないということだった。現代の流行病であるエイズ［AIDS］は、それらの問いを蘇らせ、伝統的な答えを省みさせることになった。

　ルネッサンス期の学識ある医師にとって倫理学が何を意味したのかは、立ち止まって考えるに値する問題である。1330年頃に著述したヤン・アイペルマンが、医師は自然学の書物とともに、倫理学の書物も読むべきであると薦めたとき、彼がアリストテレスの『ニコマコス倫理学 [Nicomachean Ethics]』*¹のことを想定していたことは確実である。この書物は、それに先立つ100年の間に西洋の学者によって発見され、すぐにアカデミックな道徳研究のための主要な教科書に採用された。大学で学んだ医師たちは誰でも、その教科書を姉妹編である『政治学』とともに研究し、その中に道徳的善とは、知性的徳と道徳的徳の活動による幸福の達成であるというテーゼを見出したことだろう。アリストテレスは、実践的な倫理的決定について、そのような決定は徳を備えた思慮深い人によって下されると提起する以外に、ほとんど

＊1　前384年-322年。ギリシアの哲学者。『形而上学』、『ニコマコス倫理学』など。道徳の本質を、「徳に基づく選択」に認めた。アリストテレスの倫理学では、徳が倫理の第一の規準だから、徳のある人物の決定が、正しい道徳的な決定であるという議論になる。さらに徳の本質は習態（hexis）であって、中庸において成り立つとした。

何も語っていない（もっともそのように言うときに，彼は道徳的決定と医学的決定を比較しているのだが）。その時代の他の倫理学の書物は，アリストテレス理論の複雑な諸命題に関する注釈書や，キリスト教教父たちの格言集であった。それから2世紀後，ルネッサンスの絶頂期に新しい権威となる書物が現われた。すなわち，キケロの『義務について [De Officiis]』が再発見され，いまやアリストテレスと同等かそれ以上のものとなった。このローマ人は美徳の記述を超えて，さらに人間の行動を直接的に導く命令が人間の良心や条件のうちに書き込まれていることを自覚できるとする，自然法の理論にまで進んだ。政治家，兵士，法律家，および商人たちは，キケロの著作の中に，真実を話すこと，約束を守ること，とりわけ個人的な便宜と公共の善の関係を考慮して決定すること，といった諸問題の鋭い分析を見出すことができた。キケロは医学にあまり注目しなかったが，『義務について』は，医師の諸々の義務に関する道徳的議論の豊かな源泉となった（彼の示した，難破した船の何人かが犠牲にならなければならない場合に誰を救うべきかという例は，生命を維持する資源の配分に関する現代の論争の中で再び出現した）。このように，中世後期やルネッサンス期の学識ある医師たちは，倫理学を勉強すべきだと忠告されたとき，アリストテレスやキケロといった彼らの学生時代に親しんだ著者たちの所へ戻っていくことができたのである。当時の医療倫理に関する著作で，これらの古典的な著者たちを詳細に言及するものはほとんどなく，短く引用するに留まっているが，しかしこれらの著者の美徳と義務に関する原則は，常に背景として存在している。

　15世紀のあいだに，カトリックの神学者たちは，キリスト教徒の道徳的義務に注目した神学の特別な一分野を発展させた。これらの新しい道徳神学者は，人生の多様な状態における諸義務をきわめて詳細に検討した。医師の仕事は，十戒の5番目の戒律「汝は殺してはならない」の項目で論議され，そこでは生命を救うために危険な仕事に従事する医師の道徳的難問が分析された。神に服従する中で，キリスト教徒は自分自身の生命を守り，維持する責務がある。しかし，どの程度この義務を果たさなければならないか

---

*1　前106年-43年。ローマの政治家，哲学者，弁論家。ラテン散文の第一人者。『義務について』（前44年）。

は明らかではない。神学者たちはこの問題をめぐるさまざまな事例を展開したが、それには精巧な分析(決疑論[casuistry])が必要だった。一つの事例は次のような問いを投げかけた。人の生命を救う義務が存在する。では、杭の上での火あぶりの判決を受けた犯罪人に対して、彼の生命を数秒のあいだ延ばすために、差し出されたコップに水を注いで、火炎にさらされた彼の喉の渇きを潤すことは認められなければならないか。第2の事例は、いっそう医学的な問いを投げかける。人は、自分の生命を救うために、激しい痛みを伴う手足を切断する外科手術を受けなければならないか。神学者たちは、いかなる人も特別の手段によって生命を維持する義務はない、と答えた。この特別の手段には、無益な手段(第1の事例のように)や、英雄的な美徳を必要とする手段(第2の事例のように)がすべて含まれる。生命を維持するための「通常の[ordinary]」手段と、「特別の[extraordinary]」手段という言葉が、医学道徳の語彙集に加わった。1952年、教皇ピウス12世は、新しく発明された人工呼吸器は、もしそれが「通常の手段、すなわち自分自身や他の人への重大な重荷を伴わない手段」であるときのみ、義務的な治療である、という医師の慣例について語り、15世紀のカトリック神学者の教えを繰り返した。またこれらの神学者たちは、「二重結果[double effect]」の理論を使用した。これは自己防衛を正当化する根拠としてトマス・アクィナスが初めて定式化したもので、これによって医学道徳の多くの問題が分析されることになった。たとえば、四肢切除や不妊手術のような切断は通常は禁じられた悪であるが、もしそれらの目的が命を救うことであるならば、正当化されるかもしれない。広範囲にわたるこの決疑論の周辺で、精巧な医療倫理学が練り上げられた。カトリックの医師と信者は、これらの道徳的教えの導きの下で治療に関する判断を下すように指示された。

　卓越したイタリア人の医師、ジョバンニ・コドロンクス(1547年–1628年)は、この道徳神学を医師の仕事に適用した。彼は、『キリスト教徒と良心的な医学の方法[De Christiana ac Tuta Medendi Ratione]』という本の中で、開業医が直面する多くの道徳問題を議論した。たとえば、彼は、医師は回復不可能な死に瀕した人を治療することでお金をもらってよいかと考える。彼は、医師が差し迫った死を隠さず、また偽って回復を約束しないという条件

の下で，お金をもらうことができると結論した。彼はさらに医師たちに，仕事が増えるからといって多くの人が病気になるのを喜ぶならば，罪であると警告した。健康な人に助言を与えたり，治療を行なったりして，それによって彼らが病気になり，医師の世話が必要になるならば，それは特に悪である。これらの興味深い事例は，すべてがコドロンクス医師の想像上の作り事ではないと考えるのが妥当である。コドロンクスは次のように結論する。医師たちは多くの徳を有しているかもしれないが，「もし彼が正義を欠いたならば，他のすべての徳は彼を見捨てるだろう。なぜなら正義はすべての徳の総体であり源泉だからである」と。この医学に関する道徳神学のプロテスタント版が，1684年に出版された『罪を犯す医師［*Medicus Peccans*］』という題名の小冊子である。著者のアハスヴェリウス・フリッチュ[*1]は，一般に医師が犯している23の罪を列挙した。その中には，十分な知識なしに医療を行なうこと，自分自身と自分の患者を神の摂理に委ねることができないこと，貧しい人から料金をとること，あるいは裕福な人から過剰に料金をとること，利益を得るために治療を長引かせること，適切な時に診察しないこと，患者を見捨てること，流行病の蔓延する町から逃げること，他の医師の評判を傷つけること，そして秘密にしている患者の病気に関する弱点を漏らすことが含まれている。また医師は試したことのない薬を処方してはならないし，いつ飲むべきなのかも指示しなければならない。決定的な罪は，専門職としての誓詞を破ることである。そこでフリッチュは，イェーナ大学医学部の卒業生による誓詞の例を挙げた。卒業生たちは，学部の名誉を尊重し，患者を決して見捨てず，患者の状態に適した料金をもらうこと，そして人工妊娠中絶は決して行なわないことを誓った。卒業生は，医学の評判を落とすことなく，名誉あるキリスト教徒としての人生を生きることを約束したのである。[(17)]

　医学の新たな世界は，中世後期に現われた。医学の専門職集団が形成され，それはより商業的で，より国家の事項に関係するようになっていった。その新しい世界は，ガブリエーレ・デ・ゼルビ[*2]が，1495年に自らが医学部教授を

＊1　1629年-1701年。ドイツ人の神学者，法律家。Ahasver Fritschとも表記される。
＊2　1445年-1505年。イタリア人の医師，解剖学者，哲学者。パドヴァ大学の哲学教授。後に医学教授を務める。

務めていたパドヴァで出版した書物,『医師たちへの助言[De Cautelis Medicorum]』において注目されることになった。この本は一人の歴史学者によって「医療倫理学の初めての体系的な記述」と呼ばれたが,医師はその中で,患者の信頼を得ることを第一の倫理的な責務とする,中流または上流社会階級の教育を受けた人間として描かれている。良い医師の中心的な徳は「誠実さ〔フィデリティ〕」である。そしてこの概念は,患者とのやり取り,料金,同僚との協議に関する広範囲の助言の中に織り込まれている。現代の注釈者は,ゼルビのテーマを分かりやすく次のように言い換えている。「医師は,自分の患者の身体の誠実な友であり,彼とともに苦しみ,彼の健康を喜ぶ。患者を軽視したり,患者の家で不適切な行為をしたり,何であれ一般道徳や特別な医療倫理によって禁じられたことを行なうことは,患者との信頼を崩すことになるだろう」。誠実さは,患者との関係を越えて広がる。医師は医学の長い伝統に対して,また他の学問的で道徳的な同僚に対して,そして聖なる教会の教えに対して誠実でなければならない。というのは,道徳や医療倫理の原則は,究極的には,福音書の理法に基づくからである。医師は聖職者のような存在であるとゼルビは言った。医師は聖職者のように,神が癒しを行なう神的な力を顕わされる存在であり,また人々が自分の身体を治してもらうために自らの魂を打ち明ける存在である。医師は,そうした聖職者のような者にふさわしい生活を築いていかなければならない。現代の歴史学者は,「ゼルビの倫理は,ルネッサンス期における専門職集団の自己規制的な規則,……すなわち,医療人はどのように振る舞うべきか,という自己意識的な議論のもっとも初期に表現されたものの一つであるように思われる」と述べている。いまや政治倫理〔ポリティック・エシックス〕が,古典的な礼儀とキリスト教の義務論に明確に付け加わった。

　ゼルビの本が出版されてから四半世紀も経たないうちに,英国では医師の自己規制が制度化された。1511年,国王ヘンリー8世は,「内科や外科の学問や小賢しい技術が,……この国の中で毎日のように,極めて多くの無学な人間によって実行され,……王の家臣の多くがひどく痛めつけられ,危害を加えられ,破壊がもたらされた」と不平をもらした。彼は,試験と医師免許の制度を,教会の権威の下で確立せよと命令した。7年後,ウルジー枢機卿の侍医であり,学識豊かな医師のトマス・リナカー*1が指導する小さな医師集

団が，王立内科医協会[*2]に対して，医学を業務として行なうすべての人間に試験を行ない，王立内科医協会の規則に違反した者を懲戒する権利を特許として与えるようにと国王に請願した。それに続く何年かのあいだ，王立内科医協会は，ロンドン市内の医師の業務に対する権威を確立するために奔走した。王立内科医協会が行なう医師免許の試験には，ガレノスのいくつかの教科書の詳細な知識が必要とされた（志願者は，選択された引用箇所について，注釈を述べるように要求されたが，それらの引用箇所は，志願者が自らの記憶に頼ってそれらの本の中から探し出さなければならなかった）。このようにして，認可された業務の独占が社会的に地位の高い人々を生み出し，この人々が大学教育の特権を享受した。ある歴史学者が書いているように，「王立内科医協会にとっては，他の何よりも，優れた大学における医師に必須の科目（ラテン語やギリシャ語古典）の教育によって，イギリス支配層の社会慣習や好みを身につけた紳士を生み出さなければならなかった」[(22)]。しかしながら，優れた大学というだけでは十分ではなかった。あるとき，王立内科医協会は，その幅広い権力をトマス・ボナム医師という人物を収監するために使った。彼はケンブリッジ大学から医学の学位を受け，ロンドンで開業していた。王立内科医協会側は，ケンブリッジ大学の医学の学位は，本来の医師免許に取って代わるものではないと主張した。コーク裁判長は，ボナム（彼は後に法律家となった）を釈放すべきとの意見書を書いた。コークの意見は王立裁判所によって逆転判決され，王立内科医協会に医学の業務に対する幅広い権限が委ねられた[(23)]。王立内科医協会は「倫理 [ethical]」と題する法令を出したが，そのほとんどすべては王立内科医協会の規則を犯した場合の罰金と刑罰を扱ったものだった。これらの法令はもともと正しくは「刑罰 [penal]」と名づけられていた。しかし 1555 年から 1571 年まで王立内科医協会の会長だったジョン・カイウス[*3]医師が，「医学博士としての尊厳に対する敬意の念か

---

* 1　1460 年 - 1524 年。イギリス人の著名な医師，人文主義者。エラスムス，トマス・モアの師でもある。

* 2　1518 年にトマス・リナカーが医師免許の認定のために設立した医学組織。正式名称 the Royal College of Physicians。

* 3　1510 年 - 1573 年。イギリス人の医学者，人文主義者。解剖学を講じたが，文明批評，科学等に関する著述もある。キーズ（Keyes）とも呼ばれる。

ら」、1563年に「倫理」という言葉を付け加えたのである。このように変更することによって、「カイウスが行なったもっとも長期にわたる疑問を懐かせる業績は、彼が専門職倫理の領域に混乱を与えたことである」と、現代のある歴史学者は述べている。これらの法令には、倫理的なところはほんのわずかしか含まれていない。王立内科医協会の会員は、一般の人々に薬の名前を明かすことを禁じられていた。「それによって自分たちに害が及ばないようにするため」である。会員はまた、決して公の場で同僚を批判しないように注意を受けていた。専門職の倫理には、これらの規則が両方とも深く埋め込まれることになったが、最近では、それらは倫理の仮面をつけた自己利益追求の例として厳しく批判されている。倫理的な法令とは、「王立内科医協会自身の地位と繁栄を高めることを主な目的にした、自分たちに都合のよい仕組み」なのであった。

　医学倫理に関するいくつかの重要な研究書が、16世紀後半から17世紀初頭にかけて出版された。これらの研究書ではどれも、ヒポクラテスという礼節を備えた医師が、ガレノスという哲学的な医師と融合されて、科学的、社会的に変化するますます複雑化する世界の中で活躍しているのが見受けられる。これらの本の一つ、ロドリゴ・ア・カストロの『政治的医師［Medicus Politicus］』(1614年)は、そのスタイル、内容ともにユニークであった。ア・カストロはポルトガル系ユダヤ人の医師で、ハンブルグで医師としての仕事を行なった。彼の本の表題の頁には、彼のことを「ヨーロッパ中に名の知れた哲学者にして医師」と記してある。ア・カストロの本は、ゼルビの本のように、「医療倫理に関する最初の近代的著作の一つ」として認められているが、「医師、病人、病人を看護する人、および人文学と政治学の学科を修める他の人々」に向けて書かれたものである。『政治的医師』という表題は、アスクレピオスに対するプラトンの讃辞を思い起こさせるが、著者はこの古典の本文を引用してはいない。にもかかわらず、彼はその言い回しを、彼の本が説明しようとする二つの論点に適用している。第1に、医学的知識があると主張する多くの医師は、医療活動を取り囲む「政治経済」に関する技能、す

＊1　1546年–1627年。ポルトガル系ユダヤ人の医師。リスボン生まれだが、主にハンブルグで活動した。『政治的医師』はハンブルグ議会のために書かれた。

なわち患者と会話を交わし，彼らの社会的，経済的状況を正しく評価する方法を欠いていることである。第2に，医学が国家にとって有益なのは，医師が徳——とりわけ思慮分別や寛大さ——を所有し，理性と経験に基づく医学の知識を獲得している場合のみであるということである。医学は悪評を受ける。なぜなら多くの偽医師たち［pseudomedici］が，まったく学問的裏付けがないか，経験主義者やメソジスト派や医化学派の偽りの理論に基づいて治療するからである。ア・カストロは，こうした分派の主張を粉砕するのに大変苦労し，医学に対する占星術の有用性にも異議を唱えている。彼は，教育を受けた医師は，人文学，道徳哲学と自然哲学，解剖学と植物学に精通していなければならないと言っている。さらにア・カストロは，礼儀についても古典的な仕方で述べている。良い医師は，あらゆる階層の人に対して礼儀正しく，丁寧に対応し，威厳はあるが，かといって気難しくはなく，親しみやすいが，しかし愚鈍ではなく，献身的な夫のような存在である。またこうした医師は，怒り，情欲，贅沢，放縦，そしてとりわけ「医師にとってほとんど先天的で遺伝的な特殊な医学的悪徳，すなわち貪欲，高慢，妬み」を避けることだろう。

　ア・カストロは，医師道徳に関する現代の書物とはまったく異なるスタイルを採用している。彼は，有徳な医師が直面する特殊な倫理的諸問題を提起し，それを解決するために，礼儀以上にまで進んで行く。当時のカトリックの道徳神学者と，自らのユダヤ教の伝統に属するラビによって考案された決疑論的文献の様式に則り，それぞれの問題を正確に述べ，言葉を定義して区別し，古典哲学から指導的な著者たちの意見を述べ，議論の強みと弱点を両面から吟味し，そして解決策を提案するのである。これらの倫理的諸問題の最初にあるのは，「医師は健康のために患者を欺いてよいか」であり，これは「かなり論議を呼ぶ」問題である。ア・カストロは，真実を差し控えることは嘘をつくことにはならないとする。したがって彼は，医師が良い意図を持って行動しており，患者を助けるためであって，強欲のゆえでないかぎり，

＊1　プロテスタント諸派の一つ。規則正しい宗教生活をおくることをメソジズムと称して重んじる。

＊2　16-17世紀のヨーロッパで，すべての生理・病理現象は化学的現象によるとみなして研究を進めた学派。

真実をすべて開示するのを控えてもよいと判断している。さらに，もし偽りが害にならず，義務のゆえに語られるのであれば（これは決疑論者によって義務的な嘘［mendacium officiosum］と呼ばれる），医師は偽って話してもよい。それでも原則として，「強い精神力を持つ患者には，時を見計らって，穏やかに害を与えずに真実を告げるべきである」。ア・カストロは，その他多くの事例についても同じような決疑論を行なっている。すなわち，医師は，たとえ敵であっても，助けを必要とするすべての人に奉仕する義務がある。とはいっても自分の生命と四肢に危険がある場合はそうではない。医師はたとえ報酬の支払いがなくても貧しい人を助けるべきである。医師は招かれない限りは決して病人を訪問すべきではない。医師は感謝しない人に対しても治療するべきである。医師は治せない人の治療を決して引き受けるべきではない。

ハレ大学の医学部教授，フリードリッヒ・ホフマン*1も，自分の書物に『政治的医師［*Medicus Politicus*］』という題名をつけた。その本は1749年に出版され，プロシアという絶対主義的な軍事国家における啓蒙運動の最中に現われた。ホフマンの言う「政治的［politic*2］」医師とは，啓蒙された自己利益と一致しながら，合理的に自分自身の人生，研究，業務を組織できる人である。この医師は病院の中庭を同僚と巡回し，病人と信頼関係で結ばれている（「洗練された［urbane］」の方が「政治的」よりも適切な翻訳かもしれない）。医学の主要な徳は，思慮分別［prudence］，すなわち複雑な状況下で合理的な判断をする能力である。ホフマンの思慮分別の解釈は，アリストテレス－スコラ的な，すなわち複雑な状況下で道徳的判断を行なう能力と，ホッブズ*3－啓蒙主義的な，自分自身の利益を促進する上での計算の概念の間をさまよっている。キリスト教徒の医師が，思慮分別のある医師ということになるだろう（ホフマン自身は，宗教の外面的な教会の形式よりも，内面的な霊的生活を強調した17世紀のプロテスタントの一派，敬虔主義の信者であった）。

＊1　1660年-1742年。ドイツ人の医師，化学者。治療に多くの薬剤を導入した人としても知られる（ホフマンの鎮痛剤）。

＊2　politicには「思慮ある」という意味もあるが，文脈から考えて「政治的」と訳した。序論および訳者あとがきも参照のこと。

＊3　1588年-1679年。トマス・ホッブズ，イギリスの哲学者。個人の自己利益を基礎にしながら，国家の存在の必要性を論証した。『リヴァイアサン』(1651年)。

なぜならその場合には,「医師は必然的に慈悲を行なうだろう。特に貧しい者に対して。なぜならば,慈悲深い神が医学を無料で創造し,神の善性によって医学が実践されるようにされたからである」。同時に,思慮分別のある医師は,貧しい人から節度をもって距離をおくことに留意する。これは彼らが医師に依存しすぎないようにするためである。「学問のある人に対しては,学識のある仕方で扱うべきである。悲嘆についての一般的な説明を与える必要があるのは,無学の人に対してだけである」。医師は重要人物に対して臆病な態度で接するべきではないが,よく注意しなければならないことは,「治療できない人を治療しているかのように見せかけないことである。王子たちを治療する場合は,特にこの規則に留意しなければならない」。

　ホフマン医師は,内科医には合理性に基づく学問探求が必要であるという理由で,内科医と外科医の区別を主張し,内科医と薬剤師の区別もしている。彼は報酬に関する幅広い論議を行ない,その中で医師同士や患者との交わりに関する詳細な助言をしている。こうした助言の多くは伝統的な礼儀を反映しているが,教育と社会の新しい構造にも敏感である。しかしながら,ホフマンは,思慮分別のある助言を与える以上のことを行なっている。彼は,自然法という健全な哲学的理論に基づいて,倫理学を提示していると信じている。この自然法の理論は,オランダの法律家フーゴー・グロティウス*1と,ハレ大学で彼と同じ敬虔主義者の同僚であった哲学者クリスティアン・トマジウス*2によって詳しく議論された。この自然法の見地からすると,倫理学は,論理的にほとんど数学的な仕方で,諸公理から演繹される。個人の行為の諸規則は,理性を有する神によって理性的な本性のうちに書き込まれた訓戒から導き出され,理性を有する人間によって識別される。人間の本性が医学の本性を生み出し,そして医学の本性が医学の道徳を生み出すのである。ホフマン医師は,「法医学を含むすべての学科の知識が,自己自身と国家の「健全さ［salus］」*3（身体的健康と宗教的救済をともに意味する）に注意を怠ら

---

*1　1583年-1645年。オランダ人の法学者。自然法に基づいて国際法を論じた。『戦争と平和の法』(1625年)。

*2　1655年-1728年。ドイツ人の哲学者,法学者。自然法理論について著述した。

*3　salusは,ラテン語で,健康,活力,福祉,富などを意味する。サルスは,古代ローマの健康と繁栄の女神であった。

ない市民を生み出す」⁽³⁷⁾とする点で，トマジウスに同意している。ホフマンの『政治的医師』によって，医学の政治倫理(ポリティック・エシックス)は以前よりも明瞭に表現された。

　18世紀の終わり，政治倫理についてのもっとも入念な著作が現われた。すなわち，ヨハン・ペーター・フランク*1の『完全な医療政策の体系[A System of Complete Medical Police]』（1779年）である。これは，どのように国家が国民の健康を育て，守るべきなのかに関する6巻からなる学術書である。その題名の Medical Police は，今日ならば「医療政策(メディカル・ポリシー)」または「保健政策(ヘルス・ポリシー)」と訳されるところだろう。フランク医師は，地方医，地方の保健役人，ウィーン総合病院（当時，世界でもっとも大きな病院だった）の主任内科医，五つの大学の教授，ロンバルディア・オーストリア地方の公衆衛生長官を務めた。彼の著書は，個人と住民全体の健康のすべての側面，すなわち生殖と出産から売春，贅沢な暮らし，職業病まで，また流行病の発生から病院の状態までが，どのようにオーストリア−ハンガリー帝国の全体としての福祉と繁栄に影響を及ぼすかを示すものだった。健康に関して人々を教育し，彼らが安全に暮らせるような諸条件を作り出すことは，帝国とその支配者たちの義務であった。フランクは，恵み深い父親的温情主義的(パターナリスティック)な絶対主義の国家を構想したクリスティアン・ヴォルフ*2の政治哲学に深く影響を受け，またさらに，人間の病気は人々を不衛生な都市に密集させ，彼らがまっとうな仕事に就かないように誘惑する文明の発展によって助長されるとする，ジャン・ジャック・ルソー*3の見解に深く影響を受けて，人々の自然本来の強さと活力を高めるような法と改革を提案したのである。フランクの幅広い視点から見れば，医学は個々の人の世話や治療よりもはるかに大きいものであった。すなわち，彼にとっての医学とは，「それに従えば，強い子孫の出産と繁栄が保証され，現在の健康状態が維持され，ほとんど新たな創造といえるほどの処置によって失われた健康が取り戻され，そして死と老衰を可能な限り高齢まで引き延ばすところの，数々の規則を理性と経験に基づいて決定すること」であった。医師の役割についての彼の見解は印象的である。

　*1　1745年-1821年。ドイツ人の医師。公衆衛生学の開拓者。
　*2　1679年-1754年。ドイツ人の哲学者。ライプニッツ哲学を体系化した。
　*3　1712年-1778年。フランス人の哲学者。啓蒙主義的な政治思想を展開した。『エミール』，『人間不平等起源論』など。

人間愛に富む医師は，もっとも小さい村であっても，その自然，地理的位置と状態，そこでの疾病とその原因，性の比率，異なる諸階級の比率を調査し，出生率と死亡率を計算し，そのようにして各々の地域の一種の地理学を作り出すべきである。この地理学は，生と死の境界，危険な湖の幅と長さ，そして単なる無知のゆえに何千もの船が沈没する浅瀬と浅瀬のあいだのもっとも安全なルートを指し示してくれるだろう。個々の人間を救うことが，一つの地方を征服するよりも偉大な行為と見なされなければならない。

　この「地理学」は，今日ならば疫学［epidemiology］と呼ばれるだろうが，これは，医師が個々の人を治療するのと同じように，社会の諸条件を正す際に医師を導いてくれるものである。個々の医師と医師集団が果たす市民としての義務は，この見方の中に組み込まれている。フランクは社会医学という科学と公衆衛生の機能を先取りしており，公衆衛生が国民の繁栄に貢献するという彼のテーゼは，ビスマルクに国民健康保険を支持させることにさえ貢献した。しかしながらそのテーゼは，医学とその業務を行なう医師は，国家に奉仕するものであるという見方を養うことにもなった。フランクは，自分の医療政策が，「個人の生得的権利（これはすでにかなり縮小されていたのだが）を法外に制限し，父親，夫，両親の権利を侵害し，そして……こうした権利を独裁的な政府の支配下に置いている[(38)]」という見方を憤然として否定した。しかし彼の死後1世紀経って，「民族衛生学［racial hygiene］」，すなわちアーリア人の基準に合わない人々を処分する，奴隷的・国家主権的な医学に突入したナチスによって，彼の慈悲深い父親的温情主義は歪められてしまった[(39)]。こうした忌まわしい誤った解釈にもかかわらず，フランクの思想は，専門職としての権威の代わりに公共サービスを提供するという，［従来の］相互的交換の考え方を越えて，医学の政治倫理をさらに拡大することになった。ヨーロッパ大陸の医学専門職は，イギリスやアメリカの専門職以上に，医学に対する国家管理がはるかに強い文化の中で発展したが，彼らの倫理の中では，国民の公共的利益に対する義務は，個々の患者に対する義務と同じほど大きな部分を占めている。

第4章　ルネッサンスと啓蒙時代　　89

18世紀の終わりまでに、政治倫理(ポリティック・エシックス)は本来あるべきものになった。医学の業務は、どこにおいても医師専門職の仕事であった。多様な訓練を受け、多様な才能を持つ多くの人々が、医師専門職の領域外のあらゆる種類の医療サービスを提供したにもかかわらず、教育を受けた医師専門職が、医療行為を制限する権利は自分たちにあると主張できるほど、次第に社会的・経済的優越性を達成していった。いくつかの場所で、これらの傑出した医学の専門家たちは、自分たち自身が選んだメンバーで大学を組織し、免許を認定する権利を与えられた。言い換えれば、国は免許を支配したが、それはこの専門職の強力な影響下においてであった。医師たちは、国家に対する自分たちの有用性を証明し、潜在的な患者たちからの信頼を勝ち得るために、有用で信頼に値する者として現われなければならなかった。したがって、医師の有能さと思いやりの倫理は政治的だったのである。つまり専門職の成功にとって好都合なものであった。しかし同時に、医師専門職は公共福祉に対して一定の責任を引き受け、政治倫理から恩恵を得た医師の多くは、公共の奉仕という広い道徳的な範囲の中で、有能さと思いやりの価値を自分たち自身の価値として受け容れることによって、政治倫理の原理を内面化した。このように専門職の政治倫理は本質的に両義的である。すなわち、その政治倫理は、公共の期待に対する医師専門職のご都合主義的、保身的な適応を指すこともできるが、また一方で、専門職としての行動に対する公的な説明責任という高い倫理基準を保っていると実際に信じている医師たちにとっては、内面化された道徳を指すこともできる。伝統的な礼儀と義務論にいくつかの公的な責任が加えられたが、しかしさらに重要なことは、一連の倫理的必要条件が公的な責任というより高い水準にまで高められたことである。

　専門職とそれに伴う政治倫理の出現によって、綱領(コード)［code］という形の新しい医療倫理の表現スタイルが育まれることになった。ローマ法は、コーデックス[*1]、すなわち帝国の法律上の裁定を集めたものの形で表現されてきた。18世紀のあいだ、ヨーロッパの法律学は、簡潔で組織立ったローマ法のコードの構造に魅了され、学者たちは、長くて複雑な歴史を持つまとまりのない法律上の条文を現代的な形へと要約しようと試みた。ナポレオンによる

　＊1　codexは本来は「塊」の意味で、いくつかの板を編んでひと纏まりの文書にしたもの。

フランス法の改革は，こうした努力の偉大な成果であった。医学専門職においても，国民に対する自らの誠実と献身に関する信条を，整然とした宣言の形にまとめようとする同じような努力が現われ始めた。革命後のフランスでは，あらゆる種類のグループが名誉のための綱領(コード)を考案した。それは「世の名声を獲得し，お互いの争いを避け，平等主義的な騎士道の基準と一致しながら，お互いに繁栄するためには，どのように行動しなければならないかを教示する，専門職の態度に関する指針」である。フランス医学界は要請に従って，医療に携わる人間を，「同僚と患者に対する忠誠心と礼儀正しさによって動かされる，この上なく誠実な人間［un parfait honnête homme］」(40)として描写した。医学に関する最初の明瞭な倫理綱領が，それと同じ時代に出現した。すなわちトマス・パーシバル*1の，『医療倫理，内科医と外科医の専門職としての行動に対して採用されるべき原則と勧告の綱領［*Medical Ethics; or, a Code of Institutes and Precepts Adopted to the Professional Conduct of Physicians and Surgeons*]』（1803年）である。この本は，英語圏の世界に大きな影響を持つことになるのだが，次の章で十分に論じることにしよう。

　医学の義務と礼儀に関する高潔な文献が，実際に医師の生活と業務に対してどれほど影響を与えたかを確かめることは難しい。古典時代の一般の文献では，医師は貪欲で，無知なならず者として描かれている。学問的医学の時代の世俗の作家たちからも，彼らは決してよい扱いを受けたわけではない。チョーサー*2の言う，内科の「極めて申し分のない医師」は，「古きヒポクラテス，ハリー，そしてガレノス，ラゼス，およびアヴィケンナ」を知っている学識のある医師として賞賛されている。しかし「彼は流行病で手に入れた金貨を所持していた。なぜならば，内科医にとって金貨は元気の素だからである。それゆえに彼は金貨を何にもまして愛した」（皮肉なことに，この文章は，当時の医師が流行病の患者を治療していたことを教えてくれる）。フランスの3人の文豪，フランソワ・ラブレー*3，ミシェル・ド・モンテーニュ*4，

＊1　本書95頁を参照。
＊2　1340年？- 1400年。イギリスの詩人。英詩の父と呼ばれる。『カンタベリー物語』。
＊3　1494年？- 1553年。フランスの代表的作家。『パンタグリュエル』。
＊4　1533年- 1592年。フランスの随筆家，モラリスト。『随想録』。

第4章　ルネッサンスと啓蒙時代

モリエール[*1]は，医師の学術的な仰々しさをあざ笑った。ラブレーは，自分自身も医師なのだが，ロンディビリス医師という人物を，ヒポクラテスの本文を長々と朗詠し，「1800年も前に死んだ高名な著者によって」勧められた治療法を誇らしげに処方する，よくしゃべる衒学者として描いた。モンテーニュの随筆「子供の父親への類似性について」は，かつて書かれた文章の中で，医師に対するもっとも痛烈な攻撃かもしれない。彼は次のように書いた。「私の知るかぎり，医学の管理下にある人々ほど，病気になるのが早く，治るのが遅い人々の集団は他にない」。モンテーニュは主張する。これはそのとおりである。「なぜなら，われわれの保護と健康を預かる学問である……このもっとも重要な学問は，不幸にももっとも不確実で，もっとも混乱しており，もっとも大きな変化によって動揺するからである」。モリエールの『病は気から [Malade imaginaire]』では，アルガンという心気症の男が，もったいぶった医師たちが行なう滑稽な試験に合格することによって，その専門職の中に，つまり「われわれの学術的な組織の中に [in nostro docto corpore]」入る気になる。彼のあまり知られていない『恋は医者 [L'Amour medecin]』では，4人の医師が，患者に対する最善の治療法について議論するが，最後にはその患者が彼らの助けなしで回復し，そのことで彼らはたいへん怒ることになる。「その規則に従って死ぬ方がよいのだ，それに反して回復するよりも」とバイス医師は言う。モリエールは，めったに上演されない『プールソニャック氏 [Monsieur de Pourceaugnac]』で，望まない治療から逃げ出した患者を探す一人の医師を描いた。腹を立てたその医師は，「私が治すように頼まれた彼の病気は，私の所有物なのだ。……彼は私の治療の下に置かれたのであり，彼は私の患者である義務がある。……私によって治療されるように，私は法令によって彼を有罪宣告する」[41]と宣言した。脚本家であるモリエールは，主治医とうまくやるにはどうすればよいかと尋ねた国王ルイ14世にこう答えた。「陛下，ではお話しいたします。彼は治療法を処方します。私はそれを受け入れません。そして私は回復するのです」と。[42]この時代の医師に対する諷刺による攻撃は，医師の伝統的な強欲だけでなく，現われつつある医師専門職の名誉ある学問にも向けられた。

＊1　1622年-1673年。フランスの喜劇作家。

繰り返すが，われわれは諷刺家たちにあざ笑われた欠点が，どれほど医師たちのあいだに広まっていたのかを知ることはできない。1600年にイタリアを旅行した一人のイギリス人の医師が，大学で学んだこの国の医師たちについて，彼の母国，イギリスの医師とはっきりと対比しながら，好意的な論評をした。

　　今日のどれにも劣らず古い伝統のあるシエナとサレルノ大学，特にパドヴァ大学は，著名な内科医たちを輩出してきたが，これらの内科医はイタリアでは外科医でもあり，彼らの多くは，治療法が少なく病気になると彼らの助けを受けるすべての人々にとって，ありがたい存在となった。というのは，彼らは威張らず，どんな排泄物でも調べ，どんな患部も手で触れるからである。とりわけ彼らは患者たちを大切にし，患者たちをよく訪問し，財布を重くする料金はあまり受け取らないからである。彼らはもっとも貧しい患者でさえ毎日2度訪問する。(43)

　この章で概観された時代の終わりころ描かれた一枚の絵がある。一人の医師の顔が，少なくともその顔つきから明らかに医師としての徳性を示す肖像画の中から，じっとこちらを見つめている。ゴヤの激しく心に訴える絵の一つは，ひどく病んだ彼自身を描いたものであるが，その彼の姿は，明らかな心遣いを示して思いやりに富む「アリエタ医師，彼の主治医」によって優しく抱擁されている。一体どれくらい多くのアリエタ医師が，医学のもったいぶった偉い人たちの中にあって，人々の心を感動させたであろうか。

＊1　1746年－1828年。スペインの代表的画家。46歳で全聾になった。人間の隠された実相を描き出す作品を残した。

第5章
イギリスの医学
―― 18 世紀と19 世紀 ――

　18 世紀のイギリスでは，医学は学識豊かな紳士的な専門職だった。その専門職の倫理は，礼儀正しさ，つまり紳士にふさわしい振る舞い方によって構成されていたが，こうした倫理は，トマス・エリオット[*1]の『為政者の書［Book Named the Governor］』（1531 年）とともに始まる，社会的マナーに関する一般文献の奔流のような流れの中で教えられた。このエリオットの書物は，エチケットに関する助言を道徳的徳についての反省と結びつけている。つまり，そのいくつかの巻では，チェスターフィールド卿[*2]の『息子への手紙［Letters to His Son］』（1774 年）のような倫理的誠実さや，深い意味を持った皮肉家の態度について反省が巡らされている。誠実であるにせよ，あるいは皮肉であるにせよ，この書物は，紳士を道徳の模範として，紳士らしさを第一等の徳として描いている。エリオットのこの書物が，17 - 18 世紀のイギリスにおける医療倫理にモデルを与えることになった[(1)]。貴族的な振る舞い方の基準が，地位に対する尊敬のゆえに幅広い関心を得たが，これが医師や，社会的

　＊1　1490 年 - 1546 年。イギリスの外交官，著述家，議会議員。最初の「ラテン語 - 英語辞書」を編集したことでも知られる。
　＊2　1694 年 - 1773 年。イギリス人の政治家。機知に富む弁論家。非嫡出子の息子に助言や教育のための手紙を書いた。

に医師に匹敵するすべての人々を支配することになった。しかし，紳士らしさは，名声と患者を求める開業医たちのあいだの激しい競争を一掃することはなかった。イギリスの医師たちは，有利な業務を行なうのが困難だと分かると，しばしばライバルの能力や性格を中傷した。イギリス王立内科医協会は，免許を持たない開業医との絶え間ない論争や，協会内のメンバー同士の度重なる口論の対応に追われていた。初期ハノーバー王朝の政治的，階級的，宗教的な違いは，医学上の論争をいっそう悪化させた。(2)

時を同じくして，人々に対するより寛容な精神から，イギリスの多くの都市で，病院や診療所の自発的な創設を進める動きがあった。しばしば名高い医師も含まれる傑出した人々の集団が，「貧困に陥った病人に対して苛酷な」救貧法*1の実施に，「キリスト教的な愛に富む精神を浸透させ」ようとした。(3) 診療所の裕福な創設者たちは，治療，看護，管理に従事する人を採用する権利を持っていた。こうした診療所の17施設が，1718年と1750年の間にイギリスに現われた。設立者と理事が内科医と外科医を雇う際に，内科，外科スタッフとして働く上で，職業的，宗教的，政治的に適した人間をどのように選択するかについて論争せざるを得なかった。ジョージ・エリオット*2の1871年の小説『ミドルマーチ [*Middlemarch*]』(4)は，19世紀初頭のイギリスの地方都市に舞台設定されているが，小説の上とはいえ，この種の論争をいきいきと描写している。

一つの現実の論争が，18世紀の終わりにマンチェスター診療所のスタッフと理事たちを分裂させることになった。病院のポストはトーリー党の外科医，非国教派，そしてホイッグ党の内科医に分かれていて，その事態に満足している人は誰もいなかった。(5) 1791年，マンチェスター診療所の理事たちが，「病院と他の医療的な慈善行為に関係する専門職の管理の枠組み」を準備するために，その都市の指導的な医師であったトマス・パーシバル医師*3を招いた。パーシバル医師は，最初エジンバラ大学で医学を学び，ライデン大学を

---

*1 Poor Law ヘンリー8世が1538年に作った制度。貧者の保護と，乞食や浮浪の禁止という取り締まりの両方の側面があった。1601年などに改訂が行なわれた。
*2 1819年–1880年。イギリスの女流作家。『ミドルマーチ』は，地方都市ミドルマーチの錯綜した人間関係を四つの物語によってたどる作品。医師リドゲイトの物語は後出する。
*3 1740年–1804年。イギリス人の医師。『医療倫理』で知られる。

卒業したが，公衆衛生と病院管理の指導者であるばかりでなく，高い教養と哲学的な関心を備えた人物だった。彼の論文は1年後にできあがり，論評を得るために私的に彼の多くの友人の間を回覧され，ついに1803年，『医療倫理，内科医と外科医の専門職としての行動に対して採用されるべき原則と勧告の綱領』として出版された。医学道徳の文献において「医療倫理[medical ethics]」という用語がデビューしたのはこの表題においてであった。パーシバルは，何人かの論評者が「医療法律学[Medical Jurisprudence]」という仮の題名に異議を唱えた後に，この表題を選んだ。彼は，「法律の規則とは，倫理的に生き，誰も傷つけず，各人にふさわしいものを与えることである(juris praecepta sunt haec：honeste vivere, alterum non laedere, suum cuique tribuere)」というユスティニアヌス法典における法律学の定義を引用しながら，自分は法律学と倫理学を同類のものと見なしたと説明している(7)。またパーシバルが自分の仕事を綱領と称するとき，ユスティニアヌス法典のことを考えていたのかもしれない。なぜなら，この皇帝の法律は，各々の法律が短い節で述べられたコーデックスの形で編纂されたからである。パーシバルは，自分は「格言的な形式で書いた，……それはすべての余分なものを禁じる形式である(8)」と述べた。この綱領[code]のスタイルと名前そのものが，将来の専門職の倫理の言明のためのモデルとなった。

　パーシバルは，「職務上の行為と医師同士の相互の交渉が，丁重さと公正さに関する正確で一般に承認されている諸原則によって規制されるように，医療倫理の一般的な体系を形作る(9)」ことを始めた。『医療倫理』は四つの章に分かれている。すなわち，(1)病院に関連した義務，(2)個人開業医における専門職の行為，(3)薬剤師に関連する事項，(4)法律に関連する義務，である。すべての義務の基礎をなすのは，医師は患者や同僚と接する上で常に「紳士」であるべきだという道徳観念である。医学生であった自分の息子に向けて書かれた献辞の中で，パーシバルは，「専門職倫理の研究は，……君の物腰をやわらげ，君の愛情を広げ，そして君を，紳士の人格に不可欠な，

＊1　東ローマ帝国皇帝ユスティニアヌス1世（483年‐565年）が編纂を命じた法典。この中には整備された法律集以外にも，『学説集』や法律学の教科書である『法学提要』が含まれていた。
＊2　本書90頁を参照。

職務上の礼儀や威厳のある者にしてくれるだろう」(10)と述べている。ジェントルマンという言葉は，当時の道徳用語では，礼儀正しく愛想のよい諸々の振る舞い方を意味するだけでなく，いくつかの一定の基本的な徳をも意味していた。紳士の医師は，「やさしさと堅実さ，謙遜と権威を兼ね備えていなければならない。それは自分の患者の心に感謝と敬意と信頼を注ぎ込むためである」(11)。患者の治療に絶えず注意を払うことが，パーシバルの勧告の特徴であり，いつも超満員になるよう安い薬を使おうとする理事の倹約主義に反して，患者の福祉を擁護するように治療する医師たちに促した。病院に来る患者は貧しい病人であるが，彼らは個人負担の患者*1と同じ治療を与えられるべきである。パーシバルは，医師の有能さや，患者の治療に関する論争は，専門職スタッフによる集団的な判断によって決定されるべきだと主張している。このような仕方でパーシバルは，通常は貧しい患者たち，すなわち医師たちや彼らの支援者より明らかに低い階級の患者たちの治療を多くの医師たちが分担する，18 世紀の病院という新しい医療環境のための倫理を作り上げたのである。彼が勧めた「謙遜」の美徳とは，人を見下す恩着せがましさを意味するのではなく，自分より社会的に下級の人々を対等の者として受け容れることを意味した。

　パーシバルの格調高い散文は，最初の三つの章で 72 もの勧告に及んでおり，患者に対する共感と忍耐，コミュニケーションと秘密保持における敏感さ，礼儀正しさ，堅実な思慮分別，そして同僚や専門家とつき合う際の序列の尊重などが勧告されている。第 4 章は，法律に関係する諸義務を扱うが，これは法医学に関する論文で，医師たちに，刑事事件の目撃者としての，また公衆衛生の保護者としての彼らの役割について告げている。パーシバルの『医療倫理』*2は，ジョージ王朝時代のイギリス紳士の言葉で表現しながら，多くの古典的な礼儀を繰り返しているが，しかしそれはまたこうした礼儀を，都会の産業社会の中にある施設で一緒に働く，異なった能力を持つ専門家たちの間の複雑な社会関係という新たな世界に移植することになる。パーシバルの見解では，医師は，社会が彼らに対して容認した「任務［office］」

＊1　private patient　イギリスで国民健康保険の適用を受けない患者のこと。
＊2　ジョージ 1 世 - 4 世が統治した，1714 年 - 1830 年の期間。

の義務を引き受けたとしている。「内科医と外科医に対して，彼らの職業が公的に信託されたものであることを決して忘れさせてはならない……(12)」。パーシバルは明らかに，この概念をモラリストの友人トマス・ギズボーン*1から借りている。ギズボーン師は，広く賞賛を受けている『人間の義務に関する研究［Enquiry into the Duties of Men］』の著者であるが，パーシバルはそれを「実践的倫理学の現存のもっとも完全な体系(13)」と呼んだ。ギズボーンとパーシバルはどちらも，社会に対する個人の義務という，より大きな枠組みの中で諸々の付随する義務を伴う医師の任務を見たのである。パーシバルの『医療倫理』は，古典的な礼儀とともに広く浸透したが，同時にそれは医学の政治倫理(ポリティック・エシックス)の表現でもあった。

　ギズボーンの『人間の義務に関する研究』には，パーシバルが高く評価した医師の道徳的義務に関する項目が含まれていた。パーシバルは，一つの点で彼のモラリストの友人に同意していない。パーシバルは，『医療倫理』の本文に付録としてつけられた「注と例解」の中で，患者に真実を告げるというデリケートな問題について論じている。パーシバルは，サミュエル・ジョンソン*2が，「動揺させるのを恐れて病人に嘘をつく」医師に不平を述べ，「君は結果とは関わりがない。君は真実を語るべきだ。……すべての嘘の中で，私はこのような嘘をもっとも憎悪する。なぜならそのような嘘がこれまで私自身にもしばしば行なわれてきたと信じるからである」と述べていると注解している(14)。その名声ある患者の不平は，パーシバルに感銘を与えてはいない。ギズボーン師が真実を告げることを擁護したことは，ジョンソンを喜ばせたかもしれないが，これは礼儀正しい批判精神に従ったものである。この牧師のモラリストは次のように主張している。医師には「常に，不確かなことや，自分が実際に信じているよりも危険が小さいと決して述べてはならない義務がある。それは，医師がいつ伝えるのであれ，直接的にであれ，間接的にであれ，患者にであれ，家族にであれ，その結果に対してどんな印象を抱くのであれ，同じである。医師は誤った優しさによって誤導される可能性がある

＊1　1758年-1846年。イギリス国教会派の有力な牧師，宗教的な著作家。
＊2　1709年-1784年。イギリスの著名な随筆家，詩人。個性的な定義を付した「英語辞典」の編纂で知られる。

が，彼は否定しがたい虚偽の罪を犯すことになるのである」と。経験をつんだ医師であるパーシバルは，そのモラリストとは意見を異にしたいと願った。パーシバルは，道徳哲学者のフランシス・ハチソン[*1]の議論を引用しながら，もし「人が欺かれることを害であると見なさないならば，このような事柄についての虚偽の発言のうちに罪はない」と主張している。彼は，病人の「うなだれた精神を引き上げることのできる」情け深い欺きは倫理的である，という自分の意見を支持する簡潔な随筆を書いている。特別な状況で，真実の答えが尋ねる人にとって致命的になるかもしれないとき，「真実を明らかにすることは，野蛮で冷酷な誤り」になるだろう。「真実を知る患者の権利は中断され，無効にさえなる。なぜならば，それは本来は利益をもたらすはずなのに，逆に患者本人や家族や民衆に深い害を加えるかも知れないからである」。医師が常に尊重しなければならない「正直さの繊細な感覚」を汚さずに，患者を欺くことは可能である。なぜならば，医師の動機は利益を与えることであり，害を加えることではないからである。真実告知に関するパーシバルの随筆は，医療の倫理問題に関して哲学的な議論が継続されているめずらしい例である。彼は，フーゴー・グロティウス，サミュエル・プーフェンドルフ，ジョセフ・バトラー，フランシス・ハチソン，そしてウィリアム・ペイリーの著作を調べて，「この興味深い重要な決疑論の主題について研究したいと願う医学の指導者たち」を招待した。彼の議論は多くの医師を納得させ，次章で述べるように，アメリカ人の医師ワージントン・フッカーとリチャード・カボットがこの主題に挑戦するまでほとんど揺るぎのない状態が続いた。[(15)]

パーシバルはまた「グレゴリー医師の優れた講義集」を高く評価した。エジンバラ大学の内科学教授ジョン・グレゴリー[*2]によって，1772年に『医師の義務と資格に関する講義録 [Lectures Upon the Duties and Qualifications of a Physician]』が出版された。グレゴリーが医学の仕事をしていたのは，その当時道徳哲学に多大な貢献をしていた，フランシス・ハチソン，デイビッド・ヒューム，アダム・スミス，トマス・リードなどのいた，スコットラ

---

* 1 　1694年‐1746年。スコットランドの道徳哲学者。「道徳感覚」説に基づく倫理学を展開した。
* 2 　1724年‐1773年。スコットランドの著名な内科医。医療倫理についての哲学的著作を英語で書いた最初の人物。

ンドの繁栄する哲学世界の中だったのである。彼の講義録は，一人の人間が医師としてふさわしい者となるための「才能，理解力，気質」，そしてまた人間愛，自尊心，忍耐，奉仕，思慮深さなどの医師の道徳的性質，さらに「礼儀……すなわち，患者，同僚の医師，外科医，および薬剤師に対する作法と振る舞い方についての一般的な礼節」を取り扱った。これらすべての論題において，グレゴリーは古典的な礼儀の文献の主題を繰り返した（彼は「礼儀」という言葉の多義性を認識し，自然本性や良識(コモン・センス)に基づく作法を，気まぐれや流行に基づく作法から区別した）。(16)

グレゴリーは，医師にふさわしい道徳的特質に関する自らの見解を，健全な哲学的土台の上に基礎づけようとした。彼は，自分が活動していた哲学仲間のあいだで一般的になっていた概念をごく自然に取り入れている。特に彼の友人でエジンバラの同志であるデイビッド・ヒューム[*1]の基本的な考えを採用している。その考えとは，完全な道徳的生活は，他人の道徳感情との自然的で，直覚的な共感(シンパシー)に基礎があるということである。この共感から生じる医師の中心的な義務は，苦しみを和らげ，病気を治すことである。この義務から，守秘義務のような，その他すべての義務が生じる。グレゴリーは，「これら〔医師に要求される道徳的特質〕の筆頭のものは人間愛である。すなわち，われわれの同胞である人間の苦悩に共感し，その結果，もっとも力強い仕方で，彼らを救うことへとわれわれを駆り立てる感受性である。共感は，患者を和らげてくれるさまざまな小さな状況に配慮する心づかいを生み出す。この心づかいはお金では決して買えず，したがって医師を友人に持つことは口では言い表わせない慰めである」と述べている。(17)医業に身を捧げている医師と，医業を生計を立てるための単なる職業的手段とする医師を区別することが，道徳の基本である。グレゴリーは，共感に導かれた徳のある医師だけが患者を益することができると主張する。なぜならば，医師が患者への愛情に引きつけられるのは共感によるのであり，それが効果的な治療の可能性を高めるからである。そうでない他の開業医たちは，利益を動機として，グレゴリーらが軽蔑して「病人商売」と呼ぶものを実行しているにすぎない。

---

*1　1711年-1776年。スコットランドの哲学者。経験論を基礎にして，因果律，道徳の基礎などについて議論した。『人間本性論』，『道徳原理研究』。

グレゴリーは『講義録』の中で，医師は守秘義務を銘記し，自分の治療に関する患者の希望に耳を傾け（これは医療倫理の文献ではめったに表現されない考えである），状況が危険なときは患者に真実を話し，死に面したときや回復の見込のない病気にも立ち会い，上品で紳士的な服装と振る舞いをしなければならないと説いている。歴史学者は，ある特定の道徳の理論を医療に対して適用するグレゴリーの試みを，「医師道徳の根本的な再概念化」であるとみなし始めている。グレゴリーはパーシバルと同等の立場に立つか，現代の医療倫理の「創案者」として，いくつかの点ではパーシバル以上に優れているとこれらの歴史学者たちは信じている。[18]

　専門職のマナーや道徳を向上させようとするグレゴリーとパーシバルのような医師の真剣な努力は，その時代の医師たちの残念な状態を立証していることになる。ホガース[*1]の戯画は，尊大で，横柄で，けんかっ早い医師たちの群れを描写した（それらの医師の様子は，『ジョージ王の狂気[*The madness of King George*]』という映画で，スクリーン上で描写された）。しかし異なる種類の医師を，その時代の文献の中に垣間見ることができる。サミュエル・ジョンソンは決して医師たちの偉大な友人ではなかったが，ロバート・レヴィットという名のあまり教育のない一風変わった「開業医」に深い愛情を懐いた。ジョンソンのレヴィットへの挽歌は以下のように叙述されている。

　　その友人は他に類を見ない名前の持ち主……
　　義務に身を捧げ，無垢で，誠実
　　不明瞭ながら賢明で，粗野ながら親切……
　　力を失いつつある生命力が助けを求めたとき
　　さまよう死がひと吹きの風を用意したとき
　　彼の強力な治療薬が取り出されたが
　　術の威力を誇示することはなかった……

＊1　ウィリアム・ホガース，1697年-1764年。イギリスの画家，版画家。社会を題材に取る諷刺画で知られる。本文で言及されているのは，『解剖学の授業（残忍さの報酬）[The Anatomy Lesson (The Reward of Cruelty)]』（1751年）などであろうと思われる。

第5章　イギリスの医学

いつ呼ばれようとも，冷ややかな遅れによって台無しにしなかった
どんなささいな収入も，自負心によって軽蔑することはなかった
毎日の控えめな欲求
毎日の骨折りがそれを満たした。⁽¹⁹⁾

　1世代の後，『ミドルマーチ』に出てくる，リドゲイト医師は，志が高く，高い教育を受けており（ロンドン大学，パリ大学，エジンバラ大学），彼の同僚たちの無知，横柄，狭量さにもかかわらず，「専門職としての医師は，その在り方において世界でもっとも優れたものである。すなわち，医師という専門職は，科学と医術（アート）の双方のもっとも完全な相互交流を実現し，知性の獲得と社会的善との間のもっとも直接的な連携を提供する。……こうした医師は「症例」を治療するだけではなく，ジョンとエリザベスという人間を治療するのだ」⁽²⁰⁾と確信していた。このように，グレゴリーやパーシバルたちの言葉を非難としてではなく，寛大な奉仕への招きとしてとらえて歓迎したレヴィットやリドゲイトのような医師たちは数多くいたことだろう。

　18世紀の終わりと19世紀の始めのこれらの重要な著作の後，イギリスは1世紀以上もの間，医学倫理におけるオリジナルな著作を生み出さなかった。19世紀のアメリカの医学倫理を刺激した，社会における医学のあるべき位置を巡る議論は，イギリスでは起こらなかった。イギリスでは医師の職業が規制され，アメリカよりいち早く，またより効果的に組織されていたからである。職業上の倫理に反する行為の罪に問われる医師たちを報告し，彼らを懲戒するための法律制度は，19世紀の半ばに設立された。医師は自分たちに対する民衆の尊敬の念に敏感なので，スキャンダルがないように努力した。倫理的な論争，特に産婦人科の外科手術と，精神病や感染症で人々を監禁すること（両者は度を過ぎており，しばしば不必要と思われていた）に関する論争が起きたが，これらの論争は一般に専門職自身の内部で取り扱われていた。それはイギリスの医学史家ロイ・ポーターが次のように書いている通りである。「いかにもイギリス人のやり方らしく，医師団体は，決定は医師の良心のとがめに委ねられなければならないと判断した。イギリスの自

由主義政治に特有の個人主義の深く染み込んだ慣習，ならびに男性エリートたちの暗黙の倫理綱領を作り上げる紳士たちの集団が何を意味するかと言えば，それは……専門家の目で見て，そして大部分は大衆の精神においても同じなのだが，医学のゆえに起こった倫理的ジレンマは，裁判所，法律家，大学の哲学者，あるいは議会によってではなく，臨床的判断と自分自身の良心に従う個々の医師の誠実さによって取り扱われるのが最善であるということであった」[(22)]。パーシバルの著作は，彼の故郷では，アメリカにおけるほど決して有名にはならなかった。倫理綱領は，アメリカで普及したようには，イギリスの開業医のあいだでそれほど多く広がらなかった。そこでわれわれは，医学倫理の長い伝統がアメリカ化していくことを見るために，「大西洋を渡る」ことにしよう。

第6章
アメリカの医学における倫理

　イギリスの医学は，初期の入植者に伴って北アメリカに入ってきた。彼らは薬局方を持ってきたが，その知識はほとんど持ち合わせていなかった。18世紀のアメリカの医師はほとんどが独学であったか，または徒弟として訓練を受けてきたかのどちらかであった。どんな医師も徒弟を雇い入れることができたが，規則も教育も系統立ってはおらず，一定の様式も課せられていなかった。医師の書架には少しばかりの本があったが，そのほとんどは古くさい年代物で，理論や実践について少し言及するだけだった。初期の植民地の医学界は大雑把ででたらめであったため，イギリス医学のもっと洗練され，学識豊かな世界に親しんでいたアメリカ人たちを悩ませた。少数のアメリカ人は，エジンバラ，ロンドン，パリ，その他のヨーロッパの中心都市で学ぶために渡航し，植民地に学術的な医学をもたらすという大望を持って帰ってきた。アメリカ独立戦争前夜，約3500人いた植民地の開業医のうちのたった350人しかヨーロッパの大学医学部の学位を持っていなかった。医師という専門職を高め，教育するという努力は，フィラデルフィア（1765年）に医科大学を設立することから始まったが，ニューヨークのキングス・カレッジ（1768年），ハーバード・カレッジ（1783年），ダートマス・カレッジ（1798

年）が続いた。1800年までに、アメリカには10校の医科大学が創設された。ヨーロッパ各地から移民の医師もやってきたが、そのうちにはハレ大学を出た何人かのよく教育された敬虔主義の信者もいた。彼らはペンシルバニアとサウスカロライナのドイツ人たちに奉仕するためにやって来たのだった。⁽¹⁾

　倫理的な議論が、アメリカで学術的な医学が始まった当初に起きた。その議論はイギリスで始まったものだった。1714年、王立内科医協会の情報提供担当者が、天然痘の患者から採取した乾燥した膿を非感染者にうつすという中東での慣行を報告した。この「接種」を受けた人は短期間の症状の発現をみたが、その後天然痘に全面的に罹患することなく守られた。王立内科医協会は、イギリスの駐トルコ大使の妻、メアリー・モンタギュー夫人に促され、その方法を進めていくことを決めた。多くの開業医らは、人に病気をうつすのは非倫理的だと抗議して激しく抵抗した。1720年代の一連の人体実験は、予防接種は一方で病気を引き起こすが、より重篤な病気や死を防ぐことができるということを示し、医学の専門家たちの考えも次第に変わっていった。イギリス政府はその実験に協力し、医学は初めての効果的な予防医学の方法の一つを発見したのである。[2]

　アメリカに予防接種を導入する戦いに、一風変わった人物が参入した。天然痘は植民地にとっての悩みの種だった。ボストンの指導的な聖職者、コットン・マザー[*1]は、医学に深い関心を持っていた。彼は宗教的訓戒と医学的情報を巧妙な仕方で混ぜ合わせた『ベテスダの天使』[*2]という本を著わした。[3] 1715年、マザーの黒人の使用人は、アフリカでは健康な人に感染患者の膿をうつすことによって天然痘を予防している、とマザーに語った。そのすぐ後に、マザーは『王立協会紀要』に掲載されたトルコでの予防接種の記事を読んだ。次に天然痘がボストンを襲ったとき、マザーは町の医師たちに対して、市民に予防接種を行なうように勧めた。ザブディエル・ボイルストン医師1人を除いて、すべての医師はこれを拒否した。このとき町の医師たちは声高に抗議し、それ以上の予防接種をさせないために市当局に圧力を加えよ

＊1　1663年-1728年。アメリカの清教徒の牧師、医師、著述家。
＊2　ベテスダとは、病気を癒すとされた、エルサレムにある池のこと（ヨハネ福音書、5章：2-4節）。

うとした。ジェイムズとベンジャミン・フランクリンの『ニューイングランド新聞』はその抗議を煽り，市民は医師と新聞社の側についた。

　ボストンの聖職者たちは，自分たちの同僚とボイルストン医師を支持した。その中にはハーバード大学学長を辞任したマザーの父，インクリース・マザーも含まれていた。気の進まない医師たちは，予防接種は危険なだけではなく，病気を授ける神の摂理を否定することになって不敬であるとして，軽率にも神学的論拠にまで踏み出した。牧師たちは，すべての医学にも同じ非難が当てはまりうると述べて，その神学的主張に対する説得力のある反駁を出した。結局，ボイルストン医師から予防接種をうけた患者の感染率は，一般民衆における15パーセントと比較して，2パーセントと極端に低かった。マザー師は王立内科医協会にこの成功を報告した。彼は微生物による病気の伝染理論を用いて予防接種の有用性を説明したが，この理論は後に細菌の感染理論の先駆けとなるものだった。次の何十年もの間，医学界では予防接種が好んで実施されるようになった。1798年にエドワード・ジェンナー医師がより安全性の高いワクチン治療を始めるまで，この初期形態の免疫学的予防法がほとんど世界的な支持を得ていたのである。医療倫理をめぐるこのようなアメリカの最初期の議論を知るのは大変興味をそそられる。すなわち，神学者たちは，自分たちの保守的な態度を守ろうとして神学的議論を流用する医師たちに対抗し，医学の革新を支持するために科学的主張を推進したのである。

　植民地で学問的な医学が根を下ろすにつれて，学識のある開業医の中核となる少数の人々は，医学研究を推し進め，医師の倫理を向上させるために，医師会を作り始めた。ニュージャージー州の医師たちは1766年に医師会を組織し，ただちに開業医たちに対して，学識を高めることと，学識のある同僚だけに意見を求めることを促す倫理綱領を公布した。1769年，キングス・カレッジの最初の卒業生たちは，サミュエル・バード教授による「医師の義務について」という講演を聞いた。バード医師は，「われわれの間でこれまで（少なくとも正規の仕方で）耕されていない職業」に加わろうとしている

---

*1　1742年-1821年。アメリカ人の医師。医科大学キングス・カレッジの創設に尽力し，医学教育を推進した。多くの分野に関する著作がある。

若者たちを祝福し,「この職業を業とする場合,高潔さと能力は,諸君を社会のもっとも有用な人物たちの中に置いてくれるだろうが,無知と不正直はもっとも悪質な人物たちの中に置くだろう」と述べて,話を始めた。バードは古典的な礼儀を多く繰り返したが,ジョン・グレゴリーが数年後に行なったように,それをスコットランドの道徳哲学の上に基礎づけた。医師の倫理は,スコットランドの哲学者フランシス・ハチソンが教えたごとく,「道徳性の泉」である義務と慈悲心から出てきたものである。徳のある医師は,たとえ他の誰かが医師の奉仕に対して償うことができなくても,その人たちに必要なことを奉仕する責務がある。無知による過誤に対する言い訳は存在しない。最後に,バード医師は,卒業生に対して「私はモーセの十戒の第6の命令,「汝は決して殺人をしてはならない [Thou Shalt Do No Murder]」を熟考するように真剣に薦める」と訓戒した。[(4)]

フィラデルフィアのベンジャミン・ラッシュ医師[*1]は,独立戦争当時のきわめて優秀なアメリカ人内科医であった。[(5)] 独立宣言の署名者であった彼は,医学の面から溢れんばかりの愛国心を示した。すなわち,アメリカは,身体的な環境だけでなく,共和制による自由の精神が身体的健康を育むがゆえに,もっとも健康的な環境を有しているとした(特に「啓蒙されて幸福に満ちたコネティカット州」)。アメリカ(特にペンシルバニア州)は,「自由や産業との交流を常に好む科学が,自らの帝国の中心地として選んだ場所」だった。アメリカの「人跡未踏の平原と森林」は,医薬用材料 [materia medica] を豊かに備え,「治療不能と見なされている病気に対して解毒剤」を供給していた。[(6)] ラッシュ医師は道徳の諸問題に広く関心を示した。彼の『文学,道徳,哲学に関する随筆集 [Essays Literary, Moral, and Philosophical]』には,自由教育,女性教育(彼は両方を支持した),死刑,黒人奴隷,タバコの使用(彼はこの三つすべてに反対した)についての章が含まれていた。

ラッシュ医師がペンシルバニア大学の医学生に対して行なった「医学の原則と実践」の講義には,常に医学における道徳の取り扱いが豊富に含まれていた。一つの講義「医師の美徳と悪徳について」は,礼儀の伝統を要約する

＊1　1745年–1813年。アメリカ人の医師,熱心なキリスト教徒,教育者,著述家。アメリカの独立に寄与した。ディキンソン・カレッジの創設にも貢献した。

ものだった。すなわち，良い医師は敬虔と人間愛の美徳を持つ，ということである。人間愛には，自己犠牲，共感，貧しい人々への奉仕と貢献，公正無私，寛容，そしてラッシュ医師の国家への愛を反映した愛国心，平和と自由への献身が含まれる。医師は，不敬，治療する人間の力に対する過信，酒浸り，偽りや欺瞞，貪欲，頑固という悪徳を避けねばならない。彼の講義録「医師の職業において仕事を得る手段について」でさえ，道徳主義的な論文であり，以下のことが述べられている。若い医師は，事ごとに研究に結びつけ，病人を訪ねる際に約束の時間を守り，貧しい人を根気強く治療し，病める人に共感を持つことによって成功し，収益の多い職業として仕事を発展させることができるだろう。そして，ご機嫌を取り，裕福な人々と親しくなろうとし，気まぐれな治療法を用い，不快な作法の医師は，決して成功しないだろう。(8)

　学生たちは，教育課程の最後に「医師の義務と医学を進歩させる方法」という講義を受けた。ラッシュは，田舎の開業医にとっての農場生活のすばらしい点を賞賛した後に（田園での生活はより健康的で，たくさんの薬草園を栽培でき，しばしば医師の報酬になる家禽や穀物が蓄えられている），学生たちに医師としての通常の礼儀を力説した。医師たちは，偏屈で無節操な作法を避け，絶えず神聖な奉仕を行ない，落ち着いていて，約束時間を守り，分別があることを示さなければならない。「あまり重要でない事に関しては〔患者に〕譲りなさい，しかし生命にかかわるような事柄については患者に対して確固たる権威を保ちなさい」と彼は忠告した。医師は強い酒の対処法，特に患者の家族がもてなしに「患者の家を訪問するたびに一杯の強い酒」を提供する場合，節度を保たなくてはならない。医師は「真実と一致した仕方で，可能なかぎり回復への希望を鼓舞する」べきである。医師は，患者の状態が絶望的であるように思えても，患者を見限ったりするべきではない。なぜならば，「このような場合，いつ命がついえて，死がやってくるかを言い当てることは不可能である」からである。奉仕に対する代金を請求する際の忠告が，次のような特別な訓戒つきで与えられた。「貧しい人は諸君の特別な医学的配慮の対象であるべきである。ブールハーフェ医師*1〔18世

　＊1　1668年－1738年。オランダ人の医師。近代臨床医学教授法の創始者。徴候（症状）と障害の関係を証明した。『医学指針 [*Institutiones Medicae*]』。

紀前半のオランダの医師〕は，「貧しい人は，神が支払責任者であるから最良の患者である」と言うのが常だった。……貧しい患者を訪ねるときはいつも，耳元で良きサマリア人が，「彼の面倒をみなさい，そうすれば私があなたに返済しましょう」とささやく声が聞こえてくると想像しなさい」。この講義は主に礼儀の伝統のうちに留まっていたが，ラッシュ医師はこの礼儀を義務論的な命令の言葉で表現した。すなわち，「貧しい人を訪問するときは，急いでいる風な態度を取ってはならない」。「どんな場合でも軽視するのは避けなさい」。「患者自身による単純な処方箋を不必要にとがめたり，反対してはならない」。「常に心が落ち着いていて，機嫌がいい表情を保ちなさい」。「病人が諸君に対して言うこと，行なうことに決して怒ってはならない」。「急性疾患の患者を安易に他の医師に引き渡すのを避けなさい」。これらの短い命令は，各々モーセの十戒のようにローマ数字で印を付けられることによって，これらの勧告に倫理綱領の外観を与えている(9)。

「医師に対する患者の義務について」という一つの講義は，医学生に提供されるには奇妙なものであるように思われる。ラッシュは，若い開業医たちが自分の患者に対して患者の義務について教育するやり方を知るように，その講義をしたのだと説明している。これらの義務のうちの第1は，適切な医学教育を受け，良い人格的，道徳的習慣を持つ医師を選ぶ義務である。医師は患者に対して，医療上の問題について話す場合は率直に，医師の処方に従う場合は「敏速，厳格，そして普遍的」に，医師の多忙なスケジュールに理解を示し，可能な場合に医師にサービスの代金を支払うようにと指導しなければならない。この最後の義務は，患者に対する医師の献身的態度，彼らの受けた厳格な教育，患者の治療の際にすすんで危険に身をさらす彼らの行動を根拠にして，公正な報酬であるとの認識が長い時間をかけ正当化されることによって達成される。ラッシュは学生たちに，「患者がこれらの義務を果たすことは，われわれの権利や利害のみならず，治療の成功や科学の進歩にも不可分に結びついている」と助言した。道徳哲学の見地からすると，この講義は礼儀というよりはむしろ義務論である。一般的な哲学理論である権利と義務の相互性の考え方は，短く言及されるだけで展開されてはいない。医学倫理に関するベンジャミン・ラッシュのすべての言葉の中でも，今述べた

まさにこの講義は，この章でまもなく述べるように生き残る運命にある。[10]

ペンシルバニア，コロンビア，ハーバード，エール，ダートマスの各大学の医学部は，アメリカにエジンバラ，ロンドン，パリの各大学の学術的な医学を持ち込むことを熱望した。教育を受けた医師たちは，社会における医師集団の地位が学識だけではなく，倫理的態度に関する彼らの評判にも左右されると感じていた。1809年，ボストン医師会は，グレゴリー，パーシバル，ラッシュの著作を基礎にして，『ボストン医学規程 [*Boston Medical Police*]』（ポリスは，ヨハン・フランクの論文においてそうであるように，通常は政策とか法規の意味で用いられていた）を発表した。その短い文書は，開業医間の協議と，料金（貧しい人を無償で治療するという古来の義務を，ラッシュ医師が，貧しい人の支払責任者は神であるというブールハーフェ医師の見解を引用することによって強化したもの）に関する原則を述べている。[11] 1819年，ケンタッキー州，レキシントンにあるトランシルバニア大学医学部のサミュエル・ブラウン医師[*1]は，パーシバルの倫理綱領を守ることを誓った構成員で作られる秘密団体「アスクレピオスのカッパ・ラムダ協会 [Kappa Lambda Society of Aesculapius]」を設立した。カッパ・ラムダ協会は，医学改革のための強い力になることを約束したが，皮肉なことに，構成員個々人の自己利益を追求する動きの中心となり，その名声は「悪名高さ」に変わり，数年で崩壊してしまった。[12] 他の医師会も倫理綱領を考案したが，それらはしばしばパーシバルの言葉を組み入れ，医師間の協議の礼儀作法の極めて細かい点を強調するものだった。これらの中には，ニュー・ハンプシャー（1819年），コロンビア地区（1820年），ニューヨーク（1823年），メリーランド（1832年）の各医師会が含まれていた。

倫理綱領は，アメリカ国民が医師集団に対して感じる軽蔑感に対する救済策だったが，さほど効果はなかった。多くの開業医は教育を受けたとは言いがたく，ほとんど教養もなく，下品で，危険な人間だった。より高い教育を受けた有能な開業医たちは，しばしば仲間内で喧嘩や議論をするのを好んだ。医学生は気ままで，無礼であるという評判だった。ある主要な新聞は，医師

＊1　1769年-1830年。アメリカ人の医師。トランシルバニア大学で，化学，解剖学，外科学を教えた。

集団のことを「途方もない山師」として言及し，医学界新聞は，「医師の職業のことを，お互いをいら立たせ，あざけり合うことを主な楽しみとする，嫉妬の塊，議論好きの男たちとして語ることがはやっている」と述べた。1838年，ニューオーリンズの内科医師会は，ルーゼンバーグという医師を，「話し方はぶっきらぼう，マナーは不作法，気性はいらつき，怒りっぽい，態度は高慢で，横柄である」と公に非難して追放した。これらの礼儀に違反したことに加えて，ルーゼンバーグ医師は，自分が治療して亡くなった患者の遺体を，なんと射撃練習のために使っていたのだ。ルーゼンバーグ医師は特にひどかったのかもしれないが，19世紀前半には，医師集団全体の評判を汚す悪い医師が相当いたのである。[13]

　しかし悪漢や無知な人間の中にも良い医師は存在した。1840年代にニューヨーク州北部で開業していた尊敬すべきチャールズ・デヴォル医師の書いた事例集は，その時代の良い医師の所感を明らかにしている。デヴォルは，何ページにもわたって，自分の患者の診断と治療（たとえば，「便秘，虚弱，食欲の欠如には，3ドラムの硫酸マグネシウムを1クォートのジンに混ぜ[*1]，1日にスプーン2, 3杯，または，必要に応じて飲む」）について報告した後に，おそらく自分が見るためだけに「医師の心得[The Relations of the Physician]」という随筆を書いている。「医療が自らの理想に応え，患者と医師の両方にとって祝福となるためには，〔苦しむ人を助けようとする〕純粋で高貴な心が常に勝っていなければならない。自分のためでなく他人のために生きることは医師の使命であり，……自らの仲間の生命と健康を守る目的のために，常に自分の休息，有利な立場，安らぎを，さらには大きな報酬までも犠牲にする用意がなければならない」。病気の人に対して注意深く配慮し，貧しい人を無料で治療する義務が激賞され，また「患者が苦しみを終わらせるために死ぬことを懇願しても，生存期間を縮めること」を避けるべきという絶対的義務が強調されている。他のすべての方法に失敗した致死的な状態に対しては，まだ証明されていない治療法でさえ用いなければならない。たとえ失敗のせいで自分の評判を汚すことになるとしてもである。というの

＊1　ドラム（dram）は，薬局衡として，3.888gにあたる。クォート（quart）は，容量の単位として，約1.14リットルにあたる。

は,「彼の行動を導くのは,成功への希望ではなく,誠実な意図」だからである。尊敬すべきデヴォル医師は,「私は富や名声に無頓着というわけではないが,こうしたものの欲求が私の行動の原動力となることを決して許さない。……患者に付き添い ── これが私にとってもっとも甘美な労働である ── , 彼らを救う ── これが私のもっとも貴重な幸福である ── ために, 私が父親のようにあらゆる配慮をもって患者を診ることが許されますように」という告白の祈り文で,彼の随筆を終えている。われわれはこの田舎の開業医のことをほとんど知らない。すなわち,彼がどこで,どのように教育を受けたかについて,彼の本には何も書かれていないし,医学の権威の引用もほとんどなく,他の医師との関係についての手掛かりもない。もし彼が自らの感情と一致して行動していたならば,彼は病気のときに慰めてくれる友であったに違いないし(ジンに入ったエプソム塩が助けたのかもしれないが),また世間で悪名高い開業医たちとは著しく対照的だったに相違ない。⁽¹⁴⁾

　デヴォル医師が正統的な治療薬を処方していたころ,別の医学的影響が新国家に浸透しつつあった。1820, 30年代の間,サミュエル・ハーネマンのホメオパシー［同毒］療法［homeopathic doctrine］が,最初ペンシルバニアに住んだ後に,ニューヨークとマサチューセッツに移住した,複数のドイツ人の家族によってアメリカに伝えられた。1835年,ヘンリー・デトワイラーとコンスタンティン・ヘーリングの両医師は,ペンシルバニア州のアレンタウンにホメオパシー療法の北米協会を設立した。多くの医師と多くの国民がこの治療法に惹かれたが,その中には,ヘンリー・ワズワース・ロングフェロー[*1],ナサニエル・ハウスローン[*2],ルイーザ・メイ・オルコット[*3],そしてダニエル・ウェブスター[*4]の面々も含まれていた。このシステムは本質的に,疾病はそれと類似の症状を引き起こす微量の薬の投与によって治ると主張するもので,正統派の医師による冒険的で恐ろしい治療法からの解放をもたらすだけでなく,周囲に霊的なオーラも漂わせていた。ある歴史家は,「ハーネマンの人気のもう一つの理由は,南北戦争以前の何十年かの間に存在した,

---

　＊1　1807年–1882年。著名な詩人。
　＊2　1804年–1864年。作家。
　＊3　1832年–1888年。女流小説家。
　＊4　1782年–1852年。指導的な政治家。

112

アメリカ・ロマン主義の不安な精神状況に由来している。新しい国家の繁栄の芽生え，工業化の労苦，新しい個人主義に対する自覚の高まり，動揺する宗教上の良心，そして清教徒の過去の精神的遺産が，真理と正義の新しい源泉を探し求める知識人の世代の上に痕跡を残した」と書いている。ホメオパシー療法は，それが用いる最小限の薬剤によりも，霊的な力と自然の回復力に頼ったのである。

　サミュエル・トムソンの植物治療〔ボタニカル・ヒーリング〕〔botanical healing〕や，ヴィンセント・プリースニッツの水治療法〔ハイドロパシー〕〔hydropathy〕，あるいは電気医学〔エレクトリック・メディシン〕〔electric medicine〕のような，他の多くのタイプの医学が台頭してきたのは，南北戦争前の何十年かのことだった。1847 年までにアメリカには 80 の医学校があったが，その多くが医学分派の庇護の下にあった。同じ頃，信仰療法〔フェイス・ヒーリング〕〔faith healing〕が，複数の宗教団体で突然人気になった。19 世紀の初め，すべての州には医師免許に関する合法的なシステムがあったが，1826 年のイリノイ州をはじめとして，南北戦争の時期までには，どの州にも有効な医師免許制度が存在しないほど，各州の議会は次々と州の免許法を廃止していった。ジャクソン時代[*1]に一般に広まっていた平等主義の精神が廃止運動を焚きつけた。免許の認可は立法によってある特定の集団を利することであり，結局のところ，いかなる健全な証拠も，異なる医学分派間の差別をすることはできないと主張された。ジャクソン流の反エリート主義について言えば，ある著述家は，「エリート主義というお化けを攻撃していれば，ジャクソン流の社会は何の基準もなしに票を入れてくれるのだ」と述べている。

　こうした混乱のさなか，規律を望む声が聞かれ始めた。より高い教育を受けた医師の何人かは，規律のみならず，広く中傷されたこの職業に対する尊敬を回復させることを誠実に望んだ。医師集団の指導者の多くは，医学教育を改善することが，堕落したと見なされた医学の悪評に対する不可欠の解毒剤であると感じた。この中の一人，若きネイサン・スミス・デイビス医師[*2]は，ニューヨーク医師会に対して，標準的なカリキュラムと，医学校の学位とは

＊1　初の非貴族の出身者である，第 7 代大統領アンドリュー・ジャクソン（1765 年 - 1845 年）が統治した時期を中心にする，1820 年代から 40 年代にかけての時代。

＊2　1817 年 - 1904 年。アメリカ人の医師。苦学して医学を学んだ。ラッシュ医科大学の生理学教授。アメリカ医師会の父と呼ばれる。

独立した，州による免許制を勧告する決議案を提案した。彼の決議案は採用されただけでなく，「アメリカの医学教育の水準を高めるために……全米の協議会」を創設するという要求が付け加えられた。

その協議会は1846年5月に開かれたが，何人かの参加者は，出席者が国内の医師集団を代表していないと感じたので，恒久的な全米医師会の創設計画，医学部進学課程と専門課程の改善のための提案草稿，そして医療倫理綱領を揃えた上で，翌年に会合を開くことを決議した後に延期された。その決議案は，フィラデルフィアのアイザック・ヘイズ医師[*1]によって提案された。さらにヘイズは，協議会の再開までの期間に，国全体をより代表する会合を設定し，1847年5月5日から7日までフィラデルフィアで開かれた第2回全米医学会総会において7人委員会の名前で提起された倫理綱領を匿名で代表執筆した。「匿名の代表執筆」というのは適切な言葉である。というのは，前書きの記述によると，ヘイズ（学識があるにもかかわらず慎み深い人である）は，倫理綱領はパーシバルの言葉によってほぼ枠組みが与えられ，それに「最近のラッシュ医師の言葉の中から少数の節」を付け加えたものだと述べている。ヘイズはほぼ間違いなくこの文書の主要な起草者であった。彼は医学と医療倫理の文献に深く通じており，表現と内容のうちに彼自身の共感の跡が見出されるゆえに，彼を実質的な執筆者とすることは理に適っていることが分かる。

ヘイズは，パーシバルの本文から，イギリスの背景に関連する階級的区別の強い言葉を削除し，パーシバルの言う，医師集団と社会とのあいだの「暗黙の契約」（タシット・コンパクト）を，医師集団，患者，そして社会全体の間の相互の権利と義務を伴う社会契約（ソーシャル・コントラクト）に改変した。ラッシュの「少数の言葉」がこの変革を成し遂げた。それらの言葉は，「医師に対する患者の義務について」というラッシュの講義から採られたものであるが，それらは第1章の第2条項の全体を構成し，パーシバルの医療倫理の考え方にまったく新しい要素を持ち込んだ。諸々の義務のリストは不合理なものではない。しかし，「患者自身が医療関係者に対して負っている正当な諸々の義務の意義を十分に理解すべきであることを，医師が患者に期待し要求する権利を持つ」という考えは，医療

---

*1　1796年 - 1879年。アメリカの医師。ユダヤ人。眼科学の開拓者。アメリカ医師会の倫理綱領を執筆した中心人物。

倫理を完全にアメリカの文脈に置くものである。⁽¹⁷⁾

　起草委員会の委員長，ジョン・ベル医師^{＊1}は，雄弁な序文を執筆した。ベルの言葉によってこのアメリカ流の哲学はいっそう明瞭になった。「医療倫理は一般倫理から枝分かれしたものであり，宗教と道徳を基礎としなければならない。そこには医師の義務だけでなく，医師の権利も含まれる」と述べた後で，ベルは「すべての義務または責務は，公平であるために，また首尾よく遂行されるために，対応する権利を伴う」と哲学的な調子で続けている。医師は助言する義務を負うと同時に，対応する権利として「注意深くそして礼儀正しく耳を傾けられる」権利を有する。そして医師は共同体の利益のために自らの生命や健康を危険にさらす義務を負うと同時に，対応する権利として「博愛的な同情という不必要な消耗」からは守られる権利を有する。すべての医師の技術と手腕は，「公共の利益のために信託されている」と見なされる。ベルははっきりと次のように述べている。「一方では，医療倫理は医師の普遍的な道徳的責務に関する十分で適切な影響力を有しているが，同時に他方で，市民社会は医師に対して行なうあらゆる義務を免除されているというように，医療倫理を分離して考えてはならない」。ベルは特に，無知な詐欺師を有利にするために，真に学識のある人を取り締まるべきか否かを決めようとする「時流の気まぐれ」——おそらく当時のジャクソン流の平等主義——を拒絶している。⁽¹⁸⁾そしてここで医療倫理は，実質的にまさにアメリカ流の政治的な擬制（フィクション）^{＊2}となり，医師，患者，社会という各当事者間の相互的な権利と義務を伴う契約となった。これは興味をそそる考えではあるが，この文脈においてはある意味奇妙な考えでもある。なぜなら契約書を書いたのは医師たちだけだからである。

　ベルと彼の仲間の起草者は，この新しい考えに合うようにパーシバルの『医療倫理』を改訂した。すなわち，パーシバルの章の区分を，彼ら独自の哲学である「暗黙の社会契約」と「相互的な権利と義務」を反映する形に根本的に変更したのである。パーシバルの区分における，医師の病院での義務，往

　＊1　1796年 – 1872年。アメリカの医師。オハイオ医科大学の「医療の理論と実践」教授。
　＊2　fiction　法律用語。実質の異なるものを，法的取り扱いにおいて同一のものと見なして，同一の効果を与えること。たとえば，失踪者を死亡と見なす，など。

診時の義務，薬剤師に対する義務，法律に関係する義務の四つの章は，まったく異なる三つの章に組み替えられた。第1章は，患者に対する医師の義務と，医師に対する患者の責務に当てられている（ここではラッシュがパーシバルに融合されている）。第2章は，医師相互の義務と，医師集団に対する医師の義務を含んでいる。第3章は，一般国民に対する医師集団の義務と，医師集団に対する一般国民の責務を収めている。アメリカ医師会［the American Medical Association］（その新しい組織は自らをそう名付けた）の倫理綱領は，パーシバルのイギリス英語の語法を，ベルとヘイズによってアメリカ英語の語法へと完全に翻訳したものだった。[19]

その倫理綱領の第1章は，「医師は……いつでも病人の要請に従う用意がなければならない」という強い確言で始まり，「誠実な治療，秘密を守ること，難しい症例では協議すること」といった責務を課し，その後に患者の義務のリストが続いている。この章は，革新的な構成になっているにも関わらず，含まれているのは，ほとんど医療倫理の伝統である礼儀や義務論（中世時代の告解本に叙述されていた患者の義務さえある）の中に見出されるものである。しかし第2章「医師相互の義務と，医師集団全体に対する医師の義務」は内容上著しく革新的である。医師集団に対する敬意と，医師集団が「人格の純粋性と高い道徳規準」を達成していることに対する敬意を促す伝統から採られたいくつかの親しまれた言葉に続けて，医師たちに対して，広告すること，外科手術用器具，薬，特効薬に関して特許を取ること，同僚に無料で奉仕をするように促すことを禁止する訓令が出されている。

第4条「医師相互の協議に関する医師の義務について」には，協議とその礼儀作法についての規則が定められている。しかし最後に次の一節がある。

> 協議においては患者の利益が唯一の関心事であり，このことは個人的な信頼関係に依存することが多い。しかしある正規の聡明な開業医が，この医師会によって承認された，社会的な信頼性のある医療評議会から医師免許を取得し，彼の住む地域で医師としてふさわしい道徳的，職業的名声を得ているならば，たとえ患者によって要求されたとしても，神経質にその医師を除名したり，協議において示された彼の医学的助言を拒

絶してはならない。しかし排他的な教義に基づき，医師集団によって積み上げられてきた経験や，解剖学や生理学，病理学や有機化学によって実際に提供されてきた知識を拒絶して治療を行なう者は，正規の開業医，医師間の協議をするにふさわしい同僚医師と見なすことはできない。[20]

　この意図は明白である。新しいアメリカ医師会は，「社会的な信頼性のある」医療評議会を「承認する」のである。そういった評議会は，「排他的な教義に基づいて治療を行なう」開業医には絶対に医師免許を与えないであろう。つまり，ホメオパシーやトムソン療法，それらに類するもの（「排他的な教義」という表現は曖昧なので多くの受け入れられない教理を包含する）は認められないのである。もちろんこの評議会は，医科学を学び，これを医療の実践で用いてきた者たちに医師免許を与えるだろう。教育，医師免許，「承認」というこの広範囲の枠組みが，医師間の協議を取り巻く。「医師間の協議にふさわしい同僚医師」――つまり往診を頼まれたり，患者に紹介されるべき医師――は，「道徳的に優れていて，職業上の地位を確立している」だけでなく，それに加えて新しい医師会の定める教育および規制上の基準にかなう人である。

　倫理綱領の第2章は，「倫理綱領の核心部であり，19世紀後半のあいだ，相次いで起こった医師集団のもめ事の種となった」と，ある歴史学者は述べている。[21] その倫理綱領は，医療倫理上の協議を同じ医師会の構成員，または「科学的な」医学を行なっている人だけに制限することによって，非正規の医師に廃業を促す武器となるだろうと期待されていた。ところがむしろその制限が正規の医師集団内での論争の焦点となった。すなわち，1882年にアメリカ医師会は，ホメオパシー療法医との提携を許す独自の倫理綱領を公表したことを理由に，ニューヨーク州医師会を追放した。同様の衝突は絶えず起こった。ある医学指導者はその口論にうんざりして，「われわれは医師の監察制度も，医療倫理もない医師会が欲しい！」と言った。[22] こうしてアメリカ医師会の倫理綱領は，伝統の礼儀や義務論を受け継いでいたとはいえ，医師集団のための新しい政治倫理（ポリティック・エシックス）を声高に宣言した。医師集団は，教育があり倫理的に優れた専門家になることによって，また「非正規の」開業医を「排

第6章　アメリカの医学における倫理　　117

他的な教義に基づいて治療を行なう」者と広く決めつけて締め出し，また締め出すように大衆を納得させることによって，アメリカ社会における自らの地位を得ようとした。その倫理綱領の政治倫理は，19世紀の残りの期間，激しい政治論争を引き起こした。[23]

その倫理綱領は広く賞賛された。医学校の卒業式の挨拶でもしばしば褒め称えられた。1853年にアメリカ医師会会長だったジョージ・ウッド医師は，すべての医師に手軽に参照できるように写しを携帯するように助言したが，それは「聖書と神の恩寵の次に，有効に医師を害悪から守ってくれるだろう」[24]からである。オースティン・フリントやネイサン・スミス・デイビスのような傑出した医師たちは，その規則に関する詳細な注解を書き残している。[25]デイビスは，その倫理綱領の規範は「おそらく今後数世紀にわたり医師たちの指針となりつづけるだろう」[26]と予言している。倫理綱領を批判する人もいた。ある人々はそれを，陳腐で侮辱的で，ある人の言葉を借りると，「マザーグースのお話」[*1][27]にぴったりだと見なした。また他の批評家はさらにもっと冷笑的に，医師と患者の関係は，本質的に，医師が需要と供給の法則によって支配される商取引の一方の当事者にすぎないビジネスであるとは認められないと述べた。あるいは，「これは地域社会におけるわれわれの実際の地位についての不面目な見方かもしれないが，しかしそれは疑いもなく真実の見方である」と述べた批評家もいる。[28]

この倫理綱領が世に出た2年後，ハーバード大学医学部の卒業生で，エール大学で「医療の理論と実践」の教授をしていた，ワージントン・フッカー医師[*2]は，『医師と患者，あるいは，医師と共同体の相互的な義務，関係，および利害についての実際的な見方 [Physician and Patient or a Practical View of the Mutual Duties, Relations and Interests of the Medical Profession and the Community]』という本を出版した。[29]フッカーの書物は，おそらく19世紀のアメリカのどの著作よりも優れていたが，その時代に理解されていた医療倫

---

*1 イギリス，アメリカの伝統的な童謡群の総称。歌詞にあまり意味がなく，韻を踏んでいるだけの，ナンセンスなものが多い。

*2 1806年 – 1867年。アメリカ人の医師。開業医を経て，エール大学で「医療の理論と実践」の教授を務めた。『医師と患者』(1849年)。

理の要約であった。明晰に書かれた諸章が，医師間のふさわしい関係，深刻な病気の際の「希望の強壮剤」としての医師の重大な役割，真実を語ること，そして患者に対する医師の道徳的影響力，に割かれていた。病人と接する際の正直さに関する章で，フッカーは，医師には病人を決して騙してはならない道徳的義務があると主張している。フッカーは，当時の道徳哲学の教科書がしばしば収集した，真実を語ることに関する一揃いの議論 ── 欺きはしばしば見え透いていて，信頼を傷つけ，騙した人も，騙された人も，社会全体をも損なう性質がある ── を使って，いくつかの状況では患者自身のために欺きが正当化されるとするパーシバルの寛容主義的な見解を反駁しようとした。フッカーは真実を語ることに関する決疑論を軽蔑し，いくつかの場合に真実を留保することだけを許し，欺きは決して犯してはならないとした。この論題に関する彼の議論は，半世紀後のリチャード・カボットの議論に先んじている。

　フッカー医師の本は，思いやり，献身，高潔さ，丁重さといった礼儀を略述している。彼は真実を語ることと，秘密保持の義務論を課している。しかしその本のもっとも大きなメッセージは，自然科学と経験が明らかにする通りに事実に身を委ねる，教育を受けた理性的な批評眼のある医師であることの重要性である。いんちき療法やトムソン療法，ホメオパシー療法の詳細な批判を通して，「医学の不確実性」を扱った最初の章から，良い治療を悪い治療から識別する基準や，理論と観察のふさわしい役割について扱った章に至るまで，フッカーは科学教育を受けた医師を激賞している。彼の見解は，アメリカ医師会の創始者たちの見解と完全に一致している。すなわち，医学は科学的な基礎に基づいていなければならず，その従事者はその基礎を適切に医業に応用する教育を受けていなければならない。フッカーは，「医師会が設立された主要目的である「われわれの共通の職業を高め，進歩させること」が厳格に着実に行なわれる」ことを願っている。この本の付録にはアメリカ医師会の倫理綱領が付いており，「私がこの著作の中で明らかにしようと努力してきた諸規則や諸原則が，その中で簡潔に述べられていることを読者は見出すだろう」と述べている。[30]

　『医師と患者』のいくつかの章は，医療ミスの論理的，心理的な原因を探

求している。ある医師たちは，ある特定の方法に捉われてしまって，「ただ一つの考えに凝り固まった人間」になってしまっているし，他の多くの医師は，「ある原因に引き続いて起こることは何でも，その原因の結果であると見なす」（post hoc, ergo propter hoc）誤謬に陥ってしまっている[31]。臨床上の決定に関するこれらの観察は，後に議論する麻酔の倫理に関するフッカーの意見とともに，人格や礼儀を強調することから，治療における実際の決定過程にいっそう注意を払うことへの倫理の移行を先取りしている。

　南北戦争後の時代のもっとも著名な医師の一人，オースティン・フリント医師[*1]は，アメリカ医師会の倫理綱領を熱心に擁護した。彼はアメリカ医師会の創設者の一人であり，職業人としてのほとんどの期間，ニューヨーク市ベルヴュー病院で「医療の原理と実践」の教授を務めた。1883年，彼は『医療倫理と礼儀作法［Medical Ethics and Etiquette］』という題名の，アメリカ医師会の倫理綱領に関する注釈書を出版した。彼はその「序文」の最初で，「医学に適用される義務の諸原則は，公共倫理と社会倫理がそうであるように，倫理学の独立した分野を構成する」と述べている。「道徳的な重要性」を持つものには，医師の裁量，秘密保持，慈善の義務などの，患者との関係に関わる行為の諸規則がある。医学における礼儀作法は，職業上の交渉において観察される儀礼的行為からなるものであり，慣習の問題であって，倫理的規則の持つ拘束力はない。専門職から期待される倫理と礼儀作法を述べる倫理綱領は，「医学専門職の誠実さと尊厳に貢献するが，……このことは医師自身にとってよりも，民衆の福祉にとってはるかに重要である」と述べている[32]。フリントの注釈書は，患者，同僚，民衆に対する義務を扱う，アメリカ医師会の倫理綱領の各章に沿いながら進んでいる。非正規の医師との協議に関するよく議論された問題について，彼はニューヨークの仲間たちに共感を示して，医師はこの点に関して自分自身の義務を判断するべきであるという立場を取った。非正規の医師から治療を受けてきた患者を傷つけることがあるかもしれないので，これらの協議を公然と禁止するよりも，むしろ彼はいくつかの例外を許している。非正規の医師が，自分だけが真実を知っていて正規の医師

＊1　1812年–1886年。19世紀におけるアメリカのもっとも優秀な医師の一人。心臓研究の先駆者としても業績を残した。

は誤っていて危険であると信じ，正規の医師に敵対する立場を取っていないならば，その協議は適切なものかもしれない。フリントの著作は，医師たちの協調と市民の福祉を強調することによって，医師の政治倫理（ポリティック・エシックス）に貢献した。

19世紀の最後の四半世紀の間，倫理綱領の第2章のほとんどの条項に関して活発な討論が巻き起こった。外科の道具に対する特許の件，報酬は治療期間，必要とされる技術の程度，病気の性質のどれに基づいて設定されるべきかの問題，報酬は患者の資力に合わせて調整されるべきかの問題，広告の件についてそれぞれ異議が唱えられた。この期間のほとんど，初期のアメリカ医師会に倫理綱領をまとめることを促した，あの非正規の医師との協議に関する論争は継続していた。従来の医師会と，当時出現しつつあった専門的な医療集団とでは，自分たちのメンバーが，自分たちとは異なる養成課程と学説を持つ人々とどの程度共同して働くことができるかについて，ひどく意見が分かれていた。[33]

養成課程や学説だけではなく，人種や性別もまた医師たちを分断していた。1870年，十分に医師としての資格のあるアフリカ系アメリカ人の何人かの医師が，コロンビア地区の医師会会員としての受け入れを拒否された。そこで彼らと白人の支持者たちは，コロンビア地区の全米医師協会 [the National Medical Society] を作り，1870年5月に，アメリカ医師会の定期総会における公式代議員団として位置付けられるように申請した。コロンビア地区を代表するというその論議の的となる主張は，倫理委員会に問い合わされ，議場からの決議のいくつかは，資格のある医師に対するあらゆる差別の廃止を主張した。会議が終わると，強固な信念を持つアメリカ医師会の創設者，ネイサン・スミス・デイビス医師は，人種を考慮したわけではないが，倫理委員会は分離されたグループの参加資格を承認したと報告した。それ以後1960年代まで，アフリカ系アメリカ人の医師は，彼らの地域の医師会が容認した場合にかぎり，その資格を認められることとなった。しかし実際にはほとんど認められることはなかった。というのは，アメリカ医師会が差別に固執する地域の医師会をとがめることを拒んだためである。[34] 1895年には，アフリカ系アメリカ人の医師，歯科医，および薬剤師のための組織として，全米医学協会 [the National Medical Association] が設立された。

組織化された医学は，女性の医師も同様の軽蔑的な態度で扱った。エリザベス・ブラックウェル医師が，アメリカで最初の正式に教育を受けた女性医師としてジュネーブ医科大学を卒業した1849年以来，女性たちは医学の世界で自分たちが軽んじられているのを感じていた。男性の医師たちは，女性は精神的にも身体的にも医学には向かない，つまり医学は女性の持つ徳と相反するものであり，妻また母としての仕事と両立させることはできないと主張した。既存の学校のほとんどすべてが女性の入学を拒否したので，女性のための多くの医学校が設立された。1893年にジョンズ・ホプキンス大学医学部が初めて女性のためのクラスを開いたが，それはある裕福な女性のグループが，寄付の条件として，女性の入学を求めたからにすぎなかった。医学教育を受けた女性たちにとって，病院に勤める特権は得るのが難しく，医師会のメンバーとしての資格は不本意ながら認められるというもので，女性が正式にアメリカ医師会に入会を認められたのは，1915年になってのことだった。こういったあらゆる妨害を乗り越えて，少数の女性が目覚しい成功をおさめた。それでも，アメリカ医学界における女性の立場を扱った，レジーナ・モランツ・サンチェスのような歴史学者は，「たとえ個々の例外的な女性医師が，自分自身を男性の医師集団の世界に統合しようとして，どんなに非凡な成功を収めようとも，……グループとして女性医師たちは，その世界の外縁部で均衡をとりながら，社会的に役に立つ貢献を続けながらも，男性医師の基準で成功に数えられるような華々しい大成功を収めることはなかった」と記載している。(35)

　19世紀の終わり近くになって，医師間の患者の紹介に対する報酬について苦い論争が起こった。医学はより専門化してきていて，患者の紹介を一般の開業医を頼りにしていた専門医が，患者をまわしてくれる開業医に対して謝礼を提供しはじめた。しかし，医学的必要性のない人でも専門医に紹介されてしまうかもしれないという，患者に対する潜在的な有害性がすぐに認められ，その慣行は大多数の人によって非倫理的だと決めつけられた。アメリカ外科医協会は，長い内部抗争の後，1912年にこの見解を是認した。(36)

　「契約診療」[contract practice]，つまり医師が企業や組合組織と契約して，頭数ごとの料金と引き換えに従業員や構成員に医療を供給することに

関しても，同様の論争が吹き荒れた。この業務の反対者は，これによれば契約した多くの医師たちに利害衝突を生じさせ，患者が不十分にしか治療されない危険に陥ると主張した。契約診療は当然，多くの患者を，個人的に診てもらう医師から引き離すことになった。多くの医師会が契約診療に参加した医師を非倫理的であると決めつけて追放した。アメリカ医師会の倫理綱領が公布された高潔な時代から，20世紀の初頭まで，政治倫理［ポリティック・エシックス］がアメリカ医学界を支配していた。個人の振る舞いに関してというより，医療政策に関してガイドラインをまとめる試みが，倫理的な討論を占領していた。トマス・パーシバルがマンチェスターで外科医と内科医の協会を規制しようとして始めたことは，アメリカにおける医師の職業倫理の主要な論点となった。⁽³⁷⁾

　専門職として自らを確立しようという正規の医師の努力に伴って政治倫理が成長したが，それによってアメリカの多くの医師の深い道徳的な確信が低下したわけではない。宗教をまじめに考えている国では，道徳的清廉さを説くのは普通のことである。医師たちがより高い社会的地位を築くにしたがい，彼らは，キリスト教徒の個人として，また彼らやほとんどすべての人がアメリカがそうであると信じていたキリスト教国家として，ふさわしい道徳的清廉さを教育し，実践する責任を受け容れ始めた。ある歴史学者は，「19世紀の医師たちは，その公的生活と私的生活の両面で，自分自身を身体と心の両方の医師であると見なしていた。……医学の中でキリスト教精神を必要としたのは，まさにこの二重の責任だった。医術［癒しの技術／ヒーリング・アート］は，贖い主［キリスト］の王国の最終的な栄光にまで，各人を向上させるという考えの下に施されなければならなかった」と書き留めている。⁽³⁸⁾

　この医学と宗教の結合は，今日のわれわれが考えるほど，まったく恣意的なものではない。その当時の多くの医学理論は，健康と道徳的清廉さを結びつけていたのである。ラッシュ医師は，「道徳的能力に対する身体的要因の影響」の中で，善悪を見分ける能力について講義している。彼は自分の生徒に，貧弱な食事，不充分な睡眠，過度の飲酒，そして不衛生が，micronomia^{*1}，つまり道徳的能力の低下をもたらすことがあると教えた。⁽³⁹⁾ベル医師が書い

＊1　ラッシュは，「道徳的能力」の低下を示すために，micronomiaという言葉を造語した。「道徳的能力」の完全な消失は，anomiaと呼ばれた。

第6章　アメリカの医学における倫理

たアメリカ医師会の倫理綱領の序文には，「医師は，衛生と道徳のより密接な結びつきを示すことができる。なぜなら，衛生に関与するすべての原因が，ほとんど等しく道徳の密接な補助要因となっているからである」と述べられている。[40] フッカー医師は『医師と患者』の一つの章を「医師の道徳的影響」に当てている。医師と患者の親しい結びつき，患者が自分の医師に抱く尊敬，患者が医師の助言を求める頻度について反省した後で，フッカー医師は，「なんと多くの責任が医師に依存しているのだろう！ 自分の意見一つ言うにしても，なんと注意深くしないといけないのだろう！ 日々の症例の中でなんと高い目標を目指さなくてはならないのか！ 一般社会を動揺させる重大な道徳上の質問に対して正しく答えるべきこと，そして彼の道徳が厳密に聖書に準じたものであることがどんなに重要なことか！」と叫んでいる。[41]

基礎的な生理学は，生命力または神経エネルギーの維持と適切な配分に基づくと医学理論では教えていたので，大酒飲みや性欲過多のように普段から不道徳として烙印を押された行動が，そうしたエネルギーを浪費し，病気を起こすと信じられるのは当然のことだった。「神経衰弱症」は南北戦争後のアメリカにおいてよく見られた病気だった。この神経力の消耗は，疲労感，顔面紅潮から，消化不良，頭痛，悪寒まで，ほとんどあらゆる症状において現われる。その治療は電気ショックから性欲の抑制まで多岐に及んだが，そのほとんどすべての治療と処方は，多くの道徳観を必要とし，それはしばしば性的な道徳観に集中していた。自慰もしくは夜間の射精による精液の消耗は，男性の神経衰弱の主要な原因とされた。また女性の神経衰弱の原因をたどっていくと，性的刺激によるもの，母と妻としての女性の役割を離れて歩き回りすぎることから生じる社会的刺激によるもの，そしてコルセットの物理的締め付けによるものにたどり着いた。性欲の抑制と，生活における自然の役割に忠実であることが，道徳的な治療法として指示された。コルセットに反対する医師の助言でさえ，道徳的な色合いが濃く現われていて，内臓をきつく縛ることの病理学的見解と，偽りの性的魅力を作り出すことに対する警告が混ぜ合わされていた。[42]

神経衰弱症はもちろん，道徳と医学の混合の一例にすぎない。「腸毒症」のような他の包括的な診断上のカテゴリーも，病態生理学を自然の法——

それは神の法に等しいものだった——に反した行動と結び付けていた。あらゆる面で節制した生活に一新することが最良の治療だった。極めて有名な「健康のための改革運動家たち」，すなわち，ウィリアム・A・オルコット，（グラハムクラッカーの）シルヴェスター・グラハム，そして（コーンフレークの）ジョン・ハーヴェイ・ケロッグは，健康に関する非常に道徳的なメッセージを説いている。オルコットは医師に対して，「医師は国民に，病気は罪である，つまり病気は神の法に違反したから起こるにすぎないと強く認識させなくてはならない」といつも注意していた[43]。医学界は，性的禁欲以外のほとんどすべての避妊行為は，身体的にも精神的にも健康を害すると考えて，避妊に強く反対し，結婚は出産のために神によって定められたゆえに，結婚が性的快楽を享受する機会が許される条件であると考えていた。19世紀後半を通して，一流の医学雑誌は，かつてアメリカ教会の説教師が熱弁をふるった道徳的呪いと類似する，いくつかの科学的テーゼを発表した。医学は道徳の価値を証明した。逆に言えば，道徳が医師の診断の威信を高めたのである。医学史家のチャールズ・ローゼンバーグは，19世紀に優勢だった見解を以下のように簡潔に述べている。

> 19世紀のほとんどの医師は，自分たちの所見と道徳上の真理との間に矛盾が存在するはずはないと頭から決めていた。人体は物質的なものであると同時に神聖なものであり，肉体的および道徳的な罪は病気により罰せられる。飲酒，食べ過ぎ，性欲過多，それらすべては必然的な報いを付随させる。なぜならば，創造主が畏れ多くも人間の問題を直接に仲裁されるからではなくて，神の定めた道徳律を侵害することが生理学の法則に従わないことを意味するように，創造主自身が人の身体を創られたからなのであった。こうして道徳主義は科学の威信を利用する一方，医学はその所見が道徳的命令を証拠立てることに満足していた[44]。

もちろんすべての医療関係者がこうした信念に身を委ねていたわけではない。実際，偏狭な医師が，同時に偏狭な自由思想家であることも稀なことではなかった。医師たちは身体的なことに専念することによって，霊的な事柄

に関する感覚を失った。ウッズ・ハッチンソン医師[*1]のような人々は，宗教の率直な批評家で，自然主義的，進化論的な倫理の提唱者であった[(45)]。しかし宗教が非常に重んじられている国では，懐疑主義的な医師であっても，そのことを宣伝したいとは思わなかっただろう。19世紀のアメリカの医師は，近代医学が科学と道徳の結合するものとなったことに満足していた。彼らは道徳的な仲裁者やカウンセラーとしての役割を喜んで引き受けた。「医師は，誤った行為の結果に苦しむ患者がそこから立ち直るのを促し，強めることのできる機会によく遭遇するが，医師は決してこうした機会を避けてはならない」とアメリカ医師会の倫理綱領は説得している[(46)]。

　性的不道徳は，しばしば良い医学的勧告による矯正が必要とされる「悪徳の行為」だった。性道徳は，当時のアメリカ医学界と国民に対して提起されていたもう一つの主要な道徳上の問題，すなわち，女性の妊娠や出産のケアを男性の医師がするべきかどうか，の核心でもあった。男性の助産師は17世紀にヨーロッパやイギリスで誕生し，産科学の専門分野は18世紀の間に発展した。しかしそれまでの数世紀の間そうであったように，依然として女性の助産師がほとんどの出産に立ち会っていた。産科医は少数しかおらず，彼らのほとんどは教授だった。医師はもっとも激しく差し迫った緊急時にのみ，手があいていれば呼び出された。しかしながら，19世紀末に医学組織が促進した強力な運動が，助産師をほとんどいなくなるまでに規制したこともあり，次第に産科医や一般の開業医が普通に出産に立ち会うようになった。しかし男性の産科医が優勢であることに道徳的議論がないわけではなかった。1857年ころ，ある作家は，「男性の助産業務は文明の階級的豊かさが産み出した有害な雑草の一つである」と言っている[(47)]。男性の医師が女性の体を診察することは，女性の慎み深さに対する侮辱であると考えられ，厳重な制限の下で行なわれていた。産科学の教科書は「触診」について，患者の女性友達を立ち合わせて，暗くした部屋の中で，患者は着衣のまま，視覚ではなく触覚を頼りに行なうよう助言していた[(48)]。

　人工妊娠中絶に関して，アメリカの医師は，道徳的責任に対する自らの評

＊1　1862年-1930年。アメリカ人の医師。アイオワ州立大学とバッファロー大学で，解剖学，病理学の教授を務めた。

判と，専門職としての自らの立場をともに高める大義名分を見つけた。アメリカでは，人工妊娠中絶は，胎動が始まった後でのみ犯罪と見なされるべきだとする，イギリスの慣習法が優勢だった。1821年，コネチカット州で初めて，「身重の女性に流産を引き起こす目的で……致死の毒物を……故意に悪意をもって与える」者は誰でも終身刑に処すとする法令が通った。その後20年間に，他の14州でも同様の法令が通った。そのうちニューヨーク州などのいくつかの州では，「そうした母親の生命を救うために人工妊娠中絶が必要なのでないかぎり，あるいはその目的のために2人の医師が，人工妊娠中絶が必要であると助言したのでないかぎり」という文言が付け加えられた。これらの法令は，アメリカの民法および刑法を改正しようとする一般的な社会の動きの一部であった。それらの法令は人工妊娠中絶に多くの国民の関心が集まって起こったものではなかったし，数世紀にわたるイギリス系アメリカ人の支配下で優勢だった法的見解と本質的にはあまり違いはなかった。

　1840年代，人工妊娠中絶は社会問題と見なされるようになった。人工妊娠中絶の発生は劇的に増加したように思われる。この進行は主に出産を制限することを求める上流階級の白人プロテスタントの婦人によって図られた。人工妊娠中絶はしばしば「賢い女性（ワイズ・ウィメン）」とか「女医様（レディ・ドクトレス）」と呼ばれる堕胎医や，非正規の他の開業医によって行なわれた。新聞は中絶薬や「女性の個人的な病気」の診察に関する広告を載せた。ニューヨークで大規模な商業的中絶事業を経営した堕胎医マダム・レステル*1のようなセンセーショナルな事例は論文になった。1857年，ボストンの産科医で，ハーバード大学産科学教授であったホレイショー・R・ストーラー医師*2は，人工妊娠中絶に反対して，厳格な法律に賛同する正規の医師たちを組織化する運動を始めた。彼はその後2年以内でアメリカ医師会の大きな支持を得ることができた。すなわち，アメリカ医師会は，「人命の不正な破壊に対する真剣で厳粛な抗議に公的に参加する」ことをケンタッキー州ルイヴィルでの会合で議決し，自分たちには，「人工妊娠中絶法の改正を行なういくつかの立法議会を開くように連邦政府

＊1　1812年-1878年。ニューヨークで開業していた堕胎医。最後は逮捕され，自殺に追い込まれた。

＊2　1830年-1922年。アメリカ人の医師。「医師反中絶運動［physicians' crusade against abortion］」の指導者。

に対して促す重大で崇高な職業上の」伝統的義務がある，と認めるに至ったのである(51)。彼らがもっとも望んだ改正は，犯罪の概念を胎動初感以降ではなくて，受胎以降の胎児の生命を奪うことにまで拡大することであった（医学的な見解では，胎動初感は重要でないと見なされた）。そしてもう一つ望んだことは，母体の生命を救うために人工妊娠中絶が必要であるという，健全な医学的判断を行なわずに行動する中絶斡旋人を明確に起訴することだった。一連の出来事を扱った歴史学者ジェームズ・C・モーアは，「アメリカの正規の医師たちの精力的な努力が，長期的に見ればこの国の人工妊娠中絶に関する法律の方針を変える，もっとも重要な要素だった」と結論している(52)。

　医師の方が牧師よりも先んじていて，牧師は医師の刺激を受けてやっと説教台に上り，人工妊娠中絶に反対する説教を行なった。彼らはしばしば「医師という専門職の高貴な立場」を認めていた(53)。1860年代に，プロテスタント三大教派の会衆派教会，長老派教会，監督派教会のいずれもが，医学界のキャンペーンを支持し，他方，アメリカのローマ・カトリック教会は，1869年の第10回ボルチモア会議で，人工妊娠中絶に反対する古来の見解を再確認した（しかし同年の教皇ピウス9世の宣言に触れたカトリックの新聞は一つもなかった！）(54)。カトリックであれ，プロテスタントであれ，たいていの医師は，人工妊娠中絶に対して深い道徳的嫌悪感を抱いていたので，助けを求める女性がそれを主治医から得ることは難しいことだった。しかしアメリカの医師は，この運動の中に自分たちの利害と関係する動機をはっきりと持っていた。彼らは非正規の医師を診療の場から追い出し，その土地で自らの道徳的，法的地位を獲得しようと真剣に取り組んでいた。医師の専門家としての意見の重要性を認めた法改正は，これらの動機を強力に推進するものだった。

　さらに人工妊娠中絶と，それが暗示する性の放縦は，国民生活の骨格を弱める道徳的悪である，と純粋に信じる人々の間からも中絶反対運動が起こった。モーアは以下のように結論している。「この国の正規の医師たちは，19世紀の期間，おそらく牧師も含めてアメリカ社会で特定しうる他の集団のいずれにもまして，人間の生命それ自体の価値を絶対的価値として擁護した。……〔中絶禁止法案に対する〕議案通過運動は，そうした医師たちにとって

神聖な仕事となった。なぜならば，彼らは，アメリカはそれと気付くことなく大規模に致命的な罪を重ね続けることによって，社会全体として自らを破滅に追いやっていると考えたからである。アメリカをその現状から救おうというテーマは，1860 年以降の医学界の中絶反対運動を通して共通に見られる中心思想である」[55]。何世紀もの間，道徳的規則として当然のことと見なされてきた，古代ヒポクラテスの「私は決して中絶を起こす薬を女性に与えません」という訓令は，アメリカ医学の義務論の著しい一部となった。さらにそれはアメリカ医学の政治倫理(ポリティック・エシックス)の一部となったのである。

第7章
アメリカの医学
――科学,臨床能力(コンピテンス),倫理――

　アメリカ医師会の設立者たちは,「解剖学,生理学,病理学,および有機化学の側面で」[1]医師教育を奨励したいと望んだ。ある医学史家が言うように,1847年には,これらの医科学は「生理学的総合への過渡期」[2]にあった。生理学的総合とは,記述的解剖学が,化学と生理学に収斂することである。刺激的な研究がヨーロッパで行なわれていた。ドイツでは,ユストゥス・フォン・リービッヒが有機化学を考案し,ヨハネス・ミューラーは神経生理学を創り,彼の学生のテオドール・シュヴァンは細胞理論を練り上げていた。その同じ年,ルドルフ・フィルヒョーは,細胞病理学という科学の発展を記録する,自らの『資料集［*Archiv*］』の創刊号を出版した。パリでは,クロード・ベルナールが実験医学の分野を発展させていた。アメリカの医師たちは,海外で行なわれている刺激的な研究を知り,ヨーロッパの研究室にときどき学生や同僚として参加した。しかしアメリカ本国では,科学的な研究はほとんど行なわれていなかった。

　アメリカ医師会の倫理綱領が公布される前の年,臨床上の技術革新が,前途有望な医科学の一分野を開いた。これは倫理的議論を開くものでもあったが,それはおそらく19世紀の他の倫理的議論のどれにもまして,20世紀

中葉に起きた医療倫理を変革する諸論議を予告するものだった。その技術革新とは，外科麻酔であり，倫理的議論とは，その技術の道徳的な受容可能性に関するものだった。1846年10月16日，アメリカの優秀な外科医ジョン・コリンズ・ウォーレン医師が，患者の顔から腫瘍を取り除く手術を行なったが，その際に，考案者である歯科医ウィリアム・T・G・モートン医師は，自らレシオンと名付けるジエチルエーテルの蒸気を与えて，患者を無意識の状態にした。数か月と経たないうちに，世界中の外科医が，その技術革新を経験していた。そして1年以内に，亜鉛化窒素とクロロホルムが麻酔法に加えられた。しかし5年後に，ある医師は「〔麻酔の〕恩恵はそう単純なものではないだろう」と述べた。次の10年間，この麻酔の恩恵に弊害が伴うのではないかという問題は，医学紙または一般紙で報道された。これらの問題は，こうした物質の投与に伴う身体的危険から，痛みを癒す力のような幅広い医学理論の問題，さらに神の摂理における痛みの役割のような深い神学上の問題までに及んだ。

医学的な危険がすぐに明らかになった。1848年のアメリカ医師会の報告では，外科手術で要求される多量の麻酔は，「痙攣，長期の昏迷，高次脳の興奮，……窒息，……気管支炎，肺炎，そして脳の炎症」を引き起こし，死に至る事例も知られていると述べられている。明らかにこれらの物質は十分に配慮して使用することが必要であり，ふさわしい患者を選ぶ際に，細心の注意を払うことが勧告された。医学理論の幅広い問題には，病気と治癒の過程における，痛みの位置づけに関する古代と現代の見解が含まれていた。痛みは，怪我の治癒と回復を促す刺激であると広く理解されていた。多くの有能な医師の意見では，痛みを消すことは，治癒を遅らせ，妨げさえするだろうとされた。そしてまた医師の大半は，大量の瀉血や乱暴な下剤投与などの過去の大胆な治療は，もっと穏やかな自然治癒力［vis mediatrix naturae］に委ねられるべきであると確信するようになっていたが，彼らは，無痛の手術が侵襲的な外科手術を永続化させることになるのではないかと恐れた。

宗教的な信仰で満たされていたアメリカでは，神学のテーマが議論から消

＊1　Letheonは，ギリシャ神話で，その水を飲むと，生前の痛みの記憶を忘れるという忘却の川（River Lethe）に因んでつけられた。

第7章　アメリカの医学　　131

え去ることはありえなかった。キリスト教信仰では，苦悩は罪に対する罰であり，悔い改めを促すものであった。神が全人類の母エバを呪う創世記(3.16)の本文では，「汝は苦しみのうちに子を産むだろう」と述べられているが，無痛の出産を信仰と矛盾なく両立させる注釈が必要となる。他の争点がその議論の中に入ってきた。すなわち，医学の強力な支援を受けて，禁酒運動がアルコール中毒と闘っているその時代に，エーテルは中毒薬として評価されていたことである。また麻酔薬は手術中の患者の自己制御力を取り除いた。つまり麻酔薬は外科医に患者に対する支配力を与えることになった。さらに麻酔薬は医学上の不道徳の機会を与えた。ボストンにおける劇的な実験から1年としないうちに，ある医学紙が，「ある女性がエーテルの影響下でレイプされたと申し立てている」と報じたのである。

　こうして，この革新的な技術には，さまざまな道徳問題が伴うことになった。しかしながら次の10年間，患者と医師にとっての無痛手術の魅力が麻酔の受容へと議論を押し進め，南北戦争の期間に麻酔を幅広く使用したことによって，麻酔はよりなじみのあるものになった。強力な道徳的議論，すなわちアメリカ社会に徐々に浸透した人道主義の価値基準もまた，麻酔が浸透していくことを助けた。拷問や奴隷制の廃止，動物の福祉への関心，貧しい人々の苦しみの軽減は，かつて厳格だったアメリカのカルバン派の文化に啓蒙主義の美徳が浸透したことを示していた。慈悲と愛の神が，カルバン派の説教師からさえ説教された。1871年にある医師は，「われわれが持っている愛と慈悲の神という信念は，神がご自分の創造物が苦しむのを喜ばれないことをわれわれに信じるように強いるものだ」と書くことができた。麻酔薬は，勝者として道徳的議論から抜け出したのである。

　医学史家マーチン・S・パーニクは，その議論を医学道徳の意義深い革命であると見ている。19世紀前半，多くの医師たちは，生命はあらゆる犠牲を払っても，大きな苦痛を伴う大胆な手段を使ってさえ救われるべきであるとの道徳的命法に固執した。他の医師たちは，生命を救うことに失敗するリスクを犯すことになっても，加害は避けられるべきであると信じ，自分たちの技術についてのより穏やかな見方を採った。パーニクは次のように書いている。「大胆な開業医たちは，積極的介入を医師の主たる倫理的責務と見な

し，一方自然治癒論者は，直接的に害を引き起こすリスクを犯すよりは，受動的に害を加えないことを好んだ。職業上の大胆な伝統は，生命が救われる可能性があるときにはいつも，リスクを採ることを奨励した。それに対して自然治癒の倫理は，安全で支えとなる治療法だけを是認した」(8)。パーニクは，麻酔に関する議論は，彼が「保守的な専門家精神」と呼ぶ中間的な立場を育成したと信じている。オースティン・フリント，ワージントン・フッカー，そしてバレンタイン・モットらの医学界の指導者たちは，両者を調停できる道徳的立場を探し求めた。それは，ある治療で達成される可能性のある善に対して，採られるリスクを均衡させようとする功利主義的な計算から成り立っていた。

　アメリカ医師会の委員会報告は，その立場について次のように述べている。「いまだに医学界の意見を分断する大きな問いは，外科手術においてこれらの薬剤の使用することに伴うリスクと弊害は，痛みの免除によって与えられる長所と釣り合うのか，そしてどの程度，またどのような環境の下であれば，それらの薬剤の使用が適切であるのかという問いである」(9)。この問いは，現代の医師や倫理学者にとってはとてもなじみのあるものにみえるが，パーニクによれば，その当時はかなり奇抜なものであった。その問いが尋ねられることはめったになかった。なぜならば，その問いに答える手段がなかったからである。今では医学に統計学の「数量的方法」が加わり，治療することと治療しないことの比較による結果を算出する手段がある。「慎重で賢明な医師は，どの段階においても可能なかぎり正確に見込みの確率(プロバビリティ)を算出し，あらゆる手段を使って良い結果を出すことに努め，良い結果の出ない手段と，特にそれを妨げたり，無効にする手段を可能なかぎり避ける」(10)と，ワージントン・フッカー医師は助言している。麻酔薬の導入後の何年かの間に，多くの研究が，医師が麻酔を行なうことが許される基準を定量化しようと試みた。そしてそれ以上に，計算するというのが，専門職の責任の新しい観点であった。責任ある医師は，多くの可能性の中で正しい選択をすることに専念した。「医師たちを悩ます，科学と倫理の衝突を統合すること，……道徳を数学に還元すること，「治療」と「病気」のどちらが「よりひどい悪」を構成するかを客観的に計量する」(11)ことは可能であった。

第7章　アメリカの医学　　133

もしパーニクが正しいならば，麻酔をめぐる議論は，われわれの時代まで続く医師道徳に革命を与える契機だった。それは医師を幅広い形而上学的で神学的な考察と絶対的な道徳的責任から引き離し，彼らの注意をリスクと利益の合理的な計算に向けるものだった。その計算が導いた結果に対して，医師に治療上の責任があった。同時に，麻酔に関する議論は，現代の生命倫理学(バイオエシックス)を先取りしていた。なぜなら，それは新しい医学技術に関して，幅広い形而上学的，神学的，倫理的問いを提起したからである。しかしその議論と解決法は，哲学者や神学者や一般市民の支配の下ではなく，医師集団の手にあったので，それらは新しくはあるが専門的な基準によって解決されたのである。

　それゆえに，アメリカの医学は道徳的諸問題になじみがないわけではなかった。医師は一般市民と同様に，普通それらの問題を認めていた。しかし医学史家のダニエル・フォックスが述べたように，「道徳哲学と医学との間には」ほとんど全面的な「隔絶」があった。(12)多くの医師や，大学に行ったすべての者は必ず，すべての専門課程で必須の課目である道徳哲学を学んだ。多くの道徳哲学者は，医学理論と科学に通じていた。たとえば，19世紀前半のもっとも有名な道徳哲学者のマーク・ホプキンスや，後半にもっとも有名だったウィリアム・ジェームズはともに医学を学んでいた。しかし彼らはその哲学書の中で医学の問題について言及することはめったになかった。(13)医学書の中では，ジョン・ベルの書いたアメリカ医師会の倫理綱領初版の雄弁な序文と同じく，19世紀前半の道徳哲学のスタイルがちらほらと垣間見られる程度である。「すべての義務あるいは責務は……対応する権利を示唆する」というベルの記述は，フランシス・ウェイランド*1の『道徳科学の諸要素［Elements of Moral Science］』という有名な書物にある「相互性」に関する論文をわずかに反映している。(14)ロック流の社会契約論のかすかな記憶が，パーシバルのアメリカ改訂版に色合いを添えたかもしれない。(15)さらに，医療倫理の理解を，「誰が，他の医師たちとのどのような関係の下で，そして患者，組織，公権力に対するどのような義務をもって，医療を行なうのかという問い」(16)にま

＊1　1796年–1865年。アメリカ人の哲学者。医学を学んだ後に，神学を学んだ。ユニオン・カレッジで自然哲学教授を務めた。『道徳科学の諸要素』（1835年）。

で狭めたのは，医療倫理に対するパーシバルの影響だったと断定しても差し支えないように思われる。「一般倫理の一つの枝としての医療倫理が基礎としなければならない」とベルが主張した，道徳哲学や宗教のより超越的な「諸要素」は，次第に背景に消えていったのである。[17]

　医師とその患者間の礼儀作法や，19世紀の医学倫理を支配していた医師・患者と市民社会との関係は，権威を獲得した科学として，医学の理論と実践の中へ移行し始めていた。1876年9月12日のジョンズ・ホプキンス大学の開設時に重要な機会が訪れた。英語圏のもっとも有名な道徳哲学者の一人，トマス・ヘンリー・ハクスリー[*1]が重要な講演を行なったのである。その大学の医学部の開設にはさらに20年を待たねばならなかったにも関わらず，ハクスリーは医学教育について話すことを選んだ。彼は「実験生理学の分枝」としての最近の医学の再生を祝い，医学教育の目的は，診断，治療，予防において十分に有効な科学を教え込むことであると断言した。有効性（エフェクティブネス）は，正しい医学行為の主要な基準であり，すでにフッカーの考えの輪郭をなす概念であった。[18] したがって一人のイギリス人，トマス・パーシバルが，アメリカの医療倫理に彼の専門職としての紳士的な規範を刻み込んだように，もう一人のイギリス人，トマス・ハクスリーは，専門職としての臨床能力（コンピテンス）［competence］という新しい概念を推奨したのである。

　この専門職としての臨床能力（コンピテンス）という概念は，リチャード・カボット医師[*2]（1868年 – 1939年）がまとめた医療倫理の見方に基礎を与えるものだった。カボットは，ハーバード大学を卒業し，ハーバード大学医学部で医学の学位を得て，それ以来ハーバード大学の教授の一人として職業人としてのすべての期間を過ごした。1919年，彼は医学部の臨床医学の教授と，ハーバード大学の社会倫理の教授に任命された。彼は臨床医として大いに尊敬され，彼の著書『内科診断学［Physical Diagnosis］』と『鑑別診断学［Differential Diagnosis］』は多くの版を重ねた。彼は医学生に教える際の事例的方法を完成させ，[19] 1909年にマサチューセッツ総合病院で臨床病理学カンファレンス

＊1　1825年 – 1895年。イギリス人の動物学者，哲学者。医学を学んだ後に動物学に転じた。ダーウィンの進化論を知り，強く支持した。『進化と倫理［Evolution and Ethics］』（1893年）。

＊2　アメリカ人の医師，哲学者，教育者。初めハーバード大学で哲学を学び，後に医学に進んだ。医師の仕事を，経験的知識と霊的信仰の統合と見なした。

を開設した。カボットは，世紀の変わり目にアメリカ医学が経験している変化に鋭敏だったので，それらの点について熟考した。すなわち治療が病院に移行すること，患者のケアのためにソーシャルワークなどの補助的職業を用いること，そして病気を理解する上での科学の真価を高めること，などである。[20]

カボット医師は自分自身を尊敬すべき道徳哲学者へと変えた。彼は，ジョサイア・ロイス，アーネスト・ホッキング，ラルフ・バートン・ペリーのような著名な哲学者たちの友人として，広範囲の書物を読み，自己の反省を体系的な倫理へと形作った。彼の哲学的な主著『正しさと誤りの意味［*The Meaning of Right and Wrong*］』の中で，彼は「合意，欲求，必要」を「倫理の材料」として分析し，「われわれすべての包括的な必要とは成長であり，私はこれによって人生における信頼に足る目標の細目を満たしうると思う」と主張した。彼は，「正しい欲求，契約，計画とは，われわれの必要の内に現われる現実によって支配されているものであり，誤った欲求，契約，行為とは，自己欺瞞によってわれわれの必要と現実から逸脱しているものである」[21]と議論した。カボットは有能な素人の哲学者であることに加えて，「愛情を捧げること」のように一般のキリスト教徒の人生や，病人に仕える牧師の義務について著述するほどの敬虔なキリスト教徒であった。[22]しかし哲学者やキリスト教徒の立場を貫きながらも，特に彼は発展する医学世界における医療倫理についての現代的な見方を形作った。医学史家のチェスター・バーンズは，同世界におけるカボットの位置について以下のように叙述している。

> 19世紀の何でもやる一般開業医（法を守り，一つの職業協会の定めた規則に忠実な，本質的に善良なキリスト教徒の紳士）は，新しい専門的な医師のグループによって取って替わられた。……そのグループは，実験科学や，臨床的評価の手の込んだ方法や，臨床的治療のやり方に基礎を置いていた。……当時の他のどの医師にもまさって，リチャード・カボットは，職業的な善良さに対する新しい基礎の妥当性を論証した。……医師が日曜日に教会に通おうが，「星条旗」を知ろうが，ヒポクラテスの誓詞を誓ったり，あるいはアメリカ医師会の倫理綱領にある医師間の協議に関する指示を固守しようが，それらは職業的な正当性を判断

するための重要な基準ではなかった。〔カボットにとって〕重要なことは，医師が，特定の病気と，その原因，兆候，症状，経過，予後，治療についてよく理解しているか，そして各々の医師が，個々の患者の診察と治療において，この理解を用いるかどうかであった。⁽²³⁾

「病院における医師の倫理」と題する短い論文の中で，カボットは病院の枠組みにおいて，他の医師とともに働く現代の医師のもろもろの義務を列挙した。⁽²⁴⁾病院では患者の治療に携わる複数の医師，他のすべての専門職の間に，幅広い協力が必要とされる。患者の治療の正確な記録は保存され，分析がなされなければならない。医師に割り当てられる患者の数は，すべての患者に注意が行き届かないほど多数であってはならない。患者には自分の診断について情報が与えられるべきで，治療については主治医が患者に説明するべきである。患者は教育目的のために搾取されるべきではない。年長の医師は，本来自分たちがなすべき仕事を年下の同僚に割り当てたり，年下の同僚が行なった科学上の貢献を自分の手柄にしたりして，彼らを食い物にしてはならない。適切な治療法についての議論は委員会によって解決されるべきである。この倫理的義務のリストは，フッカーの論文とは著しく異なる。フッカー自身も治療のための科学的基礎を高く評価したが，彼の精神は大部分ヒポクラテスの礼儀の型に留まっていた。このリストは，「臨床能力(コンピテンス)の倫理」と呼ぶことのできる倫理を新たに創始することになった。⁽²⁵⁾

　古代から医師は，知識と技能を得ることが第一の義務であると教えられてきたが，医学史のほとんどの時期を通して，知識と技能を測定する方法として使えるものはほとんどなかった。ガレノスの論文を暗記して習熟していれば十分だった。19世紀の医学は，生理学，病理学，細菌学における発達を吸収し，治療結果を評価するために数量的方法を使うようになったので，知識と技能はより測定しやすくなった。〔選択肢の〕確率を比較考量することについてのフッカーの助言は，カボットの時代までにさらに実現可能なものとなっていた。カボット自身はマサチューセッツ総合病院で1000例の検死を連続して分析し，誤診が高確率で発生することを証明した。彼がこの分析結果と，後に行なわれた類似の研究を公表したことは，彼の同僚の多くを狼

狙させ，立腹させた。彼らはカボットを「一般開業医の誤りを公然と宣伝する」という倫理的な違反をしたとして訴えた(26)。しかしカボットにとっては，これこそが倫理なのであった。すなわち，道徳的な医療とは有能であることであり，無能な医療は非倫理的だったのである。臨床能力(コンピテンス)が医療倫理の中心へと移っていった。

カボット医師の見解では，臨床能力(コンピテンス)は冷たい計算高い技能ではなかった。それは科学の専門知識だけを含むのではなく，患者の個人的，社会的な必要性の評価をも含むのである。ハーバード大学の彼の若い同僚フランシス・W. ピーボディー医師と同じように，カボット医師は，「臨床医の本質的な諸性質の一つは，人間性に対する関心である。というのは，患者の治療の秘訣は，患者のための治療にあるからである」(27)ということを理解して教えていた。彼は，今日われわれが医師の「人間的な」諸性質と呼ぶものを，臨床能力(コンピテンス)の単なる装飾品としてではなく，それに固有のものとして認識していた。哲学に対する彼の初期の冒険的著作『人間は何によって生きるか[*What Men Live by*]』において，カボットは基礎的な諸価値について反省するように促された。彼はこれらの諸価値を，仕事，遊び，愛，そして崇拝として叙述したが，彼はこうした考察を「マサチューセッツ総合病院の一般診療科を通して私自身が経験した，古来からある厳しい諸問題」を思い起こすことによって行なったのである。苦悩する人や病気の人を扱う場合には，「誰かが各々の苦しむ人の愛情を勝ち得て，過去を洞察し，未来をより良く導かなければならない」(28)。

カボット医師は『医師の訓練と報酬(29)[*Training and Rewards of the Physician*]』において，通常「医療の人間的な側面」が医学教育から見捨てられていると不満を述べている。そうした人間的側面とは，「人間が多かれ少なかれ病気の器官を持つのと同様に，精神，愛情，才能，悪徳，良い習慣や悪い習慣を持つ存在として人間を理解し，そうした人間を治療するための備えをすること」(30)である。経験ある医師を注意深く観察したり，「人間喜劇(ラ・コメディ・ユメンヌ)[la comédie humaine]」*1を描く優れた文学作品を読むことによって，彼は医学生たちにこの「精神的な備え」を進めるように促した。人間

＊1 「人間喜劇」は，フランスの一般社会を描いた，バルザック（1799年－1850年）の小説群の総題。『幻滅』『従妹ベット』『従兄ポンス』などがある。

の状況をよく洞察することは，患者の診断と治療において計り知れない助けとなる。それに加えて，患者は医師に対して「出血している傷と同じほど切迫した，人生の大きな問題を投げかける。……たとえ1週間といえども医師の日常的な業務だけで過ぎさることはない。医師は，形而上学と宗教のもっとも深遠な諸問題の一つかそれ以上について相談されるのである。それは思索上の難問としてでなく，人間の苦悩の一部としてである。このような仕方で患者を助ける機会が与えられることは，医学の偉大な報酬の一つである」(31)。
　カボット医師は，医療において真実を告知することに関する長い議論の中で率直な立場を採った。医師としての経歴の早い時期に，彼はその論題について論文を書き，倫理学の教授としての経歴の晩期に，彼は正直さに関するまとまった本を書いた。彼は著書『正直さ［*Honesty*］』を次の言葉で始めている。「少なくとも半世紀の間，私は正直さを大変興味深いテーマと見なしてきた。正直さは，食物や住まいに次いで，われわれのもっとも大きな必要の一つだと思われる。……しかし，われわれは自分たちの間で正直さをこの上なく重んじるようには行動していない。私は医療と社会福祉における不正直さの黙認の程度に驚かされてきた」(32)。1903年の論文「医学における真実と嘘」の中で，彼は，一般に広がっている倫理観とは反対に，患者は診断，予後，治療について真実を告げられるべきであると主張した。彼は，科学的方法によって感銘を受けた者から人が期待するように，正直な告知の結果とごまかした場合の結果をできるだけ厳しく比較した上で，「形而上学的分析」によってではなく，実験的方法によってこのテーマを議論することになるだろうと述べて論文を始めている。彼は，臨床医としての自分の経験と，他の臨床医の経験を証拠として引き合いに出しながら，「私は嘘が善よりも大きな害を与えなかった事例を見たことがない」ことを証明しようとした(33)。真実を告げることは，医師-患者間の理解と信頼を高める。真実を告げることは「職業的倫理」の事項であり，したがって臨床能力(コンピテンス)に固有のものであると，カボット医師は述べた(34)。
　真実を告げることの議論は，20世紀の最初の数十年にわたって続いた。1927年，医療倫理に関する著述の多いジョゼフ・コリンズ医師*1が，『月刊誌

＊1　1866年-1950年。アメリカ人の神経科医。ニューヨーク神経学会の創設者の一人。

ハーパー』の中で,「医師は真実を告げるべきか」という論文を発表している。「治療を長く行なえば行なうほど,私はすべての医師は嘘をつくことを優れた技術として磨くべきであると,ますます深く確信するようになった。しかし嘘をつくことにも多くの多様性がある」と彼は書いている。リチャード・カボットとは対照的に,彼は真実がしばしば害を引き起こすと主張した。彼はカボットが挙げた例を否定するような個人的な例を証拠として挙げている。偽りが真実よりも患者の福祉に貢献する場合には,医師は,決定を下すための功利主義的計算をできるだけ誠実に行なわなければならないとコリンズ医師は言った。フッカーがパーシバルと,そしてパーシバルがギズボーンとしたように,コリンズはカボットと論争した。これらのすべての人々にとって逸話が試金石であった。カボット医師は,自分の立場は科学的実験に基づくと主張したが,彼の研究はよく組織された複数の逸話から成り立っていた。

　リチャード・カボットは,自らの本格的な道徳哲学に対する献身的態度にも関わらず,哲学的倫理と医療実務を一緒にして論じることはほとんどなかった。彼は一度も医療倫理の体系的な研究書を書くことはなかった。臨床能力(コンピテンス)を道徳的命法として頑固に主張したことと,真実の告知へのかなり目新しい方法を除いては,さまざまな倫理的問題に関する彼の取り扱い方は,むしろ行き当たりばったりであった。彼は人工妊娠中絶,避妊,安楽死といった話題に触れているが,それらをこれまでの型にはまった見解以上のものとはしなかった。彼は,礼儀正しさ,忠実,忍耐といった医師の礼儀に関する伝統的な諸性質を強調し,これらの性質は,道徳的な人間性を備えた上司の立場にある医師から感化を受けることによってもっとも身につくと信じていた。彼は当時の標準的な父親的温情主義(パターナリズム)の倫理と矛盾することはほとんど何も述べていない。それでもカボットは,科学的医学が堅固な足場を取り,医師の最大の道徳的義務は患者の利益のためにその科学的医学に熟達することであると主張することが妥当と見なされる,アメリカ医学における重要な転換点にいたのである。

　アメリカとイギリスの医学界でもっとも賞賛されていた医師である,ウイリアム・オスラー*1（1849年－1919年）は,医療倫理についてわずかのこと

しか述べていない。もちろん彼は医学的な臨床能力(コンピテンス)の不変の擁護者であり，多くの著書の中で，医師はどのように生活し，学び，患者を治療するべきかについて賢明な忠告を与えている。しかしながら，彼は単純な規則に満足していたので，高い倫理原則にまでレベルを上げることはめったになかった。彼は以下のように述べている。

> 私は三つの個人的な理想を持っている。一つは，その日の仕事をよくこなし，明日のことを思い煩わないこと。……二つ目の理想は，職業上の仲間や私の治療に委ねられた患者に対して，私にできる範囲で黄金律を行なうことである。そして三つ目は，謙遜をもって成功に処し，誇ることなく友人に愛情を持ち，悲しみや悲嘆の日が来るときでも，一人の人間としてふさわしい勇気をもって事に当たる用意ができる「平静心」という手だてを培うことである。(39)

オスラーの倫理的な教えは「付随的意見［obiter dicta］」であったにも関わらず，彼の人格と名声のゆえに，彼は何世代にもわたって倫理的な崇拝の的となった。彼が何より誇りとしたのは，自分自身が「平静心［equanimity］」と呼ぶ特質であった。すなわち，「落ち着き，……いかなる状況の下でも精神の冷静さと威厳を保つこと，嵐の中での静けさ，重大な危険の瞬間における判断の明晰さ，不動，平然さ，そして古い言い方では，沈着さである。たとえしばしば誤解されようとも，それが一般の人々にもっとも評価される特質なのである」。オスラーの演説は，1889年にペンシルバニア大学医学部の卒業生クラスに対して行なわれたものであるが，『平静の心［*Aequanimitas*］』(アエクアニミタス)という題名の小さな本にまとめられ，何十年にもわたって医学部卒業生への人気のある贈り物となった。この演説が，20世紀初頭のイギリス系アメリカ人の医師の型を定めることになった。その型とは，落ち着き，思いやり，平静，注意深さから成り立つものである。こうして，オスラーの名声による後押しは，医師は仕事を「落ち着いて巧みに」行なうようにとの，ヒポクラ

＊1　カナダ人の医師。臨床医，病理学者，診断医，著述家。ペンシルバニア大学の臨床医学教授。「現代医学の父」と称えられた。

テスの助言に対する最大の支持となった。この「あらゆる時代でもっとも愛された医師」が例示した礼儀は、黄金律という義務論の中でもっとも単純なものと、「ヒポクラテスの『誓詞』という人間が書いたもっとも著名な文書の内で表現された高度な道徳的理想」に基礎を置くものだった。オスラーへの尊崇の念が正当であるにせよないにせよ、それは医療倫理の上にほとんど消えることのない一つの刻印を残した。すなわち、倫理とは、各人にとってのもっとも優れた教師が行なうことであるという見方である。倫理のこの「役割モデル」理論は、倫理とは特に困難な状況の下における倫理的責任の明晰化であるとする見方のゆえに弱まっていたが、医学界では絶大な人気を得たのである。そしてオスラー医師のイメージが消えるにつれ、彼の場所は、大陸を駆けめぐる尊敬すべき医学教授たちに取って代わられた。

1900年、ある出来事が、医師のイメージを憐れみ深い治療者から英雄へと変えた。ウォルター・リード、ジェームズ・キャロル、ジェシ・ラジア、アリスティド・アグラモンテという医師たちが、熱帯地方の住民を打ちのめしていた黄熱病の正確な原因を確定する研究計画を始めたのである。アメリカ軍医総監の後援のもとに、4人の医師は、キューバのケマドにキャンプを設定し、そこで疑わしい媒体の一つである蚊に刺されることに彼ら自身の身をさらしたのである（リード少佐を除く、彼はその地区から去っていた）。ラジア医師は感染し、まもなくして亡くなった。その後、実験者たちは、その都市に配置されている米軍兵士や地域住民の中からボランティアを募った。数か月としないうちに、蚊が刺すことによって病気を人から人へとうつすという決定的な証拠が発見された。彼らの発見は、その病気に冒された地域で公衆衛生を改善しようという大きな機運をもたらしたが、個人の英雄的行為であるとともに、科学的な成果であるとして広く歓呼して迎えられた。こうして実験者である医師は英雄的名声を得るに至ったのである。

その有名な出来事が、ある論点を倫理的な難問の海の中から海面へ浮かび上がらせた。すなわち、医学が享受していた科学的進歩は、人間の被験者を用いた多くの実験の結果であり、被験者のほとんどは患者で、知らされないことが非常に多く、不本意に研究の対象になっていたということである。長い伝統の中にも明確な指針はなかった。何世紀にもわたり、この

「実験[experimentum]」という単語はまさに，治療的な試みに対する名称であり，医師は普通「すべての治療は実験である」というウイリアム・オスラー先生の言葉を信じていた。現代の実験医学の時代の夜明けに，その先駆者の一人クロード・ベルナール*1は，「ある人の生命を救い，治療し，その人に何らかの個人的利益を与えることができる場合はいつでも，その人に実験を行なうのがわれわれの義務であり，権利である。それゆえ，医師の道徳と外科手術の道徳の原則は，たとえその結果が医科学に，すなわち他の人々の健康に大いに有益になりそうであったとしても，いかなる程度であれ，その人に害を加えるかもしれない実験であれば，決して行なってはならないということにある」と述べている。この高潔な倫理は，しばしば貧乏で無知な患者に非道な実験をしていた一部の医科学者たちに感銘を与えることはなかった。高い志を持つ研究者でさえ，瀕死の患者の中に臨床的材料を求めていた。彼らは瀕死の患者に対して侵襲的な研究をしても害を加えたことにはならないと判断したのである。この倫理基準の欠乏は，世界中の医科学が医学研究におけるナチスの犯罪的暴挙から衝撃を受けて，目覚めるまで続いた。このナチスの暴挙については後の章で述べられる。アメリカの医科学界でも同じように，子供，老人患者，貧しいアフリカ系アメリカ人が同意しないまま，害になる実験の被験者になっていたことが発覚し，そのことによって深刻な反省へと揺り動かされた。1960年代中頃になって初めて，人間を被験者にする研究を取り締まる明確な倫理が，これまでの長い伝統に補完された。(42)

チョンシー・D・リーク*2（1896年‐1978年）は，「医療倫理の長老」(43)と呼ばれた。リーク医師は栄誉に値したかもしれないが，長老のようなしかつめらしいところは少しもなかった。彼は科学者であるばかりでなく，詩人であり，劇作家でもあった。そして彼は自分の広大な知性の範囲内に入ってくるものなら何でも議論することを愛した。彼は薬理学者としての訓練を受け，1930年代にカリフォルニア大学医学部の彼のチームとともに，麻酔薬，モルヒネ拮抗薬，アンフェタミン［覚醒剤］についての重要な研究を行なった。

*1 1813年‐1878年。フランスの生理学者。『実験医学序説』(1865年)の著者として有名。「生理学の父」と呼ばれる。

*2 アメリカ人の薬理学者，倫理学者。ニュージャージー州出身。国際的な薬理学者で，医療倫理の発展にも貢献した。

彼は常に献身的な自己‐実験者，つまり場合によっては命を落としかねない，新しい化合物を試すための最初の「人間実験動物」になった。(44)この注意深く創造的な科学者は，また溢れんばかりの人文主義者でもあった。彼はいくつかの言語を話し，エジプト医学のパピルス写本版の本も出版した。(45)また並外れた幅広さの書物を読んだ。リーク医師はガルベストンにあるテキサス医科大学の学長を務めている間に，『あなたの注意を促す』と題する大判の週刊新聞を発行していた。これには科学，医学，歴史，哲学，伝記や，彼の注意を引いたあらゆる事柄に関する，20か30篇の著書や論文についての簡潔な論評が含まれていた。彼は，特に1930年代に科学の会合で頻繁に議題となった，科学と他の形式の知識との関係に関心を抱いていた。(46)

　チョンシー・リークの倫理学への関心は，彼の学究人生の早い時期に目覚めていた。プリンストン大学の彼の恩師，有名な道徳哲学者のウォーナー・ファイトは，「喜びを与えるうちとけた個人指導」を行ない，若いリークの熱心な精神を刺激した。(47)リークは，ウィスコンシン大学の薬理学の大学院生として，パーシバルの『医療倫理』を支持する誓いを立てて創立された，19世紀の秘密の医学協会である「アスクレピオスのカッパ・ラムダ協会」に関する研究を行なった。このことがきっかけになり彼はパーシバル自身の研究を始めることになった。彼は『アメリカ医師会雑誌［Journal of the American Medical Association］』に，パーシバルが医療倫理に対して与えた影響に関する論文を書いたが，彼は数年後にこの論文の方針に基づいて，アメリカの医療倫理に広い影響を与えたパーシバルの本を新しい版として改めて出版した。(48)

　チョンシー・リークは臨床医ではなかった。彼は絶えず医師たちと共同研究する医科学者であり，彼らのやり方に対する友好的な批評家だった。まったく奇妙な話だが，パーシバルに対するリークの関心は否定的なものだった。彼はこのマンチェスター出身の医師の著作をたいへん賞賛する一方で，パーシバルは医療倫理を初めから誤解していたのではないかと判断した。彼は（不公平にも今のわれわれには分かるのだが），パーシバルが倫理に関する哲学的文献を無視したこと，したがって「エミリー・ポスト[*1]が適切な職業的行為

＊1　1873年‐1960年。アメリカ人の著作家。エチケットについての著作活動を行なった。

に導く」といったたぐいの,「倫理」よりも「礼儀作法」を詳しく論じたことを批判した。リークは自らパーシバルの書物の改訂版を出版したが，その序論となる論文を次のように注意を述べることから始めている。「パーシバルによって導入された「医療倫理」という用語は，実際は誤称である。それは，良き趣味に関するギリシアの伝統と，パーシバル流の紳士らしさに基づきつつ，医師同士の職業的な関わり方を規制するために，医師集団の中で発達した礼儀作法の規則を主に示している……」。リークは，医療倫理はそれ以上のものでなければならない，つまり医療倫理は，医師が個々の患者や社会全体に対して行なう行為の究極の結果に関わるものでなければならないと主張した。礼儀作法と倫理の区別は，リークが考え出したものではない。この区別は，リークがW・H・S・ジョーンズの1924年の研究論文「医師の誓い」の中から見出したものである。⁽⁴⁹⁾しかしリークは，自分がその区別を普及させる役割の人間であると考えた。彼は第2版の序文の中で次のように述べている。「近年，医療の礼儀作法と，医療の重要な倫理の違いが，はっきりと認識されてきたように思われる。しかし50年前に，私はこの違いを強調する長い道のりを歩み始めた」。⁽⁵⁰⁾彼の見解によると，この誤りがアメリカの専門職倫理の見方に悪い影響を及ぼした。⁽⁵¹⁾

　リーク医師は，専門職倫理は道徳哲学を基礎として立て直されるべきだと主張する。自分が編集したパーシバルの改訂版が出た翌年に公表されたある論文の中で，彼は医学生に対する倫理学の理想的な教育課程の概略を描いた。その教育課程は，道徳哲学の主要な諸問題に関する三つの講義で始まるべきであるとする。すなわち，第1に，哲学部の教員によって与えられる講義，第2に，医療における倫理の歴史的概観を行なう講義，第3に，「医療倫理における実際の報告事例を，年長の経験があり尊敬されている医師の意見も聞きながら，学生たちと活発に議論する方法で，説明を加えながら論議する」講義である。⁽⁵²⁾

　リーク医師は，道徳哲学についてカトリック的な見解を持っていた。すなわち彼は人類史の中で，道徳的生活のための多くの異なる基礎が提起されてきたことを示すために,「倫理一般［ethics］」というよりも常に「特定の倫理［the ethics］」について語った。何年間もかかって，彼はこれらの倫理の長

いリストを作ったが，それは常に「偉大な主人である神を喜ばせること」(父権制や女性嫌いの源泉として，彼が喜んで反駁した神の命令の倫理)から始まるものだった。その長いリストは洗練されて，快楽主義，社会理想主義，調和主義，功利主義，プラグマティズム，生存の倫理などの短いリストになった。(53)しかしリークはこれらの倫理の背後に，道徳生活のもっと根本的な基礎を垣間見ていた。1939年7月3日，彼は，サンタ・クルーズ山脈のセコイヤ杉の木立の心地よい涼しさの中で，「デカルト的な解明」を経験した。彼はそこで，カリフォルニア大学サンフランシスコ校の同僚オットー・グーテンターク*1(彼も医療倫理に対する顕著な貢献者である)，およびアメリカ科学振興協会の会議の後に参加した他の数人の科学者と集まりを開いた。グーテンターク医師が，生命科学に対するドイツやフランスの哲学者の影響について話した後，全員で当時の学者たちの好む話題であった，倫理の生物的基礎に関する人気のある問いについて討論した。彼らの結論は，「個人間，または諸個人からなる集団間の関係が存続する確率は，その関係がお互いに満足できる程度にまで増加する」ということであった。この洞察がリークにすべての倫理に対する基礎を示したのである。(54)

　リークは医療倫理の一般的な話題や，この分野の特殊な諸問題について著述を続けた。彼はこれらの話題について，各人が自分の支持する倫理の立場に依拠しながら，どれほど異なる立場を採りうるかを示すという独特の仕方で，人体実験，臓器移植，血液透析，遺伝子操作について自らの見解を提供した。後年も，彼は医療や社会の事柄に関する絶え間ない，実り豊かな論評家であった。あるとき「ヒッピー主義」が，サンフランシスコ市のヘイト・アシュベリー地区にある彼の大学キャンパスに流行し，医学生の服装や生活様式にまで影響を与えて，彼を愕然とさせる出来事があったが，彼はこれに対して声高に反対した。1974年から1978年の彼が突然亡くなるまでの毎週火曜日の正午に，彼は食事中の学生たちからなる多くの聴衆に対して，「実践的な哲学，すなわち倫理学，論理学，美学」に関する講義を行なった。これらの講義は，科学や医学の世界と同じように，リーク医師の精神の中を楽

＊1　1900年‐1992年。ドイツ人の医師。ドイツの学問的医学の伝統をアメリカに伝えるとともに，医療倫理の世界的な指導者になった。

しみながら旅するようなものだった。『実践的な哲学［*Practical Philosophy*］』と題されたリーク医師の最後の本には，「倫理学のよくまとめられた30の理論」が記されていた。彼は「医療倫理に関心を示すどの哲学専門家も，自分の著作に注意を払わなかった」と不満を漏らした。

　チョンシー・リークはいくぶん風変わりではあるが，現代の医療倫理学に対する先見の明のある先駆者であった。1928年に彼はこう書いている。

> 　医療を行なう諸条件が変わることは，〔医療倫理を教える〕重要性が高まることである。グループ診療，健康保険，定期健康診断，およびさまざまな形態の公衆衛生の手段が，医師のものの見方を深く変えつつあることが明らかになっている。もし病気になった患者を治療するよりも，患者を健康な状態に保つ方が，医師にとって財政的な関心をひくならば，医師という専門職の基礎にある理想主義が自らを表現する良い機会になるだろう。なぜならば，現在の財政制度の楽観主義的な成り行きが，これからも継続するとは考えられないからである。

　書かれてから70年にもなるこれらの言葉は，管理医療，発症前遺伝子診断，ヒト免疫不全ウイルス［HIV］の倫理的な影響についての現在の関心事を先取りしていた。これらの問題を解決するには，礼儀作法より以上のものが必要である。さまざまな倫理のどれによって解決が提供されうるかは，リークが思い描いたように，現在の医療倫理における主要な問題であり続けている。

　リチャード・カボットは敬虔なキリスト教徒だった。チョンシー・リークは非好戦的な不可知論者だった。しかし2人はどちらも極めて倫理に関心を持ち，彼らの倫理的な立場に際立った違いはなかった。彼らは，成長を基本的に良いもの，カボットの言葉によると「人生における権威ある目的」と見なす，アメリカの伝統のうちに立っていた。カボット医師は，医師道徳に関する自分の見解の中に，自分自身の宗教的な献身的姿勢から来る強い論評を何も持ち込まなかった。もっとも彼は，病人を世話する牧師を教育するための書物『病人に対して聖職者としての務めを果たす方法［*The Art of Ministering to the Sick*］』を執筆する際に，牧師のラッセル・ディックス師と

共同作業を行なうということはあったが。$^{(57)}$しかし宗教と倫理の結びつきは医師道徳に影響を与え続けていた。たしかに 19 世紀の医師たちの宗教的,道徳的な熱意は,1920 年から 30 年代にアメリカを風靡した,科学的専門家主義と世俗主義の潮流に浸されるようになったが(しかしそれに溺れたわけではない)。今世紀半ばまでに,アメリカの医学は公式には不可知論になった。医学理論に対する神学的観念の影響は完全に消失した。つまり公然たる宗教的信仰は,医師の診察室から追放された。医師は患者の宗教的な忠誠や感情を尋ねることを避け,患者が医師の信仰について知ることはほとんどなくなった。治療においてさえ教義上の命令が尊ばれる,ローマ・カトリックや正統派ユダヤ教のような特定宗派が独占している孤立した地域を除いて,国家の諸都市には科学的医学という大聖堂が建てられたのだが,この大聖堂には宗教的信仰の明確な印となるものがなかった。

　同時に,これらの建物のホールには,教会へ行き,宗教を自分の人生における重要なものと考える多くの医師や患者たちが住んでいた。宗教が育んできた道徳についての関心は,道徳的諸問題について倫理的に推論したり分析する際の,明晰な表現に翻訳することができる。ローマ・カトリックの神学者たちには,この種の翻訳に携わる長い経験があった。アメリカでは,カトリックが後援する健康管理制度の割合がかなり増えてきたので,神学者は,カトリックの医師,看護師,聖職者および患者に,医学上の問題を教義的に正しく考えるための指針を与えた。これらの最初の一つとして,チャールズ・コッペン神父の『道徳原理と医療 —— 医療法学の基礎［*Moral Principles and Medical Practice: The Basis of Medical Jurisprudence*］』が 1897 年に出版された。コッペンは,人工妊娠中絶,優生学,安楽死,催眠術の治療的利用などの諸問題に関する倫理的議論や教会の教えを提示した。他の神学者たちも類似の著作を書いたが,1950 年代にジェラルド・ケリー神父が書いた権威のあるいくつかの小論文で頂点に達した。それらの著作のほとんどは,1948 年にカトリック病院協会［Catholic Hospital Association］によって採択された「倫理的および宗教的命令［Ethical and Religious Directives］」に関する注釈がほとんどだった。$^{(58)}$たとえこれらの著作が特定の教義上の見解を反映しているにせよ,その倫理的分析は,より幅広い層に訴える力のある理性的な

用語によって表現されることが多かった。第4章に述べられたように,「通常の」と「特別の」のような中世に起源をもつ区別は,医師 ── カトリック,プロテスタントおよびユダヤ教徒の ── が,複雑な道徳的問いを理解する助けになった。

　カトリック外の世界では,医療道徳の問題を,宗教倫理の見解と用語を用いて分析することは広まらなかったが,関心はしだいに大きくなった。カボットとディックスが『病人に対して聖職者としての務めを果たす方法』を出版したのと同じ年に,ジョージ・ジャコビー医師は,『医師・牧師・患者 ── 牧師が関わる医療上の諸問題 [Physician, Pastor and Patient. Problems in Pastoral Medicine]』を書いた[59]。特定の宗派に基づかないこの本は,すべての牧師,医師,患者が啓発的理解を求める諸問題について議論した。すなわち人工妊娠中絶,避妊,自殺,離婚,不妊手術,性教育,安楽死,職業上の守秘義務,そして「精神的に恵まれない人」の扱い方である。どの章でもさまざまな議論が展開され,調停的な保守主義の立場が支持された。

　ハーバード大学神学部長ウィラード・スペリー[*1]は,この成長する分野の文献に貢献した。彼の著書『医療の倫理的基礎 [The Ethical Basis for Medical Practice]』は,マサチューセッツ総合病院の医療主任ジェームズ・ミーンズ医師から招待を受けた結果として生まれたものである[60]。ミーンズはスペリー学部長に医療スタッフに話をしてくれるように依頼した。ミーンズは,彼と同僚と病院役員は,医学というよりもむしろ道徳哲学の領域にある諸問題に遭遇したのだと説明した。ミーンズ医師はスペリー学部長に,一つの典型的な症例を届けた。それは,マサチューセッツ総合病院のRhマイナスの血液供給量を使い尽くしかねない深刻な出血に見舞われた,助かる見込みのない患者の症例である。スペリーは彼の本の三つの章でその症例について議論して,アメリカ医師会の倫理綱領にあるとおり,患者の治療は個人の重要性に基づいて行なわれるべきだと結論づけている。患者にできることがほとんどか,まったくないと分かっているときでも,医師は患者のそばにいなければならない。スペリーは希少資源の配分の問題に取り組んだことは一度もない

＊1　1882年‐1954年。アメリカ人の神学者,牧師。長らくハーバード大学神学部の学部長の職にあった。

し，患者自身の好みを聞いたこともない。彼は，医師集団の伝統的な諸価値が，適切な導きを与えてくれると感じている。しかしながら，ミーンズ医師は彼の序文の中で，スペリー学部長は医師集団に対する見方の点で寛大すぎるかもしれないと述べている。医学史家のハワード・ヴァンダープールは，先駆者としてのスペリーの貢献についてこう言っている。「スペリーの本は，1940年代後半から50年代の多くの良心的な医師の諸価値を代表している。なぜなら，医師道徳に関する彼の見解は，これらの医師と同じく，誓うことや，額面どおりの倫理綱領に基づいているからである。彼は，医師が個々の内にある良心，すなわち善悪の感覚に基づく最高度の専門職の基準にしたがって医療を行なうと信じている」(61)。それでも弱い意味で，スペリー学部長は，医療倫理分野の文献における開拓者の一人だった。すなわち彼は，医師たちのほとんど排他的な領域であったこの分野の文献に貢献した，医師ではない最初の人間の一人であり，最初の神学者の一人だった。

　スペリーがマサチューセッツ総合病院の医療スタッフに講義をしていたのとほぼ同じ頃，チャールズ川の対岸では，ジョセフ・フレッチャー*¹が，「生命倫理学」(バイオエシックス)として知られることになる新しい医療倫理について，神学者として初の主要な貢献となる講義を行なっていた。フレッチャーはケンブリッジにある米国聖公会の神学校で道徳神学の教授をしていたが，1949年にハーバード大学でローウェル講義を行なうために招かれていた。彼は，それ以前には医療における道徳問題に取り組んだことはなかったが（彼は社会正義の問題に深く関わっていた），医療倫理は道徳学者に無視されてきたと信じ，医療における良心上の諸問題に熱心に注意を払った。彼の講義は，医療倫理の伝統的な話題を扱うものだった。すなわち，医師から真実を知らされる患者の権利，避妊，不妊手術，安楽死，そして比較的新しい問題である人工授精といった話題である。フレッチャーは，専門職としての医師が書いた文献や，これらの問題に取り組んだ神学者の一集団であるローマ・カトリックの文献から抽出した，これらの問題に関する伝統的な諸見解を概説したのである。話題は比較的伝統的なものであるが，フレッチャーはそれらに革命

＊1　1905年‐1991年。アメリカ人の神学者，倫理学者。「状況倫理」を提唱した。生命倫理学の開拓者の一人。

的な転回を与えた。すなわち，彼はこれらの問題すべてにおいて何をすべきかを決める権利があるのは，患者であると断言したのである。患者の身体と精神に対して権威を持つ者は，医師でも教会でもなかった。彼は次のように述べている。

> われわれは，避妊薬を用い，匿名の提供者から人工授精を求め，不妊手術を受け，医学の能力のある安楽死の提供者から慈悲深い死を受ける，人間の諸権利（ただし一定の諸条件を満たすことが求められる）を支持する倫理的論拠を，道理にかなうかたちで弁護しようと思う。(62)

医師の義務から，患者の権利へのこの権威の移行は，新しい医療倫理への劇的で，決定的な動きだった。ローウェル講義の後20年ほどして現われる生命倫理学は，患者の自律［autonomy］の概念を中心にして組み立てられた。新しい医療倫理に対するフレッチャーの貢献は，種子としての役割だったのであり，次の30年間，彼はそれらの話題のほとんどについて精力的に著述活動を行なった。フレッチャーは，神学教授からバージニア大学の医療倫理学教授へと自らを変貌させたが，医学界では幅広い人気があった。(63)

医師たちは，科学的に命じられるさまざまな義務の評価によって形作られ，患者の道徳的または信仰上の生活について口うるさく詮索しない，専門家としての外的人格を身につけるようになっていた。ヒポクラテスの著作に描かれ，その後何世紀も繰り返された古典的な礼儀は，道徳的中立性を加味すれば，まだアメリカの医師には都合がよかった。控えめで清潔な服装についての伝統的な訓戒は，白衣を採用することによって満たされた。医学史家ジェームズ・C・ウォートンに言わせれば，白衣は，医師が科学に対する献身の証とするために，実験室から借りてきたものにすぎない。(64)医師専門職の義務論は，受託者責任［fiduciary responsibility］の概念，つまりすべての専門職に対して自分自身の利益より顧客の利益に尽くすことを要求する，慣習法によって形成された概念にまで縮減された。受託者責任の概念は，医師と同じように，法律家，建築家，会計士にも適用される。しかしその概念と，援助し害を加えるなというヒポクラテスの命令が表面的に類似してい

第7章　アメリカの医学

るために，現代の医療義務論における第一原理として用いることを許された。例外のない規則として多くの医師の心の中にある，別のほとんど唯一の義務論的原理は，秘密の保持だった。

　なかなか霧散して消えてしまうことのないもう一つの古い義務論の規則は，貧しい病人に無料で医療を提供する義務だった。長い伝統，特に中世時代の伝統はこの義務を主張してきた。アメリカ医師会の倫理綱領の第1版，第2版は，「医師の職業以上に，その構成員が慈善的サービスを寛大に施す職業は存在しない……」と言って，それを当然のこととして認めた。1912年の改訂版は，「患者の貧困と医師に共通の職業上の責務のゆえに，医師は無償のサービスを提供しなければならない」と述べて，その義務を明確にした。1957年の改訂版は，黙ってこの義務を省略している。多くの良心的な医師たちは，彼らの仕事の中にこの義務を組み入れた。もっとも名声ある方法としては，その義務は，医師が臨床研修期間中の医学生を無償で指導することによって果たされた。あまり名声があるわけではない方法としては，強いるのが難しいと分かっている患者に，医師はしばしば報酬なしですました。医師の何人かは公立の病院に毎週一日賃金なしで勤めた。しかしながら，貧しさのせいで医師に近づくことさえできない，たくさんの潜在的な患者たちにはあまり関心が払われていなかった。第2次大戦後に健康保険が一般的になり，1960年代に低所得者医療保障制度［Medicaid］や老人医療保障制度［Medicare］が導入されたとき，慈善的医療はなくなり，貧しい人に無料の医療を行なうという古来からの義務論は医師の倫理から消えていった。

　義務論の他のわずかな残滓は，アメリカ医師会の倫理綱領の中に見つけることができるだろう。しかし倫理綱領がたえず改訂されるにつれて，それらの義務論的な要素はしだいに弱くなっていった。1847年の広範囲に及ぶパーシバル流の倫理綱領は，1903年に『医療倫理の諸原則［*Principles of Medical Ethics*］』という新しい名のもとに改訂された。それは1912年に再改訂され，どの改訂版もより簡潔になり，修辞的な表現は少なくなっていった。1903年ラッシュ医師による患者の義務の項目は，非正規の医師との協議を厳格に制限する文章とともに消えてなくなった。1957年の大きな改訂では，『諸原則』は，すべての義務論的な倫理綱領のモデルとなったモーセ

の十戒を思い出させる，10個の簡潔な言明にまで削ぎ落とされた。短くされた『諸原則』の最初の言明は，受託者責任の理論をいくぶん修辞的に表現したものだった。すなわち，「医師は，各々の人に精一杯のサービスと献身を尽くすことにより，治療を委ねた人々への信頼に値しなければない」(67)というものである。もっとも一般的な言葉で表現すれば，『諸原則』は医師たちに対して，患者の権利を尊重し，自分自身の技術を向上させ，医師専門職の規律を受け入れ，必要があれば医師間で協議し，守秘義務を守り，良き市民であるように促すものである。『諸原則』はまた，医師が自分自身の独立した医学的判断が制限されることが予想される状況下で業務を行なうことや，サービスの報酬以外に職業上の収入を得ることを禁止した。『諸原則』は義務論の遺物である。すなわち，それらは医師に一定の仕方で行為することを命じたり，避けさせたりする半・命令的，格言的な形式で述べられている。しかし序文で「最高の道徳基準」と述べられているにもかかわらず，『諸原則』は「法律ではなく，医師がそれによって自らの行為の妥当性を決定することのできる基準」であることは明らかである。この但し書きは，義務の強制力を義務論から取り去り，10の命令を10の勧告にしてしまう。1980年に『諸原則』は再び改訂された。その目的は，「言葉を最新のものにし，性別への言及をなくし，職業上の基準とその時代の法律上の基準の間の，適切かつ合理的な均衡をはかるため」(68)であった。そうした均衡をはかるためには，悪名高い「排他的教理」の項目*1と，取引の制限を禁じる連邦法に矛盾すると思われるもう一つの原則を除去する必要があった。こうして10の原則は七つに減らされた。

　医学の騒がしい政治倫理(ポリティック・エシックス)は，静穏な状態に落ち着いた。医師間の協議と競争の戦いは終わりを迎えた。医療の市場は，新しい諸々の専門分野に配分されつつあった。州の免許法は再び実効力を持つようになり，専門家としての資格証明書が現われつつあった。病院は大部分が医療スタッフによって支配され，契約診療やグループ診療は稀な例外になった。とりわけ20世紀の医師たちは，19世紀の先人が欲しがっていた社会的地位や社会的権威を手に入れた。そうした社会的地位とともに収入が引き上げられた。20世紀半ば

---

*1　アメリカ医師会の倫理綱領が作られるきっかけになった，特異な医学理論に基づく非正規の治療を排除する条項のこと。

までに，1918年に書かれたカボット医師の次の言葉はもはや真実ではなかった。「医師が期待してはならない報酬の中に富がある……。私は医学で生計を立てることのできない医師をほとんど知らないが，快適な収入を得る人も同じようにほとんどいない」。わずか20-30年の間にアメリカの医師は，適度の収入のある中流階級の堅実な一員から，高所得の上流階級へと移動した。政治倫理（ポリティック・エシックス）の諸目的，すなわち，医学を公的な尊敬に値し，社会における権威を要求し，そして良い生活を保障する職業へと組織することは，成し遂げられたように思われた。

今や科学のオーラに覆われている職業上の礼儀は，医師が親切で，責任があり，有能であることを人々に納得させるまでになった。受託者責任の義務論は，人々の信頼を起こさせた。一般にアメリカの人気文学は，ヨーロッパの苦々しい諷刺文学よりも医師を親切な仕方で扱った。アメリカの医師たちはしばしば道徳的英雄として描かれた。1925年のシンクレア・ルイスの小説『アロースミス [*Arrowsmith*]』は，医師たちの無知と金銭ずくを批判する一方で，科学的な立身出世の道と，貧しい人への治療との間で引き裂かれた理想主義的な若い医師を賞賛した。1933年から34年にブロードウェイでヒットした二つの演劇，『白衣の男 [Men in White]』と『黄熱病 [Yellow Jack]』は，アメリカ人の医師を「アメリカ国民への奉仕の点で，独立心，誠実さ，献身，そして愛国心の美徳をさえ体現する」者として描いた。またキルデア医師は，1936年の短編物語に初めて現われ，その後人気映画に，最後にはテレビのシリーズものに登場した［架空の］人物であるが，彼は何百万人もの自称の患者に愛される，有能で利他的な医師だった。そしてその優しいキリスト教徒の医師は，国民全員の家庭医だった。

そして今世紀の半ば，礼儀，義務論，政治倫理（ポリティック・エシックス）としての医療倫理は，落ち着きを得たように思われた。諸々の原則と義務は知れわたり，認められた。職業上の美徳は受け入れられ，ときに誠実に，ときに実用主義的に実行された。一方で，疑いもなく，医師集団の中には詐欺師，悪党，食わせ者

　＊1　主人公のアロースミスは，理想主義的で世間知らずの医学者。自らの失敗や社会との葛藤に苦しみつつも，理想を求めて成長する。
　＊2　ジェームズ・キルデアは架空の人物。1930年代後半以降のアメリカ映画のシリーズの主人公。後にラジオや，テレビのドラマがシリーズ化された。

もいた。暴利をむさぼる人を演じる程度の倫理しかない医師たちもいた。しかしこれらの人は大多数の医師集団の揺るぎない評判の後ろに隠されていた。社会における医学の地位は堅固になった。医療倫理は講義や教育課程においてというより，先輩の模範によって若い医師たちに伝えられた。明らかに，この落ち着いた状況のゆえに問題はほとんどないかのように思われた。医療倫理はアメリカの医学界で一種の澱みのようになった。しかしながら，諸々の出来事が，医療倫理を注目の的へと駆り立てることになったのである。

第8章
倫理的な出来事の年代記
——1940年代から1980年代まで——

　比較的平穏であった医療倫理の伝統は，第2次世界大戦後の何十年かの間にかき乱された。生物医学は，20世紀前半の期間着実に進歩してきたが，第2次世界大戦中，急激に前進することになった。1941年，フランクリン・D・ルーズベルト大統領は，医学研究委員会［Committee on Medical Research］（CMR）を設立した。この委員会に課された任務は，より効率の良い軍事医療を得るために，国中の医科学者の研究業務を統合することであった。医学研究委員会の後援を受けた研究は，それに先立つ何十年かの進歩を取りまとめ，医科学者たちに病気の予防，診断，治療の革新に取り組むように素早く指示を出した。感染症，戦場での負傷などの，軍隊を苦しめていた病気が関心の中心であった。この強烈な研究が，溢れんばかりに医学のあらゆる分野に流れ込んだ。1945年から1965年までの間に，抗生物質，抗高血圧薬，抗精神病薬，抗がん剤が，一般の医療でも利用されるようになってきた。外科手術は心臓や脳にまで踏み込んだ。臓器移植が開始された。生命維持装置，人工透析装置，ペースメーカー，人工呼吸器が発明された。医師の手元に，病や死と戦うために，医学がこれまで持っていた中でもっとも強力な武器がやって来た。しかしながら，それらの武器は純粋に祝福すべきものではなか

った。患者は，生体レベルが低下した状態で生き続けることがあった。抗生物質であれ，人工透析装置であれ，希少な技術資源をどのように適用するかは，苦しみの種となった。解答を得ようする科学研究は，研究者に患者を実験台に変えるように圧力をかけた。人間の出産を制御する生殖と遺伝に関する生物学に対する洞察は，優生学の恐怖を生み出すことにもなった。ベッドサイドに機械が置かれ，医療がますます複雑になることによって，医師の仕事はより効率的になったが，しかし医師と患者の間の親しい信頼関係は覆い隠されてしまった。

　医学の奇跡が持つ不明瞭な性質は，思慮深い科学者たちの脳裏から消えることはなかった。1950年代，この困惑させる問題を検討するために，科学や医学の会合がしばしば設けられた。それらの会議の一つは次の声明によって始まった。「世界は，核の力の出現に対して，社会的，政治的，倫理的な面での準備ができていなかった。いま生物学研究は，「自然な過程」に介入する諸々の方法を作ったり，その見通しを与えることによって沸き立っている。しかしこの介入は，われわれが尊重している人間生活のあらゆる局面を破壊したり，変更するかもしれないのである。われわれが住むこの世界のすべての見識ある人間一人一人が，現在の，そして差し迫った諸々の可能性について考慮することが必要である[1]」。

　今から述べる一連の出来事が学者たちの問いを劇的に表現し，医学倫理の伝統をその限界にまで押しやった。ここでこれらの出来事のいくつかを，見出しの形で，短いニュース記事とともに年代順に記載する。これらの見出しは適切なものである。なぜならば，それらの出来事が起こったとき，実際にそれらの見出しで報じられたからである。しかしニュースの記事は，批判，論評，分析という幅広い論議にまで及んでいる。この論議のいくつかは科学者と医師が考え出したものである。しかしもっと多くの論議は，哲学者，神学者，法学者及び社会科学者の仕事であった。この論議のいくらかは保健政策，保健法のうちに翻訳され，しばしば保健活動や保健制度を変化させた。そしてこの論議は，「生命倫理学［bioethics］」（バイオエシックス）と呼ばれるようになる，新しい医療倫理へと至ることになった。[2]

1947年8月19日：ニュルンベルク裁判所における医師に対する裁判

　1947年8月19日，ドイツのニュルンベルクで，「医学の名のもとに犯された殺人，拷問，およびその他の残虐行為」の罪で告訴された，20人のナチス医師と3人の医療行政官が，戦争裁判所の主任判事が読む判決を聞くために法廷に立った。この戦争裁判所は，ナチスの戦争犯罪者を裁くために戦勝連合国によって召集されたものである。これらの被告人は，いやがる犠牲者に対して，漠然と「科学的実験」と称して，彼らに死，身体損傷，または身体障害を生じさせることになった医学的処置を施した罪で告発されていたのである。被告人の9人が長期の懲役刑を，そして7人が絞首刑による死を宣告された。

　裁判所の判決は，証拠が示すところによると，「第2次世界大戦の勃発以来，犯罪的な医学実験が，戦争捕虜，ならびにユダヤ人と「非社会的な」人々を含む一般市民の，両方の非ドイツ人に対して，ドイツと占領諸国家において大規模に行なわれた」と断定した。裁判所は，「一定のタイプの医学実験は，……一般的に医師の倫理に合致する」ことを認めた上で，さらに「道徳的，社会的，法的諸概念を満たすために遵守されなければならない基礎となる諸原則」の輪郭を描いた。これらの10個の論点は，ニュルンベルク綱領 [Nuremberg Code] として知られるようになった。[3]

　綱領の最初の言葉は，次のように述べられている。「人間被験者の自発的同意が絶対に不可欠である。これは，それに関係する人が，……暴力，詐欺，策略，強制，誇張，あるいは，他のあらゆる形態の表面には現われない拘束や威圧を受けることなく，自由な選択の能力を行使できる状態になければならないことを意味する」。形式的な法律の言葉は，これらの実験被験者が，自由や尊厳をすべて剥ぎ取られて，科学研究の装いの下で切断され，殺された強制収容所の恐怖を覆い隠してしまう。2番目の規範，「実験は社会の善のために実り豊かな結果を与えるようなものであるべきである」は，研究をイデオロギーの目標にではなく，人間の善に向けるものである。後に続く諸原則は，動物実験を先に行なうこと，不必要な身体的・精神的苦しみや損傷

を避けること，死や身体障害となる損傷が生じないという保証，科学的に資格のある研究者が行なうことを要求している。研究者は，有害な実験を止める義務を持ち，そして被験者は，いかなる実験からも退く権利を持っている。

「科学研究の装いの下でなされた犯罪」は，検察側の摘要がナチスの人体実験を描写したように，それらすべての原則を侵害した。高所研究では，犠牲者が死ぬまで，彼らから酸素を奪った。人々は死ぬまでゆっくりと凍らされた。1000人以上の人々がマラリアに感染させられ，さまざまな実験的な薬で治療された。その結果，多く人が病気で死に，他の多くの人も薬の合併症で死んだ。ワクチンを開発する研究において，人々は黄疸，チフス，コレラ，天然痘，そしてジフテリアに感染させられた。戦闘での負傷の模擬実験が行なわれ，人為的に感染させられて，その後ランダムにスルファニルアミドによる治療か，非処置のどちらかを選択した。またある人々は，何人かが塩分のない水を飲まされ，他の人々はヨウ素中毒の兆候が現われるまで塩水を飲まされる，という研究に割り当てられた。さまざまな毒素が致死的効果を観察するために投与された。広範囲にわたる住民を不妊化するためのもっとも効率的な方法を決めるために，男性と女性が種々の方法で不妊にされた。逮捕を免れたもっとも悪名高いナチスの医師，ヨーゼフ・メンゲレは，特に双子の遺伝研究に関心を持っていた。彼は強制収容所から双子の子供たちを集めて，彼らの身体の特徴を測定し，血液の交差循環を行ない，生殖器と他の器官を移植して，「人工のシャム双生児」さえ作った。彼はまた自分で集めた双子の集団を薬の比較研究のために使い，まず一方の子供に感染させ，それから検死研究のために両方ともに殺した[4]。実験の大部分は軍事医学における急を要する問題を解決するために計画されたものだが，若干の研究，特にメンゲレ医師の研究は，人種差別主義と擬似科学的な優生学を動因とするものだった。

アメリカ人の医師，アンドリュー・C・アイヴィー博士[*1]は，検察側の医学専門家の役を務めるためにアメリカ医師会によって選ばれたが，彼はニュルンベルク綱領の文言に作成にあたって大きな役割を果たした。アイヴィー

＊1　1893年‐1978年。アメリカの生理学者。大学で研究を続ける傍ら，海軍医学研究所の研究主事（1942年‐1943年）などを務めた。アメリカ生理学会会長（1939年‐1941年）。

博士は，自分自身の法廷発表のための準備メモの中で，「人体実験の規則は，これまでに慣習，社会的慣例，そして医療行為の倫理によって十分に確立されてきた」と述べている。彼は次いで，倫理綱領の裁判官用の版で用いられたすべての諸規定を，確立された規則として枚挙している。(5)

　ニュルンベルク医師裁判は，医学倫理の長い伝統に対する重大な挑戦を先取りするものだった。ヒポクラテスの『誓詞』は実験について言及していない。しかし伝統は明確に，治療を受けるために医師を求める者を害するべきではないと宣言していた。『誓詞』はもっと限定して「あらゆる故意による不正と加害を行ないません」とする。医師は確かに歴史を通じて，効果がなかったり，破壊的ですらある治療法によって多くの害を与えてきた。しかし彼らは決して「故意に」害してはいないと考えられるべきだった。つまり彼らは，害を避ける方法や，どんな害に対しても健康という利益との均衡を図る方法を知るための，知識と技能を持っていなければならないのである。医師が，すべての治療は実験であり，それゆえ医師は注意してすべての治療を行なう道徳的な責務があると主張することは稀ではなかった。しかし科学的医学がその義務論に挑戦した。科学的医学が真に効能のある治療へと突き進むにつれて，利益の見込みがなく，害を受けるかもしれない患者にそれを適用することによって，その治療を研究しなければならないということになる。ナチス医師の残虐行為は，科学の残忍な模倣であった。しかし人間の被験者を使うことによって，真の科学それ自身は進歩しなければならなかった。人間を用いる実験の倫理は，古い伝統に対する最初の重大な挑戦になった。そして出現しつつある生命倫理学に対する最初の課題となったのである。

1953年4月25日：DNA，生命の秘密

　1953年4月25日，科学雑誌『Nature』が，ジェームズ・D・ワトソンとフランシス・H・クリックによる「核酸の分子構造」という題名の1頁の論文を出版した。その著者たちは，デオキシリボ核酸（DNA）分子，すなわち，ほとんどすべての動物細胞の核内に隠された物質の断片を，「各々が同じ軸の周りに巻き付けられた二つの螺旋の鎖として」記述した。(6) この論文は，

「われわれが直接に要請した特殊な対の関係が，遺伝物質を複写する可能なメカニズムを示唆していることを，われわれの注意は見逃すことはなかった」と結論づけている。他の多くの人々の注意も，同じ事実を見逃すことはなかった。ニューヨーク・タイムズ紙は，著者たちの結論の所見を，「遺伝の基礎となる化学への手がかり」という発見報告記事の見出しにまで高めた。ワトソン-クリック仮説と，彼らの報告の後に続く，奔流のような科学的業績が明らかにした生化学的な構造と機能は，「遺伝子の」とか「遺伝」という言葉を付した幅広い倫理の領域を開くことになる。それらの言葉は，人間に関する永続する深遠な問いを提起しないでは口にすることができない。その問いとはすなわち，人間的であるとは何であるか，人類の完全な形式が存在するか，もしその通りならば，人間の選択によってそれを達成することはできるか，という問いである。

　ほとんど1世紀の間，遺伝のメカニズムに対する科学の関心は，人間の血統を改良することへの政治的な関心に結びついていた。「優生学[eugenics]」と呼ばれる疑似科学が現われた。優生学は，その諸原則を使えば，より良い人種を育てるために，より良い人々を選択する目的で，良い特質，悪い特質の間の識別ができる，と主張するものだった。イギリスでは，1920年代と1930年代の間に，優生学派の中で知的な論争が起こった。アメリカでは，優生学者が，人間の諸特徴を分類して，断種と移住制限という法的な計画を策定することによって，国家の血統を強める行ないに出た。ドイツでは，優生学は，民族「浄化」という恐るべき政策へと転換された。ワトソンとクリックの論文が出版されるときまでに，科学的遺伝学はすでに優生学から分離していた。そして優生学自身は，ほとんど普遍的に悪い科学，卑しむべき政策として嘲笑されていた。しかし，新しい分子生物学が「遺伝子工学」と「遺伝子操作」に対して有する意味が，優生学の亡霊を目覚めさせた。人種主義者とエリート主義者の夢想が，医学の診断と治療の姿に偽装されて再び現われた。これらの夢想を実現する手段は，いまや断種や人工妊娠中絶よりもっと洗練されたものになった。その手段とは，実験室で「生命の謎」を極微操作することだった。したがって，ワトソンとクリックの論文が出版されたほとんどそのとき以来，新しい遺伝学の倫理が，その新しい科

学を理解していた遺伝学者や他の多くの人たちにとって大きな関心事になった。新しい遺伝学は，新しい生命倫理学の議事目録における 2 番目の論題になった。

1954 年 12 月 23 日：腎臓移植

1954 年 12 月 23 日，ジョセフ・E・マレー医師は，ボストンにあるピーター・ベント・ブリガム病院で，24 歳の男性から取り出した腎臓を，彼の一卵性双生児の兄弟に縫合した。移植を受けた人は臓器拒絶反応におびえたが，外科手術後の危険な日々を生き残っただけでなく，8 年間も生き，最後は冠動脈疾患と糸球体腎炎で亡くなった。[(8)] ある人から別の人へ組織，手足，臓器を移植することは，それまで長く望まれてはいたが，不可能な夢だった。しかし 20 世紀の前半を通じて，科学上，外科上の進歩が，不可能な夢をゆっくりと現実化しつつあった。

マレーの大胆な外科手術は，臓器移植時代の幕開けとなった。彼の実験は，双子間の遺伝的な類似性のゆえに成功した。これは，一卵性双生児の間で皮膚移植が成功したことにより，およそ 20 年前に証明されていた現象だった。免疫拒絶反応への抑制薬が 1960 年代に導入されて，完全に適合するわけではない提供者からの移植が可能になるまで，この遺伝的な同一性が移植のための必要条件であった。[(9)]

医療倫理の古い命令「害するなかれ」は，再び挑戦を受けた。この実践的原則は常に，なされるかもしれないどんな加害も，究極的には患者の利益に貢献するべきであることを意味すると理解されていた。健康な提供者から健康な臓器を取り出すことは，この解釈の下では許されない加害であった。この医療上の実践的原則は，法律学からは当然のこととして考えられた。法律学は，患者に益を与えるように意図されていない，どのような介入も殴打であると判断するだろう。「殴打された」人の同意でさえ，その介入を正当化しなかった。臓器の提供源と供給のような問題も，これと同じように困難が多い。この注目すべき革新によって生じた倫理的・法律的問い——人工臓器の使用もこれと類比的である——は，新しい医療倫理の永遠の議事目録に加

えられた。

1960年5月：経口避妊薬

　1960年5月，アメリカ連邦食品医薬品局によって承認されたエノビッド［Enovid］は，最初の有効な経口避妊薬であった。「ピル」は，プロゲステロンとエストロゲンという2つの合成ステロイドを混合したもので，受胎に関与するホルモンの諸要素に関する基礎的な生物学研究から産まれたものである。この研究を偉大な独創性をもって行なったのは，グレゴリー・G・ピンクス博士（彼は「グッディ」・ピンクスと呼ばれる）と彼のグループである。彼は1940年代から1950年代に，ウスター実験生物学財団に所属していた。彼らの研究は，サール社によって製薬化学に転換された。最初の臨床研究は，1954年から1955年の間に，ハーバード大学の産科婦人科長，ジョン・ロック医師によって計画され，実行された。この実験室の研究と早期の臨床研究は，産児制限の熱心な擁護運動家，マーガレット・サンガーによって推進された。大規模な臨床実験が1956年4月にプエルトリコで開始された。それらの実験は，エノビッドは避妊に大いに効果があるが，唯一の顕著な副作用として，めまい，頭痛，吐き気を伴うことを明らかにした。[10] 3年以内に200万人以上のアメリカ人女性がピルを常用するようになった。

　ピルは非常に古い倫理の問いを新しい形で提出した。それは，妊娠を防ぐことは，自然や神の法に対する非倫理的な違反ではないかという問いであった。この問いは，ある人々が信じるように，ローマ・カトリック教会だけの関心事ではなかった。それは19世紀の間中，アメリカのキリスト教徒を悩ましたのである。ピルの到来はその問いを再び提起した。カトリック教徒にとって，ピルは，化学的な避妊が物理的な避妊と道徳的に等しいかどうかを問いかけるものだった。避妊は道徳的で，女性に大きな益があると広く認めていた一般大衆にとって，問題となったのは，効果的で簡単な避妊手段をすぐに利用できることが，アメリカの社会生活，性生活に革命を起こすだろうという点だった。

1960年3月9日:慢性患者の血液透析とシアトル透析選別委員会

　1960年3月9日,ワシントン州シアトル市で,プラスチック製の小さい人工ループが,腎臓障害で瀕死の39歳の機械工,クライド・シールズの前腕の静脈と動脈に縫い込まれた。このプラスチック製の動脈と静脈をつなぐシャント,カニューレ[排管]のおかげで,シールズ氏に血液透析機械を接続することが可能になった。この血液透析機械は,循環しながら,彼の病んだ腎臓が排除できず蓄積された毒素を取り除いて,彼の血液を浄化した。シャントは,ワシントン大学医学部の腎臓学者ベルディング・H・シュライブナー医師が,医療工学士のウィリアム・クエンティンの助けを受けて,1か月前に発明していた。透析機械そのものは,ナチス占領下のオランダでウィレム・コルフ医師によって発明されて以来,すでに使用されていた。透析機械は,外傷または中毒による急性の腎臓障害(これらは少ない治療回数で血液を洗浄できる)に悩む人にはよく機能したが,必要とされる外科的な接続が数回しか行なえなかったから,慢性の腎臓障害を持つ患者には使用できなかった。シュライブナー医師の発明が,慢性患者の血液透析を可能にしたのである。すなわち,患者は簡単にその機械に接続されたり,取り外されたりすることができ,不特定の期間のあいだ自らの生命を維持し,さらには活動的な日常生活にまでも戻ることができた。

　慢性患者の透析治療の成功は,ある現実的な問題を引き起こした。シアトル人工腎臓センターは,最初9床のベッド数の能力があった。透析は,多くの場所で容易には始められない稀少な治療であった。アメリカで毎年およそ2万人の人々が終末期の腎臓病を患っていると推定された。透析を始める人々は死なないが,機械に絶えず依存して生きることになる。新しい患者が絶えず到着する。この果てしない必要を満たすために,どのぐらい容量を広げなければならないのか。しかも治療は非常に高価であった。すなわち,患者は1960年に年間でおよそ1万ドルを支払わなければならなかった。それは多くの患者にとってたじろがせる金額であり,保険に入っている人たちでさえ,保険会社は実験的治療に支払いをするのをためらった。

シアトル人工腎臓センターは，資源配分というこの独特な問題に関して前例のない取り組み方を行なった。この厳しい治療に医学的，精神医学的に適した人であると医師が見なす患者グループの中から，透析を受ける少数の人を選別するために，認定対策委員会［An Admission and Policy Committee］が設置された。この委員会は，さまざまな背景を持つ7人のメンバーで構成されていた。すなわち，聖職者，弁護士，主婦，実業家，労働運動のリーダー，そして腎臓医学以外の専門分野から選ばれた2人の医師であった。メンバーの匿名は守られた。委員会メンバーは，選択のための抽象的な基準を作るよりも，事例ごとに候補者についての幅広い個人的，社会的，心理的，そして経済的な情報を検討することにより仕事を始めた。彼らはその候補者の名前や人物を誰一人として知らなかった。次第に彼らは自らが関連があると判断した考慮すべき事項のリストを作成するようになった。すなわち，年齢，性，被扶養者の婚姻状態と人数，収入，教育背景，職業，過去の業績，そして将来の潜在的可能性，である。次の4年間に，委員会は「誰が生き，誰が死ぬか」を選択するという彼らの苦しい仕事を行なうための大まかな基準を使った。これは「社会的価値基準［social worth criteria］」と呼ばれるようになった。

　匿名化への努力にもかかわらず，委員会はマスコミ報道につきまとわれ，その活動は学者からの批判の対象になった。一つの論文は，その委員会の審議を「偏見と思慮のない月並みな考えによって汚染されている」と描写し，「シアトル委員会は，人間を委員会自身の有する中流階級の偏狭な諸価値に従って評価した。……この委員会は，ブルジョワ中産階級の間違ったやり方と摩擦を引き起こしたが，歴史的にアメリカ建設に多大の貢献をした，独創的で一般社会規範に従わない人々を除外することになる。悪化した腎臓の持ち主であったヘンリー・デイビッド・ソロー[*1]にとって，太平洋北西部には居場所がない」と警告した。哲学者と神学者たちは，生命を救う稀少な技術を受ける人々を選択することに関係する，諸価値と諸原則について細々とした分析を行なった。

＊1　1817年–1862年。アメリカ人の作家，哲学者。自然主義者，超越主義者で，納税に抵抗した。

通常でない選別の過程を有するシアトル透析計画は，伝統的な医療倫理とぶつかる新しい医学の劇的な例であった。それは，自らが治療する患者個人に対して医師が持つ忠誠心に挑戦する，初めての真性の生命維持治療法の一つであった。この責任を素人の委員会に引き渡すという考えはショッキングであった。患者を生死に関して選択するという考えは，緊急時の負傷者選別〔トリアージ〕[triage] では医学になじみのものではあるが，それが生命を救う治療において普通に使われるとなると，ぞっとするものに思われた。患者が生命維持機械を自分自身から外すことについての道徳は，いくぶん自殺を思い起こさせる。透析のために患者を選択するという問題は，移植の全領域と他の稀少資源の使用の問題にまで一般化可能であった。この出来事が喚起した社会的な関心と，それが刺激となった学問的討論は，前例のないものだった。

1967年12月3日：心臓移植

　ジョセフ・マレー医師の腎臓移植の成功から始まった臓器移植の物語は，1967年12月3日に衝撃的なクライマックスに達した。南アフリカ，ケープタウンにあるグルート・スキュール病院のクリスチャン・バーナード医師は，交通事故による「致命的で回復の見込みのない脳損傷」で入院していたデニス・ダーヴァルから動いている心臓を取り出し，それを危険な心臓病であった55歳のルイス・ワシュカンスキーの胸部に取り付けた。ワシュカンスキーは手術の18日後に死亡した。『タイムズ』誌はこの功績を「究極の手術」として歓迎した。そして世界中のマスコミ報道が過熱した。[14]

　その南アフリカの外科医は，ワシュカンスキーが亡くなっても落胆しなかった。わずか何週間か後に，彼はクライヴ・ハウプトの心臓を，歯科医のフィリップ・ブレイバーグに移植したが，この人は594日間生きた。翌年世界中で100例以上の心臓移植が行なわれた。結果は思わしくないものだった。1969年8月までに，その前の20か月の間に移植された142人の患者のうち，37人が生きていただけである。1970年6月には，160人の被移植者の中で10人の生存者が数えられた。移植外科医は自らのペースを落として，免疫拒絶反応に対するいっそう効果的な防御策を見出すために実験室に戻った。

しかしながら，この新しい形式の移植は，もう一つの前例のない倫理問題を前面に押し出した。それは，移植のために心臓を取られる人々の死を決定するという問題である。腎臓移植もその問題を提起した。というのは，あまり望ましくはないが，死体提供者も臓器の提供源だったからである。同意のある生存する提供者から一つの腎臓を安全に取り出すことができる腎臓移植とは異なって，心臓移植は常に，臓器を取り出すことが死と直結する人から行なわれなければならない。法律と倫理は伝統的に，心臓が鼓動を止め，呼吸が終わったときに，死が起こったと決めていた。今度は，移植に使える臓器を維持するために，継続する血液循環が必要であった。そこで，心臓と呼吸の機能停止以外の基準で死を定義する問題が，緊急の課題になった。(15)

1968年8月5日：ハーバード大学の脳死の定義

このジレンマの解決に向かう一歩が，1968年8月5日に『ニュー・イングランド医学雑誌［*The New England Journal of Medicine*］』上に現われた。「不可逆的昏睡の定義：脳死の定義を審理するハーバード大学医学部，特別委員会報告」は，「われわれの主な目的は，不可逆的昏睡を死の新しい基準として定義することである」という言葉で始まった。報告はその理由を説明する。「蘇生手段と生命維持手段が改善された結果，絶望的な傷害を受けた人たちを救おうとする努力を増大させることになった」。蘇生における部分的な成功が，脳が不可逆的に損傷を受けて生きている人を生みだし，本人と家族に恐ろしい重荷を課すことになった。もう一つの理由は，「時代遅れの死の定義の基準が，移植のための臓器を得ることに関する論争を招きかねない」ことである。これらの論点を考慮に入れて，特別委員会は次のように結論した。「医学は今や，責任ある見解として，脳の恒常的損傷の結果として生じた，個人の維持されている不可逆的な昏睡状態において，すでに死が起こったのだと宣言するための，新しい基準を提供する用意がある」(16)。

特別委員会が取り組もうとした問題は，「時代遅れの……死の定義」に根がある。何世紀にもわたって，医師は人の呼吸作用と拍動が終わったとき，死が起こったと認識し，また法律は医師が「呼吸と循環の不可逆的停止」を

確信したときに，医師が死を宣言することを要求していた。しかしながら意識が不可逆的に失われていた場合でさえ，現在の人工呼吸器は呼吸を維持することができた。心臓移植の切迫した事情もまた，パラドックスを作り出した。心臓を生きた，すなわち呼吸する人から取ることはできないだろう。なぜならば，心臓を取り去れば，死が起きるからである。それと同時に，たとえもはや自発呼吸しない身体の中で心臓を短期間維持することができるにしても，その心臓を移植用として有用にしている生理学上の諸特性は悪化することになる。死体からの移植がより一般的になるにつれ，混乱が広まった。諸々の医学論文が，そうした不確実な状況を実証した。すなわち，これらの論文では，臓器の提供源であった人々は，「死んでいる」，あるいは「実質的に死んでいる」，ないしは「不可逆的に死につつある」と描写されていた。法律上の問題となる事例がすでに生じていた(17)。

　ハーバード報告は，3ページの論文で，これらの複雑な諸問題を提示した。この論文は，「不可逆的昏睡［irreversible coma］」の身体的，神経学的な諸特徴を描写している。すなわち，応答がないこと，自発運動または自発呼吸がないこと，反射反応がないこと，そして不可逆昏睡の状態を示す脳波の平坦化である。その記述の後に，すべての生命兆候の消失という，時代遅れの定義の不適切さを説明する法律上の論評が続く。最後に，短い節で，生命を維持するために「特別な手段」が使われる必要はない，という由緒ある教義を裏書きする，ローマ教皇ピウス12世の言葉を引用している。その報告の唯一の引用は，教皇の声明からのものだった(18)。

　ハーバード報告に対する反応は速かった。1970年にカンザス州は，「自発的な呼吸および循環作用の消失」と並んで，「自発的な脳機能の消失」を死の定義として認め，「新しい基準」を承認する法律を制定した(19)。法律上の文言は大いに異なっていたが，多くの州が先例に従った。ある州とそれに隣接する州では，死の決め方が異なることもあった。ハーバード大学特別委員会が追い払うことを望んでいた混乱は再び戻り，生命倫理学にもう一つの問いを提供した。

1972年7月26日:タスキーギ梅毒研究の発覚

　1972年7月26日,『ニューヨーク・タイムズ』紙は,「40年間,アメリカ公衆衛生局は,梅毒に罹った人に,研究の被験者になるように勧め,病気に対する治療をしないままに放置する研究を行なった。……その研究は,検死によって,その病気が人間の身体にどのような影響を及ぼすかを決定するために行なわれた」と報道した。研究の被験者は,「アラバマ州,タスキーギ[*1]出身の,たいてい貧しく,無学な約600人の黒人男性」であった。その男性たちは,「病院への無料の送迎,無料の暖かい昼食,梅毒以外のどんな病気でも無料で治療を受けられること,検死が行なわれたあとの無料の埋葬」の約束を受けた。[20]それ以降の何日も,何週間も,タスキーギ研究の詳細が新聞紙上で暴露された。600人の被験者のうち,400人が梅毒と診断されていたが,決して知らされることはなく,決して治療も行なわれなかった。彼らは,自分たちが被験者であること,そして自らの病状に対して治療を受けることもできたということをまったく知らされていなかった。梅毒に罹っていない他の200人は,対照群であった。これらの男性たちはすべて,患者も対照群も同じように,自分たちは「悪い血」を持っていると言われ,定期的な医学検査が必要であると告げられていた。その話が1972年に公になったとき,治療されていない被験者の74人がまだ生きていた。

　その梅毒研究は1932年に始まったが,それは,アラバマ州メーコン郡で数年前に始められていた,公衆衛生局による性病治療計画がその資金供給源を失った後のことだった。国内で梅毒の発病率が最も高い地域の一つであるメーコン郡の住民は,治療しない患者における梅毒の自然経過を研究するための,またとない機会を提供してくれるだろうという考えが,治療計画の責任者で公衆衛生局幹部のタリアフェロー・クラーク博士の頭に浮かんだのである。当時,砒素と水銀の薬物療法による標準的な治療法は,困難で効果が疑わしいものだった。アメリカで最高のアフリカ系アメリカ人の教育施設の

　＊1　Tuskegee　アラバマ州東部にある市。現在の人口1万2000人ほど。タスキーギ大学がある。本文にあるタスキーギ研究所はこの大学の前身である。

一つ,タスキーギ研究所の中にある病院の協力が確保された。その研究は初め1年の期間で計画されたが,ペニシリンによる効果的治療が行なえるようになった後でさえ,40年間継続された。公衆衛生局の幹部が何度もその研究を評価し,その研究の科学的価値のゆえに,その研究を継続することは正当化されると決定した。

　1972年8月24日,アメリカ保健教育福祉省は,9人からなるタスキーギ梅毒研究特別審査委員会を設けた。この審査委員会は,タスキーギ研究は開始時において,またはペニシリンが使えるようになった以降において,正当化されるものだったかを決定すること,またその研究は継続されるべきか,もしそうでないならば,その研究は「残った患者の権利と健康上の必要と調和する仕方で」どのようにして終結されるべきかを勧告すること,そして保健教育福祉省が後援する研究に参加している患者の権利は,適切に保護されているかどうかを決定することを目的としていた。審査委員会の最終報告は1973年4月28日に発表されたが,それは,タスキーギ研究がその開始時において非倫理的であったと結論し,効果的な治療法が現われたときに研究を終了しなかったことを批判して,医学研究に対する厳格な監督を勧告するものだった。[21]

　1960年代後半に起きた,他のいくつかの出来事が,科学研究者の高潔さに嫌疑を投げかけた。ニューヨーク市にあるスローン・ケタリング癌センターの医師たちは,患者本人に知らせ,同意を得ることなしに,老齢の衰弱した患者の皮膚の下に癌細胞を移植することに関して,ブルックリンにあるユダヤ慢性病病院の理事たちから認可を受けていた。ニューヨーク大学医学部の研究者たちは,ニューヨーク州のウィローブルック病院の理事から,知能遅れの子供たちに肝炎ウィルスを感染させる権限を与えられていた。これらの出来事はどちらも,メディアで公表されたとき,一般大衆に衝撃を与えた。しかしタスキーギ研究以上に,一般大衆の良心に衝撃を与えた出来事はなかった。それが発覚したのは,人種差別への関心と怒りが高まり,貧しい人や無力な人を虐待することに敏感になっているときだったのである。その発覚は,多くの人がアメリカでは不可能だと考えていたナチスの医学実験の恐怖を,自分たちの恵み深い科学界や医学界に持ち込んだように思われたのであ

る．10年の間，静かな監視下にあった研究の倫理は，決壊して一般市民の目の前に現われた．

1973年1月22日：ロウ対ウェイド判決

1973年1月22日，アメリカ最高裁判所は，テキサス州の一女性がダラス郡地方検事に対して訴えた，「ロウ対ウェイド[Roe v. Wade]」[*1]訴訟の判決を言い渡した．彼女は，母体の生命を救うための人工妊娠中絶しか有罪が免除されない19世紀に始まる人工妊娠中絶に関する州の刑法のせいで，自らが望む人工妊娠中絶を行なえなくなったと言って告発した．裁判所の判決は，彼女の主治医の見解と同じく，州法は，受胎後の最初の3か月間に人工妊娠中絶を行なう女性の権利を制限することはできないと見なした．さらに判決は，州は，第2の3か月間に，母体の健康に関して中絶手術の安全を規制する法律を作ることができること，そして胎児が「母体外生存可能[viable]」になる第3の3か月間は，母体の生命と健康を維持するために必要な場合を除き，人工妊娠中絶を禁止することができると見なした．裁判所がこれらの権利保持を正当化するために使ったのは，アメリカ憲法がプライバシーに対する権利を暗黙のうちに含んでおり，これは権利章典のいくつかの明確な条文によって暗に言及されているとすることによってであった．裁判所はまた，胎児はアメリカ憲法修正第14条[*2]の下で解釈される人[person]（パーソン）でなく，したがって憲法によって保証される諸権利を持たないと主張した．判決は次のように述べている．「われわれはいつ生命が始まるかという困難な問題を解決する必要がない．もし医学，哲学，神学の各専門教育を受けた人々がいかなる合意にも達することができないならば，司法は，人間の知識の発展段階におけるこの時点で，その答えについてあれこれと詮索する立場にはない」．にもかかわらず，裁判所は，母体外生存可能性，すなわち「母

---

  *1　原告は未婚女性ノルマ・マックベイ（Norma McCorvey）であるが，仮名ジェーン・ロウ（Jane Roe）を用いた．被告の地方検事は，ヘンリー・ウェイド（Henry Wade）である．
  *2　南北戦争後に成立したアメリカ憲法修正条項の一つ．元奴隷の権利を確保する目的で定められた．アメリカ市民としての身分についての広範な定義が含まれる．

体外で有意義に生きる能力」に関する医学的な決定が，州が胎児の生命を法的に保護してもよい「強制力のある重要点」になり得ることを認めた。[22]

「ロウ対ウェイド」判決は，アメリカの中絶制限法の１世紀半後に現われた。裁判所の決定はアメリカ法の根本的な変革であった。当時それは人工妊娠中絶の容認へと向かうアメリカ人のよりリベラルな態度と一致するように思われた。しかしこの見通しは外れることになった。各州が次々と最高裁の決定に合わせるために古い法律を改訂するにつれて，何百万もの市民が徐々に不平を表明し始めた。1970年代半ばまでに，人工妊娠中絶は，深い道徳的意味を伴う主要な政治問題になった。[23]それと同時に，人工妊娠中絶できわめて明白になった，生命はいつ始まるかという深遠な問いは，生殖技術という急速に発展する領域につきまとう問いとなった。この問いは，新しい生命倫理学の中心的な問いとなった。

1975年4月14日：カレン・アン・クインラン

　1975年4月14日，21歳のカレン・アン・クインランは，ニュージャージー州ニュートンにあるニュートン記念病院の救急医療部に運び込まれた。彼女は昏睡状態だった。彼女の昏睡は，睡眠薬，精神安定剤「バリウム」，そしてアルコールの摂取によるものと思われた。彼女の呼吸を助けるために人工呼吸器が装着された。彼女はすぐに大きな医療センターへ搬送された。彼女はここで5か月以上を過ごしたが，彼女の神経学的状態は悪化した。神経学者は，彼女は「遷延性植物状態〔persistent vegetative state〕」にあると述べた。これは彼女の神経学的状態を指すための専門用語である。すなわち，彼女はすべての意識を失い，意識を取り戻すことはありそうになかった。ただし，彼女の植物的機能，すなわち呼吸，血液循環，栄養摂取，排泄は，無際限に続くかもしれなかった。彼女の両親，ジョゼフ・クインラン氏と妻は，祈りを込めて大いに苦悶し，専門家に相談したあとで決断し，医師にカレンの人工呼吸器の管を外し，彼女を死なせてやってほしいと頼んだ。主治医のロバート・モース医師は，病院の弁護士に相談し，生命維持装置を切ることは刑法上の犯罪になるかもしれないことを確認した上で，カレンの人工呼吸

器を切ることを断った．クインラン氏は，病院がカレンへの治療提供を止めることを要求する命令を出してくれるように，裁判所に申請した．

この訴訟は，ニュージャージー州最高裁判所まで行った．1976年3月31日，裁判官たちは，最高裁判所によって認められた暗黙のプライバシー権に対する保護に基づいて，カレン・アンが，「もし奇跡的に短時間意識が回復し……自分の不可逆的な状態を認識できるならば，たとえそれが自然死の起きることを意味するとしても，生命維持装置の切断を有効に決定できるだろう」とし，カレンの両親は彼女のためにその権利を行使するふさわしい代理人であると結論した．州はカレンに対して，「理知ある人生の姿に復帰する現実の可能がまったくないまま，限られた2,3か月を植物のように生きるためだけに，耐え難いことを強制する」切実な利害を有しない，と裁判官は述べた．もし生命維持装置を切断しても，民事上，刑事上の責任はないだろう．ニュージャージー州最高裁判所の判決は，カレン・アン・クインランに対して苦しみからの解放を認めた．そこで彼女の父親は再び人工呼吸器の切断を要求した．医師は，彼女を機械から離脱させはじめ，5月20日に完全に彼女を機械から切り離した．予期せぬことに，彼女は自発的に呼吸を始めた．6月9日，彼女はセント・クレア病院から看護施設に移され，そこで10年間，遷延性植物状態のまま生き，1985年6月11日に31歳で亡くなった．

カレン・アンの物語はメディアで熱心に報道され，アメリカの市民に，集中治療の奇跡の持つ悲劇的な側面をより強く意識させるようになった．アメリカの法律は，技術機械の望ましくない結果に適合できる見解に改めようと動き始めた．アメリカの医師は，生命維持治療を差し控えたり，停止するという臨床的決定の有する倫理的特質に対して，より真剣に注意を払うになった．生命倫理学は，これらの倫理的特質を形作る，諸原則や諸価値を正確に概観するという仕事を引き継ぐことになった．

1978年7月25日：ルイーズ・ブラウン誕生

1978年7月25日，イギリス，マンチェスター近郊で，ルイーズ・ジョイ・ブラウンが生まれた．彼女の両親，ジョン・ブラウンとレスリー・ブラウン

はイギリスの労働者階級の夫婦で，自分たちの子供を「喜び(ジョイ)」と呼ぶふさわしい理由があった。妊娠のための9年間の努力の後で，ブラウン夫人は，以前の子宮外妊娠のせいで輸卵管が損傷を受けており，妊娠できないだろうと言われた。ブラウン夫妻は，パトリック・C・ステップトウに頼った。彼は産科医であったが，ケンブリッジ大学の生理学者ロバート・G・エドワーズと協力して，卵母細胞を採取し，採取した卵母細胞を実験室の条件下試験管内（in vitro）で受精させ，そして胚を子宮に移植するためのさまざまな条件を完成させようとしていた。ブラウン夫人は，彼らの実験の被験者の中で，移植された胚を最後まで導くことのできた最初の人であった。ルイーズの誕生の翌朝，世界中のメディアは，世界で最初の「試験管ベビー」の誕生を宣言した。

エドワーズ教授とステップトウ氏は，ブラウン夫妻と協力して，長い期間求めていた目標を実現した。それは女性不妊症の技術的な救済策であった。この治療法は，身体上の輸卵管の狭窄のせいで不妊となった夫婦に子供を得る喜びをもたらした。科学者と産科医は，救済策を提供したとたんに，倫理的な大渦巻きをかき回すことになった。彼らの技術は，不妊という個人的な悲劇のための解決策を提供しただけでなく，人間の受精を手中に置き，人間を操作し，デザインし，クローニングする可能性を開くものだった。それはまた二つの問いを提起した。すなわち，母親の体内ではなく，ペトリ皿の中で赤ん坊を創ることは倫理的か，そして人間を計画的なデザインに従って形づくることは許されるべきか，という問いである。受精した胚の所有権の問題，子供の存在に多くの人が貢献している中での親権の正当な資格の問題，未着床胚の研究と診断の問題は，公共政策と法律に圧力を加えた。これらの問いはどれも，生命倫理学者(バイオエシシスト)の反省に豊富な材料を提供した。[25]

1982年4月：ベビー・ドゥ

1970年代以来，新生児学という新しい医学専門分野が未熟児の生命を救うことに専念してきたが，これが道徳的ジレンマと格闘することになった。そのジレンマとは，たとえ生命への，あるいは正常な生命への見込みが悲惨であっても，すべての新生児が死から救われるべきか，というものである。

1973年，2人の医師レイモンド・ダフとアラステア・キャンベルが書いた論文，「新生児特別治療室における道徳的および倫理的ジレンマ」は，全世界に，新生児専門医だけがあまりにもよく知っている事実を暴露した。それは，新生児集中治療室の技術を必要とする小さな未熟児の多くが，その技術の持つ治療上の過酷さに対応できないため，わざと人工呼吸器を外されて，死に至ることを許容されているという事実であった。(26)その論文が発表され，メディアが報道する以前は，新生児集中治療室にある未熟児保育器の中で，いかに苦悶に満ちた生と死のドラマが繰り広げられているかを知る人はほとんどいなかった。

　そのドラマは1982年に公共政策の段階に進んだ。その年の4月に，ダウン症候群と腸閉塞を持つ一人の赤ん坊が，インディアナ州ブルーミントンで生まれた。外科医は腸閉塞を簡単に直すことができたが，その赤ん坊の発育障害は一生残るものだった。子供の両親は，自分たちの子供が精神遅滞で成長するよりも，むしろ死ぬことを願って，腸の欠陥を直す外科手術への承諾を断った。病院は両親の異議に抗して手術を行なうために裁判所の命令を求めた。インディアナ州裁判所が両親の決定を支持した後，その事件は新聞，テレビで報道された。赤ん坊は4月15日に亡くなったが，ベビー・ドゥという法廷名しか名前を持たないこの赤ん坊は有名になった。(27)ロナルド・レーガン大統領はテレビ報道を見て，直ちに保健福祉省長官リチャード・シュワイカーに対して，このような決定が将来決して行なわれないように命令した。シュワイカー長官は，「連邦法は障害ある嬰児に対する医療差別を許さないということを，この国の保健提供者に対して疑問の余地なく明らかにするようにと，大統領は私に指示しました」と述べている。(28)

　1983年3月，シュワイカー長官は，レーガン大統領の求めに応じて，「障害ある嬰児に差別的に栄養や治療を与えないことは，連邦法によって禁止されている(29)」と述べた注意書きを，新生児集中治療室と産科病棟に掲示することを求める規制を発布した。その注意書きには，侵害が疑われる場合，調査を求めて保健福祉省の「ベビー・ドゥ班」に通報できる，無料の「障害嬰児緊急直通電話」の番号が載せられていた。アメリカ小児科学会はすぐにこの規制に異議を申し立てた。複雑な法廷闘争が続いて，ベビー・ドゥの物語は

アメリカ連邦最高裁判所に持ち込まれるが，裁判所は保健福祉省の規制を無効なものとした。ジョン・ポール・スティーブンス判事は，「連邦政府は親の決定を破棄する権限を持たない。……連邦政府当局は，伝統的に州によって監督されてきた領域に連邦が介入することを正当化する，どんな証拠も提示しなかった」と書いている。(30)

連邦議会の何人かの議員は，人工妊娠中絶に近い一種の医療殺人と思われるものから赤ん坊を守るために，裁判官に対抗できる方法を見つけ出そうと決意した。彼らは「公法 98-457 [Public Law 98-457]」を可決することに成功し，1984 年 10 月 9 日，レーガン大統領はその法律に署名した。ベビー・ドゥの死の 3 回目の記念日である 1985 年 4 月 15 日，保健福祉省は，その新しい連邦法を補完するための諸規制ならびに解釈指針を発布した。その規制は，「医学的処置が，嬰児の生命の脅威である諸条件を改善し，修正する点で効果がなく，単に死を長引かせるだけであるか，または嬰児の生存にとって無益であるのでないかぎり」，すべての医学的処置が嬰児に提供されることを要求するものだった。(31) 州政府は，この規則に対する侵害がないかについて，新生児集中治療室の監視を行なうように要求された。さもなければ州政府は，子供保護業務に対する連邦の財政支援を失うことになった。新生児集中治療室の倫理は，新しい医療倫理を生み出すことになる諸問題の中に加えられた。

1982 年 12 月 3 日：人工心臓

シアトル在住の 61 歳の歯科医，バーニー・クラークは，慢性の閉塞性肺疾患，肺気腫，心筋症を患う，ひどく重い病人だった。彼は 20 代から 50 歳になるまでヘビー・スモーカーだったが，肺と心臓の問題が悪化したため，55 歳のときに仕事を引退せざるをえなくなった。彼は，自らの絶望的な状況と年齢のゆえに，心臓移植を受ける資格がなかった。彼は，ユタ大学の外科医，ウイリアム・C・デヴリーズ医師が，同僚のロバート・ジャービックの発明した機械的な心臓を最初に移植するための，ふさわしい候補者を探していることを知った。クラークは重度 4 の鬱血性不全を伴う特発性心筋症と診断されたが，これはデヴリーズの要件にかなっており，クラークは彼の最

初の患者になることに同意した。1982年12月1日の真夜中より少し前，彼の筋肉でできた心臓は，プラスチックと繊維でできた装置によって置き換えられた。この装置は，胸部を通して彼の枕元にある空気ポンプへつなぐ厚いホースに接続されていた。クラークの術後の経過は，困難なものだった。すなわち，胸部での空気漏れ，血液の凝固，発作，人工心臓の弁の破損，断続的にしか意識が澄明でないことによって，次の何週間かはかなり厳しい状態になった。彼は一時的に改善したが，状態が悪化した場合に備え，延命治療施設に移る用意をしていた。1983年3月23日，クラークは多臓器不全による循環器系の崩壊のために死亡した。

　人工心臓によって112日生きていた間，バーニー・クラークはメディアの有名人になった。レポーターが病院に陣取り，クラークの状態に関する病院の定期報告は，新聞の見出しや夜のニュースの材料になった。クラークの生存は，たしかに悲惨なものではあったが，医師たちをさらに12人の患者に移植するよう励ますのに十分だった。しかしほとんど成功しなかった。医師たちは再び人工心臓の移植に対して非公式の凍結を呼びかけた。しかしこの短い悲しい物語は，生命倫理学に技術の問題の別の例を与えることになった。その問題とは，何が利益と見なされるべきか，誰が技術を使うことを決定するべきか，誰がその費用を支払うべきかという問題である。[32]

1983年4月11日：疫病エイズ

　疫病エイズ［AIDS］は，1983年4月11日に始まったわけではない。それが始まったのは，少なくともその日付よりも2年前だった。しかし4月11日に二つの出来事が符合して起こり，エイズの流行を劇的に表現した。その日に発行された『ニューズウィーク』誌は，「疫病」という言葉を表紙いっぱいに躍らせた。「疫病：エイズと呼ばれる神秘的で致死的な病気は，今世紀の社会保健上の脅威となるかもしれない。どのようにしてそれは始まったのか。どのようにすればそれを止められるのか」。その同じ日に，アメリカ国立衛生研究所の科学者，ロバート・ガロ博士が，エイズに関する第1回目の国立癌研究所の会議で，レトロウィルスがこの症候群の原因ではないか

と疑っていると発表した。疫病史学者のランディ・シルツは,『ニューズウィーク』の記事について,「エイズはついに正当なニュース記事として定着したので,報道の雪崩現象が起こるだろう」と述べている。そしてシルツは,ガロの発表については,「後に国立癌研究所の役員が,転換点,すなわち当研究所がエイズの原因発見に取り組むことを固く決意した時,として引用した」と書いている。[33]

1981年,アメリカ中の医師が,若い男性の患者たちに,普通でない諸症状の複合を目にするようになった。その複合とは,疲労,発熱,衰弱,リンパ腺肥大,呼吸系やその他の絶え間のない感染症,珍しい皮膚癌である。免疫システムの何らかの不思議な損傷,感染の未知の病原体が,短時間に不可避に死を招くことになるこの病気の原因であると疑われた。これらの複合的な症状を持つ患者には,男性同性愛者が多かった。1982年に医師たちは臨床的診断法を構築したが,これは醜い頭字語 GRID(gay-related immunodeficiency 男性同性愛者関連免疫不全)で呼ばれることになった。アトランタにある疾病対策センターにいろいろな報告が集まってくるにつれ,男性同性愛者以外の人もこの病気に感染することが明らかになった。輸血を受けたり,血友病治療のために定期的に血液製剤を使用した人が,感染者の中に含まれていた。GRID という名称はもはや明らかに不適切であるから,それは破棄されて,その代わりにエイズ AIDS(acquired immune deficiency syndrome 後天的免疫不全症候群)が選ばれた。エイズの臨床的な姿が明らかになるにつれて,男性同性愛者の共同体は,多くの者が致死の病気で死につつあることを悟りはじめた。公衆衛生の役人は関心を持つようになり,徐々に対応策を組織しはじめた。そして一般市民は,断片的でしばしば歪められた仕方ではあるが,この地上に新しい疫病が存在することを知るようになった。1983年4月までに,1295人のアメリカ人がエイズを発病し,492人が死亡し,そして誰とは分からないもっと多くの何千という人が,この致死のウィルスの保因者となった。それ以前には,伝統的な疫病抑止の戦略が,同意や秘密保持のような制約の下で行なわれたことは決してなかった。すなわち,それ以前には,疫病の差別,恥辱,またそれに類する不可避のものの意識が,これほど高まったことは決してなかったのである。[34]

第9章
結　　論
―― 医療倫理から生命倫理学へ ――

　倫理的な出来事の年代記は，ニュルンベルク医師裁判から始まったが，その被告人たちは，病人を守るという医学の義務の長い伝統に反する道徳的な暴挙を犯した。この年代記は，社会に脅威を与える病気のただ中で病人をどのようにして保護するかに関する道徳的な当惑の物語で終わった。この年代記が扱う年月のあいだ，医科学と医療は劇的に変化した。抗生物質から，臓器移植および人工臓器，遺伝子の発見，生殖操作，さらにそれらを生み出す研究も含めて，新しい技術は，社会，科学者，医師，政治家に対して，これまで一度も問われたことのなかった問いを提起した。個人の選択と政策の決定のために，答えが必要だった。これらの出来事は，これらの問いを醸成する文化的，社会的な環境の中で起こった。1960年代，アメリカは自分自身の道徳的理想についての苦悩に満ちた内省の時期に入った。というのは，ベトナム戦争が，政府の誠実さに対する信頼と軍隊の名誉を蝕み，また市民権運動が道徳的な憤りと羞恥心をかき立てたからである。これらの道徳的問いが，医学と保健という見かけ上は良好な世界の中に溢れんばかりに流れこんできた。特に，医学の進歩と人種差別を結びつけた，タスキーギ実験の発覚は，国民に衝撃を与えた。

多くの科学者は，核エネルギーの驚異的利用のもたらす破壊的影響に良心を悩まされ，医科学上の進歩の両義性について懸念を抱き始めた。1950年代と1960年代，多くの科学会議で，これらの両義性についての議論が取り決められた。伝統的に道徳，哲学，神学を研究してきた，二つの学問分野出身の学者たちが，しだいにそれらの科学者に加わりはじめた。これらの行事に彼らが出席したことは，広い範囲の議論を，より分節化され，組織化された言明にする助けになった。1969年と1971年に二つの研究センターが設立された。すなわち，倫理・社会・生命科学研究所（これは現在ではヘイスティングス・センターとして知られている）と，ジョージタウン大学のケネディー倫理研究所である。ヘイスティングス・センターからは，注意深く考察された，一連の堅実な見解が出てきたが，これは個別の問題を詳細に議論するために召集された，異なる学科出身の少人数の学者グループが作り上げたものである。ケネディー研究所からは，4巻からなる『生命倫理学百科事典［Encyclopedia of Bioethics］』（1975年）と，毎年出版される『生命倫理学文献目録［Bibliography of Bioethics］』が出された。この文献目録は，次第に分量が大きくなる何巻もの書物の中に，この分野における増加しつつある文献を登録したものである。

　ちょうどそのころ，神学と哲学の各々の分野の指導的人物であった，ポール・ラムジー[*1]とハンス・ヨナス[*2]が，科学者と医師が直面する個別の諸問題を明確に分析する作品を著した。ヨナスは，人間を被験者として用いる実験の倫理や，死の定義に関する諸論文を生み出した。他方，ラムジーは，インフォームド・コンセント，臓器移植，子供を被験者として用いる研究などの諸問題に対して鋭く批判的な光を投じる『人格としての患者［Patient as Person］』を出版した[(1)]。彼らの業績は，道徳的生活を研究してきた伝統的な諸学科の概念や方法が，新しい諸問題に有益で，注意深い仕方で適用できるということを明らかにした。そうした文献を生み出してきた哲学者，神学者，法学者，社会学者たちは，自分自身が，自分本来の専門分野から，学問的な

＊1　1913年-1988年。アメリカの神学者，倫理学者。プリンストン大学の神学教授を長年務めた。

＊2　1903年-1993年。ドイツ人の哲学者。最初，生物学研究から出発し，科学技術と責任の問題を追求した。『責任という原理』（1979年）など。

努力を要する新しい分野に移住していくのを見出した。彼らの多くは，自分自身が，国立大学医学部の生命倫理学教授として雇われ，医学部学生に教えるだけでなく，医師たちに対して講演したり，臨床医の相談に応じたり，専門家として委員会や会議に参加したり，政府の問い合わせの前に現われることを求められていることを見いだした。それらの教授は，自分のいつものやり方で，カリキュラムを作り，教科書を執筆し，道徳を取り扱う伝統的な諸学科を，科学研究や医療実務に関する実際的な問いと密接に結びつけるような理論的概念を研究した。「生命倫理学」という言葉は，人類共同体へと発展的に前進する中で，科学の進歩を，人間と環境の諸価値へと結びつける一つの世界の見方を表わすために，1960年代後半に考案された。1970年代の終わりまでに，生命倫理学は，一つの見方以上のものを表現するようになった。すなわち，生命倫理学は，一つの新しい学科を意味するようになったのであり，学術的な学科というものが生み出す，独自の文献表と教育課程や会議というすべての立派な装いを伴うようになった。

　生命倫理学者（バイオエシシスト）は，彼ら本来の専門分野において磨き上げられてきた概念や方法をこの議論に当てはめたが，これらの概念や方法は，医療の礼儀，義務論，政治倫理（ポリティック・エシックス）の長い伝統のうちで用いられることはめったになかったものである。「自律」（オートノミー）や「正義」（ジャスティス）のような概念が，医療倫理の語彙に付け加えられた。「通常の治療手段と特別の治療手段」，「二重結果」のような古い実践的原理は，批判的に磨き直され，医師の権威，実験の権利，安楽死は，厳密に吟味された。おそらくもっとも劇的な革新は，患者の自律を尊重するという考えを，医学の倫理の中核に据えた点にあった。長い伝統は，ほとんど例外なしに，恵み深い父親的温情主義（パターナリズム）の概念，自らの能力と判断に従って患者の最善の治療方針を決定する医師の義務を尊んでいた。しかし医療技術に関する新しい関心が，生活のすべての面での職業専門家の無私性に対する懐疑の高まりと結びついて，伝統的な医療倫理にはなじみがないが，哲学者にはなじみがある一つの原理を呼び出したのである。すなわち，他者からの干渉なしに自分にとって何が最善であるかを判断する，各人の自由である。この原理に照らして，患者に真実を語ること，患者の身体に対して実験すること，治療方針を受け入れたり，拒否することといった，古い倫理の多くの要素が劇的

に再定式化されたのである。

　アメリカでは，何よりも一つの出来事が，古い医療倫理を生命倫理学の世界へ推進することになった。タスキーギ梅毒研究と，その他いくつかの倫理的に問題のある研究が発覚した後に，国立衛生研究所の認可でこれらの研究のほとんどに資金を拠出していたアメリカ議会は，「生物医学および行動科学研究における被験者保護のための国家委員会」を設立した。この委員会は1974年から1978年まで議事を行なったが，その任務は，人間被験者の権利と福祉を保護する規制を行なうように連邦政府に勧告することと，こうした研究の基礎にあるべき道徳的諸原理を展開することであった。これらの問題に取り組むにつれて，委員会はさまざまな専門分野の多くの学者を召集して，彼らに倫理的諸問題の本性について自己の見解を委員会証言や多くの論文の中で明らかにするように勧めた。諸概念を定義し，さまざまな議論を明確化する，思慮深い分析を行なったかなりの数の議論の集積が生み出された。それまで科学や医学が直面する倫理的諸問題について思いを巡らせたことがなかった多くの学者が，知的な対話のうちに引き入れられた。国家委員会がその任務を終えたあと，議会は，後継委員会である「医学および生物医学的・行動学的研究における倫理的諸問題の研究のための大統領委員会」を設置した。この委員会は，生命維持治療，死の定義，遺伝病の集団検診と検査，遺伝子工学をめぐる諸問題を徹底的に調べた。再び委員会の審議は，多くの学者や医師の助言や，広く一般国民の意見に依拠するものだった。委員会報告は，さまざまな問いのカタログとして始まった生命倫理学が，尊敬すべき学問としての，そして一般社会に広く影響を与える，一個の学科にまで発展したことの堅固な証拠を与えるものだった。(3)

　伝統的な医療倫理の聖地であるアメリカ医師会でさえ再構築された。1847年の倫理綱領は5回改訂されたが（1903年，1912年，1947年，1957年，1980年），時が経つにつれて48個の節が七つの節に圧縮されながらも，それは伝統的な義務論，礼儀，政治倫理（ポリティック・エシックス）の要約であり続けた。しかし1985年に『諸原則』の解釈の責任を課された組織は，その名称を「法律委員会」から「倫理的および法的諸問題に関する委員会」に変更した。その役割は，『諸原則』を保護することから，新しい諸問題の多くについて研究したり，助言

することにまで拡大した。最近の10年間，委員会は，機密保持，医師間の協議，利害衝突，医師教育と並んで，生殖技術，遺伝学，臓器移植，死にゆく人のケアと安楽死，エイズウィルスに感染した人の治療などが提起する倫理的諸問題に関する見解を出してきた。これらの見解は，生命倫理学の文献の中に現われる学問的研究によって知られるようになってきた。(4) 他の主要な医療組織も倫理委員会を作り，各専門分野に関係する倫理的諸問題について同種の声明を発表した。

　1970年代と1980年代の期間，学者，委員会，委員たちは，これらの諸問題をめぐる諸概念や諸議論について熱心に研究した。そのようにすることで，彼らは問題点自体を明確化しただけでなく，どのように生命倫理的な諸問題について分析し，議論するべきかについての彼ら自身の理解を向上させた。以前は単なる傍観者としてこれらの問題を知っていたにすぎない多くの学者は，どうせやるならということで，それらの研究に引き寄せられるようになった。彼らは最初から生命倫理学者になった。彼らの多くは，生命倫理学の専任の教授として，医学部教授団に加わるように任命された。これらの学者だけでなく，他の多くの人々が，専門家も素人も含めて，生命倫理学に周辺的に関係した。人間被験者を用いる研究についての政府の規制によって，すべての研究機関は，人間被験者が関係するすべての科学的計画を検討し，認可する治験審査委員会［Institutional Review Board］の設置を求められた。これらの何百もの治験審査委員会が存在するようになり，何千人もの医師，科学者その他が，倫理研究の諸原則，被験者の福祉と権利を保護する規制，それらの規制を個別事例に適用することに親しむようになった。同じように1970年代後半には，病院が，個々の患者に対していつ生命維持を切断するべきかを決定するという複雑な問題を処理するために，倫理委員会［ethics committees］を設置し始めた。個々の医師や組織に対して助言を行なうこれらの委員会は，人工蘇生術や生命維持に関する政策を明確化する役割を引き受けた。これらの委員会の委員になった多くの人が，再び，生命倫理学の言語，概念，文献に親しむようになった。この新しいパートタイムの生命倫理学者のために，国中で会議や教育課程が開かれ，書籍や雑誌が出版された。

　生命倫理学という専門分野は，単一の支配的な規則や方法論によって統合

されてはいない。それは生命倫理学が発展してきた事情を反映している。すなわち，科学と医学の倫理的次元に関する問いが，評論家，科学者，医師，法律家，政治家，政策専門家，社会科学者，哲学者，神学者などのさまざまな人々によって提起され，議論されてきたという事情である。これらの高度に学際的な議論は，あらゆる側面からの考察を討論の中に持ち込むことになる。倫理学の論理とレトリックに通じた二つの専門分野，すなわち道徳哲学と道徳神学は，討論のために自らの技能を提供したが，それによって倫理的討論に共通する散漫な論議が，明確な定義と論理的な議論を伴う形式へと転換されることになった。しかし彼らは学際的性格を，単一の倫理理論のうちに覆い隠したのではなかった。たしかに何人かの生命倫理学者は包括的な理論を定式化しようと試みたが，この専門分野は，広い範囲の議論，見解，方法を歓迎している。道徳哲学に通じた人は，生命倫理学的な反省を行なう際に，「規則功利主義［rule utilitarianism］」の重要性に気づくかもしれない。規則功利主義とは，道徳的問いは「害するなかれ」のようないくつかの一貫性のある道徳規則の言葉で議論されるが，これらの規則は個人や社会の福祉という一般概念を引き合いに出すことによって正当化される，とするものである。この規則功利主義においては，人格の自律への敬意という特定の一つの規則は特に重要で，ほとんど絶対的な地位を占める。しかしこの力強い規則でさえ，恩恵と正義に関する他の規則を排除して支配するわけではなく，事例の有する諸々の事情の関連性を壊すわけでもない。生命倫理学は決定に導き，政策を形成するという実際的な目的があるので，議論がごちゃまぜであっても，そこから実質的な合意が生まれることは稀ではない。(5)

　生命倫理学という専門分野が誕生して以来の最近の四半世紀に，生命倫理学は，実践的哲学または応用哲学の中の一分枝として，そして保健政策や医療実践の価値のある付随物として，自らを確立してきた。生命倫理学は自らが専念する諸々の問いを扱うためのいくつかの方法論を発達させてきた。これらの問いは人間の状況に深く触れるゆえに，最終的な答えが与えられることはないが，継続的な吟味が引き続き必要であり，暫定的な勧告が提供されなければならない。科学から新しい技術の可能性が生まれ

るにつれて，そして新しい社会の取り決めが現われるにつれて，新しい問いが生まれる。今日の生命倫理学は，これらの問いを研究するために，揺籃期にそうであったよりも，ずっと知的な準備ができている。生命倫理学の仕事は，討論において明確さを促進することであり，複雑な問題に対する単純な解決を批判することである。

　世界中で並行的な発展が起こった。新しい医学の倫理的ディレンマに対する関心は，アメリカとほとんど同時にイギリスでも現われた。ヨーロッパでは，医療倫理についての関心は，ナチスの蛮行によって避けられないものとなった。すなわち，人間被験者を用いる実験，安楽死，そして「民族洗浄」のための遺伝学の使用が，医学を汚したのである。アジアやラテンアメリカ大陸では，貧しい国における技術的医療の急激な発展が，資源配分についての問いを引き起こした。これらすべての場所で，教育組織，専門職団体，政治組織が，新しい医学の倫理に自らの注意を向け，自分たちの文化の伝統は，こうした難問に答えるために，部分的にしか準備ができていないことに気づいたのである。

　医学における倫理の歴史は長く，複雑である。この本は，文献医学(リテレイト・メディシン)が行なわれるところならどこでも，義務論，礼儀，政治倫理(ポリティック・エシックス)という一定の主題が現われることを示そうとしてきた。これらの主題は文化的に変容してはいても，類似性を示している。それはちょうど，人間の血縁関係は「母国」から始まり，その後いくつかの新しい土地に移住するのと同じである。医療倫理の長い伝統は，これらの主題を何世紀にもわたって保存してきた。しかし最近になって初めて，ある新しい主題，すなわち生命倫理学という名称に値する主題が現われてきた。この新しい主題は，過去のいずれよりも，医療の道徳的ディレンマについての注意深い，深い吟味を歓迎する。生命倫理学は，医学の外にいる人々が議論に参加することを歓迎し，専門家と同じ数の素人が含まれることも多い，会議，倫理委員会，委員会によって得られた審議の成果をまとめるのである。生命倫理学は，長い伝統の核心部分に新しい諸価値や諸原理が加わることさえ歓迎し，それらの諸価値や諸原理が，これまで医学が実践されてきた制度を改定することさえ許すのである。歴史学者デイビッド・ロスマンは，次のように書いている。「1978年までには……生

命倫理学はいわゆる倫理学者らが研究する一つの専門分野であった。医療倫理がもっぱら医学だけに属しているという観念は，頭の古い医師の幹部や一握りの歴史家を除いて，ほとんどすべての人に忘れられた。……私が思うところでは，生命倫理学の記録は，医療上の意思決定という実質の面だけでなく，その決定様式の面においても，根本的変革が起こりうることを確信させる具体的な事例を提供している」[6]。

原　　注

はじめに

（1）　以下の二書はいずれも，ロンドン・ウェルカム医学史研究所[*1]に賛同する学者たちによって作られたもので，これらによって歴史の空白部を埋める作業が始まった。Andrew Wear, Johanna Geyer-Kordesch, and Roger French (eds.), *Doctors and Ethics: The Earlier Historical Setting of Professional Ethics* (Amsterdam: Rodopi, 1993)，および Robert Baker, Dorothy Porter, and Roy Porter (eds.), *The Codification of Medical Morality in the Eighteenth and Nineteenth Century* (Dordrecht/Boston: Kluwer Academic Publishers, 1993). 本書の歴史はこの二書の内容に負うところが大きい。Chester Burns (ed.), *Legacies in Ethics and Medicine* (New York: Science History Publications, 1977) は，1977 年以前に公刊された医療倫理の歴史に関する 16 編の論文を集めたものである。Warren Reich (ed.) *Encyclopedia of Bioethics* (New York: Simon and Shuster, 1995) の中の "Medical ethics, history of" の項目には，多くの優れた論文が収められている。ロバート・ベーカーとローレンス・ミカラックは，このテーマについての簡潔な概観として，Robert Baker, Laurence McCullough, *The Cambridge History of Medical Ethics* を計画している。2002 年に出版の予定である。[*2] 医療倫理の歴史は，医学の一般史を背景にして読まれなければならない。多くの一般史の中で最新のものは以下である。Roy Porter, *The Greatest Benefit to Mankind. A Medical History of Mankind* (New York: W.W. Norton, 1997). 医療「倫理」の歴史の読者は，倫理学の歴史から益を得るかもしれない。これについては以下を参照いただきたい。Alasdair MacIntyre, *A Short History of Ethics* (New York: Macmillan, 1966)［A. マッキンタイヤー『西洋倫理学史』（改訂版）深谷昭三訳，以文社，1988 年］。同じ著者は，道徳的な諸概念を一つの文化から別の文化へ移植することの危険性について，以下の書物で警告している。Alasdair MacIntyre, *After Virtue* (Notre Dame: University of Notre Dame Press, 1984)［A. マッキンタイア『美徳なき時代』篠崎榮訳，みすず書房，1993 年］。

＊1　製薬会社ウェルカム社を母胎にして，1968 年に医学史研究のために設立された研究所。
＊2　*The Cambridge world history of medical ethics*, Cambridge University Press, 2009. として出版された。

序論　医療における倫理の長い伝統
（1）　「長い伝統」という言い回しは，以下から借用したものである。Mary Catherine Welborn, "The long tradition: a study in fourteenth-century medical deontology," in James L. Cate and Eugene N. Anderson (eds.), *Medieval and Historiographical Essays in Honor of James Westfall Thompson* (Chicago: University of Chicago Press, 1938). 長い歴史という概念に対する批判は，以下に見られる。Robert M. Veatch and Carol G. Mason, "Hippocratic vs. Judeo-Christian medical ethics: principles in conflict," *Journal of Religious Ethics* 15 (1986): 86-105.
（2）　Aristotle, *Ethics* I, ii, 1094a22, trans. H. Rackham (Cambridge: Harvard University Press, 1926), p. 5.［アリストテレス『ニコマコス倫理学』（上）高田三郎訳〈岩波文庫〉岩波書店，1971年］
（3）　Eliot Friedson, *Doctoring Together: A Study of Professional Social Control* (New York: Elsevier, 1975), p. 245.

第1章　古代ギリシア，ヘレニズム，ローマの医学
　　　　── 紀元前5世紀から，紀元後3世紀まで ──
（1）　Homer, *Iliad* IV, 192-219.［ホメロス『イリアス』（上）松平千秋訳〈岩波文庫〉岩波書店，1992年］
（2）　*Iliad* XI, 825-848.［『イリアス』（上）］
（3）　Homer, *Odyssey* XIX, 455.［ホメロス『オデュッセイア』松平千秋訳〈岩波文庫〉岩波書店，1994年］
（4）　James Longrigg, *Greek Rational Medicine: Philosophy and Medicine from Alcmaeon to the Alexandrians* (London: Routledge, 1993); Werner Wilhelm Jaeger, *Paideia: the Ideals of Greek Culture*, vol. III, trans. Gilbert Highet (New York: Oxford University Press, 1944).
（5）　W. H. S. Jones, *The Doctor's Oath: An Essay in the History of Medicine* (Cambridge: Cambridge University Press, 1924); Owsei Temkin and C. Lilian Temkin (eds.), *Ancient Medicine: Selected Papers of Ludwig Edelstein* (Baltimore: Johns Hopkins University Press, 1967), pp. 133-144.
（6）　Karl Deichgraber, *Die Epidemien und das Corpus Hippocraticum* (Berlin, 1933). もしあるとして，ヒポクラテス全集に収められた諸文書のどれがヒポクラテスによって書かれたものか，に関する果てのない結論の出ない論争がある。『流行病Ⅰ』と『流行病Ⅱ』は，ほとんど他のどの文書よりもヒポクラテスに由来すると言ってよい理由がある。『格言［*Aphorisms*］』についても十分な弁護が可能である。

（7） *Epidemics I*, xi, On coctions; Hippocrates, *Ancient Medicine*, xvii, xix, and W. H. S. Jones, "General Introduction," *Hippocrates* (Cambridge: Harvard University Press, 1962), vol. I, pp. Ii-lii.［『ヒポクラテス全集』（新訂）大槻真一郎編集・翻訳責任，第 1 巻，エンタープライズ，1997 年］

（8） *Commentary II on Epidemics I*, vii. C. G. Kühn (ed.), *Claudii Galeni Omnia Opera* (Hildesheim: G. Olms, 1964-1965), vol. XVII, pars I, p. 149.

（9） Ludwig Edelstein, "The professional ethics of the Greek physician," in Temkin and Temkin, *Ancient Medicine*, p. 324.

（10） C. Sandulescu, "Primum non nocere: philological commentaries on a medical aphorism," *Acta Academiae Scientarium Hungaricae* 13 (1965): 359-368.

（11） Albert R. Jonsen, "Do no harm: axiom of medical ethics," in Stuart F. Spicker and H. Tristram Englehardt, Jr. (eds.), *Philosophical Medical Ethics: Its Nature and Significance* (Dordrecht: D. Reidel Publishing Company, 1977); Jonsen, "Do no harm," *Annals of Internal Medicine* 88 (1978): 827-832; Diego Gracia Guillén, *Primum Non Nocere. El Principio de No-maleficiencia como Fundamento de la Ética Médica.* (Madrid: Real Acádemia Nacional de Medicina, 1990).

（12） *Epidemics* I, xxv.［『ヒポクラテス全集』第 1 巻］

（13） *Prognostic*, section I in *Hippocrates*, vol. II, trans. W. H. S. Jones (Cambridge: Harvard University Press, 1959), p. 9.［『ヒポクラテス全集』第 1 巻］以下も参照のこと。"Prognosis" in *Introductory Essays* in *Hippocrates*, vol. II.

（14） *Prognostic* I.［『ヒポクラテス全集』第 1 巻］

（15） "The Art," in, *Hippocrates*, vol. II, trans. W. H. S. Jones.［『ヒポクラテス全集』第 1 巻］以下を参照のこと。"The Art" and "Medical Writing and Laymen," in *Introductory essays*, *Hippocrates*, vol. II.

（16） *The Art*, viii.［『ヒポクラテス全集』第 1 巻］

（17） Vivian Nutton, "Beyond the Hippocratic Oath," in Andrew Wear, Johanna Geyer-Kordesch, and Roger French (eds.), *Doctors and Ethics: The Earlier Historical Setting of Professional Ethics, Clio Medica*, vol. 24 (Amsterdam/Atlanta: Rodopi, 1992), p.21.

（18） Paul Carrick, *Medical Ethics in Antiquity: Philosophical Perspectives on Abortion and Euthanasia* (Dordrecht/Boston: D. Reidel Publishing Company, 1985).

（19） Ludwig Edelstein, "The Hippocratic Oath: text, translation and interpretation," in Temkin and Temkin, *Ancient Medicine*, pp. 3-65. ピタゴラスと彼の学徒たちの理論は，はっきりしていない。しかし古代の多くの情報源がそれについて様々

な仕方で報告している。その中でも以下がもっとも啓発的である。Iamblichus, *On the Pythagorean Way of Life* (John Dillon and Jackson Hershbell, trans. and eds. [Atlanta: Scholars Press, 1991])。この著者は，ピタゴラスの帰依者は，運動と食餌療法によって，霊的，身体的な健康を達成することに関心があったと記述している。著者は，ピタゴラス主義者が食餌療法に基づく治療を好んだこと，彼らは食物の調理とそれが身体に及ぼす影響について注意深く研究したこと，彼らは薬物や外科手術を避けたことに言及している (p. 239)。

(20) Ludwig Edelstein, "The professional ethics of the Greek physician," in Temkin and Temkin, *Ancient Medicine*, pp. 319-348.

(21) Nutton, "Beyond the Hippocratic Oath," p. 12; Fridolf Kudlein, "Medical ethics and popular ethics in Greece and Rome," *Clio Medica* 5 (1970): 91-121.

(22) ギリシアの哲学的な著作では，道徳は，義務論的な形式，すなわち規則や命令の道徳としてではなく，むしろ徳と目的追求の道徳として描写された。しかし一般人の道徳の次元では，規則や命令が浸透していたが，それは，とりわけ神に是認された成文化されない法〔ノモス〕(nomos) への信仰や，誓詞の拘束力のある形でであった。以下を参照のこと。Kenneth J. Dover, *Greek Popular Morality in the Time of Plato and Aristotle* (Berkeley: University of California Press, 1974), pp. 246-261.

(23) Kudlein, "Medical ethics," pp. 97-107; Temkin and Temkin, *Ancient Medicine*, pp. 11-13.

(24) Libanius, *Opera*, vol. VIII, ed. R. Foerster, (Leipzig, 1915), pp. 182-194; Richard M. Ratzan and Gary B. Ferngren, "A Greek progymnasma on the physician-poisoner," *Journal of the History of Medicine and Allied Sciences* 48 (1993):157-170; 以下も参照のこと。Darrel W. Amundsen, "The liability of the physician in Greek classical legal theory and practice," *Journal of the History of Medicine and Allied Sciences* 32 (1977):172-203.

(25) Lloyd G. Stevenson, *The Meaning of Poison* (Lawrence: University of Kansas Press, 1959).

(26) アリストテレスは，倫理的判断と医学的判断を比較し，「医学において，蜂蜜，ぶどう酒，ヘリボー[*1]，焼灼術，外科とは何かを知ることは容易であるが，しかしそれらを，どのようにして，誰に対して，いつ使用するのかを知ることは難しい」と述べた。ヘリボーは強力なアルカロイドで，害になりやすく，ぶどう酒や蜂蜜でさえも，誤用すれば害になりうる。Aristotle, *Ethics* V, ix, 1137a〔『ニコマコス倫理学』(上)〕, *Magna Moralia* 1199a〔『大道徳学』出隆監修・山本光雄編集『ア

＊1　キンポウゲ科クリスマスローズ属の植物の乾燥根茎。

リストテレス全集』（第14巻）岩波書店，1973年］．また，Plato, *Phaedrus*, 268 ［プラトン『パイドロス』藤沢令夫訳〈岩波文庫〉岩波書店，1967年］を参照のこと。プラトンはここで「誰に対して，いつ，どれだけを」という古典的なレトリックの問いを，医師の技能に適用している。マイモニデスは，害するなというヒポクラテスの命令を注釈して，入浴，食餌療法，オイルマッサージ，ワインや氷水を飲むことは，もしそれを誤った条件で，誤った時に行なえば，出血や下痢と同じほど，危険なものになりかねないと述べている。Suessman Munter (ed.), *The Medical Writings of Moses Maimonides. Treatise on Asthma* (Philadelphia and Montreal: J. B. Lippincott, 1963), pp. 80-81.

(27) Markwart Michler, "Medical ethics in Hippocratic bone surgery," *Bulletin of Medical History* 42 (1968): 297-311.

(28) Pindar, "Third Pythian Ode," in *Pindar's Victory Songs*, trans. Frank J. Nisetich (Baltimore: Johns Hopkins University Press, 1980). ［ピンダロス『祝勝歌集／断片集』内田次信訳，京都大学学術出版会，2001年］

(29) Plato, *Republic* III: 405-407. ［プラトン『国家』（上）藤沢令夫訳〈岩波文庫〉岩波書店，1979年］

(30) Ludwig Edelstein, "The professional ethics of the Greek physician," *Bulletin of the History of Medicine* 30 (1956): 392-418; also in Temkin and Temkin, *Ancient Medicine*, pp. 319-348.

(31) Aristotle, *Ethics* III, xi, 1119a 16; VI, iv, 1140b11. ［『ニコマコス倫理学』（上）］

(32) Kenneth J. Dover, *Greek Popular Morality in the Time of Plato and Aristotle* (Oxford: Blackwell, 1974), pp. 41-45.

(33) Physician, section I in Jones, trans., *Hippocrates*, vol. II.

(34) *Decorum* V. ［「品位」『ヒポクラテス全集』第2巻］

(35) *Precepts* IV. ［「医師の心得」『ヒポクラテス全集』第2巻］

(36) *Precepts* VI. ［「医師の心得」『ヒポクラテス全集』第2巻］

(37) Sir William Osler, *The Old Humanities and the New Science* (Boston/New York: Moughton Mifflin Company, 1920), p. 62.

(38) Edelstein, "The professional ethics of the Greek physician" は，Hippocrates, *Physician I* における「人間愛」(フィラントロピア)について注記している。また，ガレノスは，ヒポクラテスや他の古代の医師たちは，病人を人間愛に基づいて治療したと言っている。*De Placitis Hippocratis et Platonis*, これは以下に引用されている。Temkin and Temkin, *Ancient Medicine*, p. 320.

(39) *Decorum* xviii. ［「品位」『ヒポクラテス全集』第2巻］

(40) *Precepts* vi.［「医師の心得」『ヒポクラテス全集』第 2 巻］

(41) *Law* V.［『ヒポクラテス全集』第 1 巻］

(42) *Oath*, in Jones, trans., *Hippocrates*, vol. I, p. 229［『ヒポクラテス全集』第 1 巻］. Heinrich von Staden, "In a pure and holy way. Personal and Professional Conduct in the Hippocratic Oath," *Journal of the History of Medicine and Allied Sciences* 51(1996): 401-437. フォン・シュターデンは，『誓詞』のピタゴラス派起源論に異論を唱え，注意深い言語分析によって，『誓詞』は医学と宗教についての広範囲のギリシア的概念に合致することを示そうとした。彼はその文書の正確な起源には光を投じなかった。

(43) Jones, trans., *Hippocrates*, vol. II, p. 188.

(44) Jones, trans., *Hippocrates*, vol. II, p. 257.

(45) Jones, trans., *Hippocrates*, vol. II, pp. 271-307.

(46) プラトンの著作にはヒポクラテス医学への数多くの言及箇所があるが，その中でも以下を参照のこと。「いかなる医師も，彼が医師である限り，彼の処方において，自分自身の善ではなく，患者の善を考える」(*Republic* I, 340-342［『国家』（上）］)。「有能な医師は，自分自身の力を知り，自分の力の限界内に留まる」(*Republic* II, 361［『国家』（上）］)。「嘘は人間に対する薬としてのみ有益である。したがって嘘は医師（と政治家）だけに制限されるべきである」(*Republic* III, 389［『国家』（上）］)。「アスクレピオスの徒であるヒポクラテスは，身体の本性は全体としてのみ理解されうると述べた」(*Phaedrus*, 270［『パイドロス』］)。*Statesman*, pp. 295-299.［『政治家』田中美知太郎・藤沢令夫編『プラトン全集』（第 3 巻）岩波書店，1976 年］では，医師と政治家を比較している。*Timeus*, 73-89.［『ティマイオス』田中美知太郎・藤沢令夫編『プラトン全集』（第 12 巻）岩波書店，1975 年］は，医学についての短い論文である。アリストテレスの著作における医学については，以下を参照のこと。Werner Jaeger, *Paideia* (New York: Oxford University Press 1962), vol.III, Chapter 1, pp. 3-45. ストア派とエピクロス派の哲学者の間での医学については，以下を参照のこと。Martha C. Nussbaum, *The Therapy of Desire: Theory and Practice in Hellenistic Ethics* (Princeton: Princeton University Press, 1994).

(47) Andre Bonnard, *Greek Civilization*, vol. II, trans. A. Lytton Sells (New York: The Macmillan Company, 1962), p. 170.［アンドレ・ボナール『ギリシア文明史——アンティゴネからソクラテスまで』岡道男・田中千春訳，人文書院，1975 年］

(48) Thucydides, *Peloponnesian War*, 2.47.4.［トゥーキュディデース『戦史』（上・中・下）久保正彰訳〈岩波文庫〉岩波書店，1966‐1967 年］

(49) *Pseudapigrypha* 5, 3; Owsei Temkin, *Hippocrates in a World of Pagans and Christians* (Baltimore: Johns Hopkins University Press, 1991), p. 58.
(50) *Oath* in Jones, trans., *Hippocrates*.［『ヒポクラテス全集』第1巻］
(51) *Law* I, in Jones, trans., *Hippocrates*, vol. II［『ヒポクラテス全集』第1巻］, *Precepts* viii.［『ヒポクラテス全集』第2巻］
(52) *Precepts* vii.［『ヒポクラテス全集』第2巻］
(53) Temkin, *Hippocrates in a World of Pagans*, pp. 80-81; Nutton, "Beyond the Hippocratic Oath," p. 29, n. 8.
(54) Plato, *Laws* XI, 933［プラトン『法律』（下）森進一他訳〈岩波文庫〉岩波書店，1993年］; Aristotle, *Politics* III, 11, 1282a 以下［アリストテレス『政治学』山本光雄訳〈岩波文庫〉岩波書店，1961年］を参照のこと。Darrel W. Amundsen, "The liability of the physician in classical Greek legal theory and practice," *Journal of the History of Medicine and Allied Sciences* 32 (1977): 172-203.
(55) John Scarborough, *Roman Medicine* (Ithaca: Cornell University Press, 1969), p. 41. 以下も参照のこと。Clifford Allbutt, *Greek Medicine in Rome* (London: Macmillan Company, 1921).
(56) Celsus, "Proemium," in *De Medicina*, trans. W. G. Spencer (Cambridge: Harvard University Press, 1960).
(57) Vivian Nutton, "Beyond the Hippocratic Oath," in Andrew Wear, Johanna Geyer-Kordesch, and Roger French (eds.), *Doctors and Ethics: The Earlier Historical Setting of Professional Ethics, Clio Medica*, vol. 24 (Amsterdam/Atlanta: Rodopi, 1992).
(58) Celsus, *De Medicina*, 3 vols. trans. W. G. Spencer,; Pliny, *Natural History*, 10 vols., trans. W. H. S. Jones (Cambridge: Harvard University Press, 1963).
(59) Scribonius Largus, *Compositiones*, in Edmund D. Pellegrino and Alice A. Pellegrino, "Humanism and ethics in Roman medicine: translation and commentary on a text of Scribonius Largus," *Literature and Medicine* 7 (1988): 22-38, p.26. 以下も参照のこと。J. S. Hamilton, "Scribonius Largus on the medical profession," *Bulletin of the History of Medicine* 60 (1986): 209-216. 本文校訂版は以下である。Karl Diechgraber, *Professio Medici: Vorwort des Scribonius Largus* (Mainz: Akademie der Wissenschaften, 1950).
(60) スクリボニウスが著述した時代の2世紀後，アテネのアスクレピオス聖域に建てられた記念碑に刻まれた医師の義務に関する詩の中にも，類似の感情が見出される。「医師は神のようであるべきである，奴隷や，貧しい者，富んだ者や，

支配者にも等しく救助者であり，すべての人に援助を与える兄弟であるべきである」。その記念碑は，ストア派の哲学者で医師として描かれる，サラピオンというある人物の名誉のために建てられたものである。J. H. Oliver, "An ancient poem on the duties of a physician," *Bulletin of the History of Medicine* 7 (1935): 315-323.

(61) Galen, "The best doctor is a philosopher" in P. N. Singer (trans. and ed.), *Galen: Selected Works* (Oxford: Oxford University Press, 1997), pp.30-34, p.33. ガレノスの標準的な学術版は，以下である。C. G. Kühn (ed.), *Claudii Galeni Opera Omnia* (Hildesheim: Georg Olms, 1965, 初版の発行は 1821-1833 年). "Optimus medicus" [optimus medicus sit quoque philosophus 最良の医師は哲学者でもある] は，vol. XIV, p. 614 に現われる。ガレノスと，彼が医学知識と西欧文化一般に与えた強力な影響については，以下を参照のこと。Oswei Temkin, *Galenism: The Rise and Decline of A Medical Philosophy* (London: Cornell University Press, 1973).

(62) Nutton, "Beyond the Hippocratic Oath," p. 21.

(63) Tacitus, *Annales*, XII, 67 [タキトゥス『年代記——ティベリウス帝からネロ帝へ』（下）国原吉之助訳〈岩波文庫〉岩波書店，1981 年]; Pliny, *Natural History*, XXIX, 14; *Natural History*, XXIX, 8, 20; Martial, *Epigram* 5.9.

(64) *Oxford English Dictionary*, 2d ed. (Oxford: Oxford University Press, 1991).

(65) M. Tulli Cicero, *De Officiis*, I, 27. [キケロー『義務について』中務哲郎・高橋宏幸『キケロー選集』（第 9 巻）岩波書店，1999 年]

(66) Darrel W. Amundsen, "Murders and miracles: lay attitudes toward medicine in classical antiquity," *Journal of Popular Culture* 11 (1977): 642-655; Fridolf Kudlein, "Medical ethics and popular ethics in Greece and Rome," *Clio Medica* 3 (1970): 91-121.

(67) Darrel W. Amundsen, "The liability of physicians in Roman law," in H. Karpus (ed.), *International Symposium on Society, Medicine and Law* (New York: Elsevier Scientific Publishing, 1973), pp. 17-30.

(68) Vivian Nutton, "Continuity or rediscovery? The city physician in classical antiquity and medieval Italy," in Andrew W. Russell (ed.), *The Town and State Physician from the Middle Ages to the Enlightenment* (Wolfenbuttel: Herzog August Bibliothek, 1981), pp. 17-21.

(69) Vivian Nutton, "Two notes on immunities: Digest 27, l, 6, 10, and 1 l," *Journal of Roman Studies* 61(1971): 52-3.

第2章　中世の医学
　　——5世紀から14世紀まで——

（1） Owsei Temkin, "History of Hippocratism in late antiquity: the third century and the Latin West," in Owsei Temkin, *The Double Face of Janus and Other Essays in the History of Medicine* (Baltimore: Johns Hopkins University Press, 1977), pp. 167-177.

（2） Owsei Temkin, "Studies on late Alexandrian medicine" and "Byzantine medicine: tradition and empiricism," in Temkin, *The Double Face of Janus*. 修道士の医学の伝統は，いまも捕らえどころのないものである。9世紀と10世紀のヨーロッパの修道院の書庫では，ヒポクラテスの『予後』のような若干のものはかなりよく保存されていたが，しばしば混合された多くの古典のテキストが納められていた。以下を参照のこと。Loren C. McKinney, "Medical ethics and etiquette in the Early Middle Ages: the persistence of Hippocratic ideals," *Bulletin of the History of Medicine* 6 (1952): 1-31; Pearl Kibre, *Hippocrates Latinus: Repertorium of Hippocratic Writings in the Latin Middle Ages* (New York: Fordham University Press, 1985); Frederick Maxton, "*Signa Mortifera:* death and prognostication in early medieval monastic medicine," *Bulletin of the History of Medicine* 67 (1993): 631-650.

（3） St. Basil, "The Long Rule," in St. Basil, *Ascetical Works*, trans. M. M. Wagner (Washington, D.C.: The Catholic University of America Press, 1950), Rule 55. 以下を参照のこと。Marrel W. Amundsen, "Medicine and faith in early Christianity," *Bulletin of the History of Medicine*, 56 (1982): 326-350.

（4） Temkin, *Hippocrates in a World of Pagans and Christians*, p. 144.

（5） Luke 10: 29-37 [『ルカ福音書』10章29‐37節].新約聖書の 四つの福音書の3779節の内の727節が，身体的，精神的病いの癒しや，死者の復活に関係している。S. G. Post, "Baby K: medical futility and the freedom of religion," *Journal of Law, Medicine, and Ethics* 23 (1995): 20-26.

（6） "Homily 10 on Hebrews 6, 7-8" in Philip Schaff (ed.), *The Nicene and Post-Nicene Fathers of the Christian Church*, series 1 (New York: Charles Scribner's Sons, 1905-1908), XIV, p. 417.

（7） Rodney Stark, *The Rise of Christianity* (San Francisco: HarperCollins, 1997), pp. 76-94. キプリアヌス（"On Mortality" 15-20），ディオニュシウス（"Festival Letters" in Eusebius, *Ecclesiastical History*, 7.22），および，ユリアヌス（"Letter 49"）からの引用は，この本の81, 83, 84頁から採ったものである。

(8) Gregory Nazienzus, "Panegyric on Saint Basil," Oration XLIII, 63, in Schaff, *Nicene and Post-Nicene Fathers*, series 2, Vol. VII, p. 126.

(9) Temkin, *Hippocrates in a World of Pagans and Christians*, ch.12.

(10) Cassiodorus Senator, *An Introduction to Divine and Human Readings*, trans. Leslie Jones (New York: Columbia University Press, 1946).

(11) ヒルデガルトは，医学的な診断と治療についての一般的な論文も書いた（*Causae et Curae*）。この類い稀な女性の生涯については，以下を参照のこと。Sabina Flanagan, *Hildegard of Bingen. A Visionary Life* (New York: Routledge, 1989). ヒルデガルトの医学的，薬学的著作については，これまで比較的わずかしか書かれていない。短い論文が以下の内に見出せる。Kate Hurd-Mead, *A History of Women in Medicine* (Boston: Milford House, 1938), pp. 183-194. もっと幅広い陳述は，以下の中にある。Anton Brück (ed.), *Hildegard von Bingen* (Mainz: Gesellschaft für MittleRheinischer Kirchengeschichte, 1979).

(12) フルベールの *Hymnus de Sancto Pantaleone* は，以下の中で引用されている。Loren C. MacKinney, *Early Medieval Medicine* (Baltimore: Johns Hopkins University Press, 1937), p. 134. MacKinney は，以下でデロルド司教の物語を述べている。"Tenth century medicine as seen in the Historia of Richter of Rheims," *Bulletin of the Institute of the History of Medicine* 2 (1034): 347-375.

(13) 「われらの主人である病気の人」という言い回しは，騎士団団員から奉仕を受ける患者の一般的な称号であり，おそらく 1153 年以降の，騎士団の最初のよく知られた規則の中に現われる。病院の管理者の不平は，以下の中に引用されている。Jonathan Riley-Smith, *The Knights of Saint John in Jerusalem and Cyprus* (New York: Macmillan Company, 1976), p. 331. 以下も参照のこと。H. J. A. Shire, *The Knights of Malta* (New Haven: Yale University Press, 1994); Edgar Erskine Hume, *The Medical Work of the Knights Hospitallers of St. John and the Hospitals of the West* (Baltimore: Johns Hopkins University Press, 1940); Timothy Miller, "The Knights of St. John and the hospitals of the West," *Speculum* 53 (1978): 709-733. 騎士団とサラセンは，戦闘では激しい敵同士だったが，病院の活動に関しては特別に相互の敬意があった。ある歴史家は次のように述べている。「病院に関するイスラムの寛容さは，疑いもなく，騎士団団員が当初から，イスラム教徒であれ，キリスト教徒であれ，ユダヤ人であれ，治療を必要とするすべての病人を歓迎するということを，原則として採用したという事実によって引き起こされた」。Prosper Jardin, *Les Chevalier de Malte* (Paris: Librarie Academique Perrin, 1974), p. 41. 伝説は，壮麗者スレイマン[*1]が騎士団の病院で治療を受けたと伝えている。

(14)　Antoine Leal, *Le chevalier de Saint Jean de Jerusalem ou L'idee parfaite du religieux hospitalier militant*, MS, Marseille, 1616, in the Archives of the Knights of Malta, Rome. 戦闘的な宗教騎士団については，以下を参照のこと。Desmond Seward, *The Monks of War* (London: Penguin Books, 1972).

(15)　以下に引用されている。Temkin, *Hippocrates in a World of Pagans and Christians*, p. 182.

(16)　Jerome, "Letter III to Nepotianus," in F. A. Wright (ed.), *Select Letters of St. Jerome* (London: W. Heinemann, Ltd., 1933), letter 52, p. 225.

(17)　Edinburgh A.5.42, twelfth century, last folio. これは以下に引用されている。Loren C. MacKinney, "Medical ethics and etiquette in the early middle ages: the persistence of Hippocratic ideals," *Bulletin of the History of Medicine* 26 (1952): 1-31. 引用は 15 頁。

(18)　Chartres MS, 62, tenth-century folios 1-2. これは以下に引用されている。MacKinney, "Medical ethics," p. 12. St. Gall, 751, ninth-tenth centuries. これは以下に引用されている。MacKinney, "Medical ethics," p. 19. Urbanus 64, folio 116. ヒポクラテスの誓詞のもっとも初期の写本は，10 世紀の Vindobonensis med IV である。キリスト教版は，Jones, *The Doctor's Oath*, pp. 22-26. の中で読むことができる。キリスト教版の主な変更点は，新しい神を除けば，人工妊娠中絶についてのより強い言明にある。次のように書かれている。「私は女性に中絶を引き起こす処置を与えません。それが上からによるのであれ，下からによるのであれ」（すなわち，経口薬によるのであれ，外科的操作によるのであれ）。

(19)　Robert M. Veatch and Carol G. Mason, "Hippocratic vs. Judeo-Christian medical ethics: principles in conflict," *Journal of Religious Ethics* 15 (1986): 86-105; Carlos Calvão-Sabrihno, "Hippocratic ideals, medical ethics and the practice of Medicine in the early middle ages: legacy of the Hippocratic Oath," *Journal of the History of Medicine and Allied Sciences* 50 (1996), 438-56.

(20)　Lateran Council IV, chapters 21 and 22, in Henry Denzinger and Adolf Schonmetzer (eds.), *Enchiridion Symbolorum Definitionum et Declarationum De Rebus Fidei et Morum* (Rome: Herder Verlag, 1965), 33rd ed., pp. 812-815; Darrel W. Amundsen, "The Medieval Catholic tradition" in Ronald L. Numbers and Amundsen (eds.), *Caring and Curing: Health and Medicine in the Western Religious Tradition* (New York: Macmillan Company, 1986), pp. 84-91.

＊1　スイレマン 1 世，1494 年 – 1566 年。オスマントルコでもっとも影響力のあった指導者の一人。

(21) Darrel W. Amundsen, "Casuistry and professional obligations: the regulation of physicians by the court of conscience in the late Middle Ages," *Transactions and Studies of the College of Physicians of Philadelphia* 3 (1981): 22-39, 93-112.

(22) John T. Noonan, Jr., "An almost absolute value in history," in Noonan (ed.), *The Morality of Abortion: Legal and Historical Perspectives* (Cambridge: Harvard University Press, 1970); John T. Noonan, Jr., *Contraception* (Cambridge: Harvard University Press, 1970).

(23) Edinburgh MS A.5.42, in MacKinney, "Medical ethics," p. 15.

(24) Constantinus Africanus, Prologue, *Liber Pantegni*, MacKinney, "Medical ethics," p. 31.

(25) Thomas Aquinas, *Summa Theologiae* II-II, Q. 71, a.7.［トマス・アクィナス『神学大全』（第 18 冊，第 2‐2 部，第 57 問題－第 79 問題）稲垣良典訳，創文社，1985 年］

(26) "Henri de Mondeville on the morals and etiquette of surgeons" in Stanley Joel Reiser, Arthur J. Dyck, and William J. Curran (eds.), *Ethics in Medicine: Historical Perspectives and Contemporary Concerns* (Cambridge: MIT Press, 1977), p. 15, これは以下に基づく。D'Arcy Power (ed.) *Treatises de Fistula in Ano* (London: Kegan Paul, Trench, Trubner and Co., Ltd., 1910) pp. xx-xxii.

(27) Donald Campbell, *Arabian Medicine and Its Influence on the Middle Ages*, 2 vols. (London: Kegan Paul, Trench, Trubner, 1926).

(28) Cyril Lloyd Elgood, *A Medical History of Persia and the Eastern Caliphate from the Earliest Times until the Year A.D. 1932* (Cambridge: Cambridge University Press, 1951), p. 52. ジュンディ・シャープールについては，以下を参照のこと。Allen O. Whipple, *The Role of Nestorians and Muslims in the History of Medicine* (Princeton: Princeton University Press, 1966), Allen O. Whipple, "The role of the Nestorians as the connecting link between Greek and Arab medicine," *Annals of Medical History* 8 (1936): 313-323. この優秀な組織の唯一の残存物は，イランの南西部のシャハドバッド［Shahadbad］の村落近くにある，これまで発掘されたことのないいくつかの丘陵である。ロイ・ポーターは，「医学の高等教育機関がそこ（ジュンディ・シャープール）に存在したいかなる証拠もない」と述べている（Roy Porter, *The Greatest Benefit to Mankind*, p. 94）。この断定は注目に値する。なぜならば，アラビア医学の主な歴史家たちは，徹底した医学の学問研究と，病院(ビマリスタン)の存在を証言しているからである。上の本文の言葉のいくつかは，私自身が編集した以下の文献から採られた。Abdulaziz Sachedina, "Medical ethics, history of

Near and Middle East, Iran," in Warren Reich, *Encyclopedia of Bioethics* (New York: Simon & Schuster, 1995), vol. III, pp. 1445-1449.

(29) Martin Levey, *Medical Ethics of Medieval Islam: With Special Reference to Al-Ruhawi's Practical Ethics of the Physician* (Philadelphia: American Philosophical Society, 1967), pp. 93, 94, 71. かなり奇妙なことだが、アル－ルハウィはキリスト教徒だったかもしれない（Levey, p. 8）。彼がエデッサの出身であることは明らかであるが、エデッサはネストリウス派キリスト教の学問の中心地だった。もし彼がキリスト教徒だったならば、その信仰のいかなる印もテキストの中には見出せない。テキストは「私が信頼し、私が助けを求める、慈悲深く、憐れみ深い、アラーの御名において」（Levey, p. 18）というイスラムの通常の栄唱をもって始まり、すべての神学的な表現はイスラムの慣用表現である。彼はネストリウス派キリスト教徒として育てられたのかもしれない。その分派の信仰では、ロゴスとしての神と人間イエスのあいだの繋がりが乏しく、ネストリウス派キリスト教徒が、三位一体のキリスト教から、一神論的なイスラム教に移ることは容易だからである。彼の信仰が何であれ、彼は自分の論文の最初から最後までイスラム教徒のように見える。

(30) O. Cameron Gruner (trans.), *A Treatise on the Canon of Medicine of Avicenna, Incorporating a Translation of the First Book* (New York: Augustus Kelly, 1970), sections 27-28.

(31) Hakim Mohammed Said, *Al-Tibb Al-Islam. A Brief Survey of the Development of Tibb (Medicine) during the Days of the Holy Prophet Mohammed and in the Islamic Age* (Karachi: Hamdard National Foundation, 1979), pp. 88-99. 以下も参照のこと。Abdulaziz Sachedina, Nil Sari, and Hassan Hathout, "Medical ethics, history of Near and Middle East," in Reich (ed.), *Encyclopedia of Bioethics*, vol. III, pp. 1445-1457; Fazlur Rahman, *Health and Medicine in the Islamic Tradition* (New York: Crossroad, 1989); Donald Campbell, *Arabian Medicine and Its Influences on the Middle Ages* (London: Kegan Paul, Trench, Trubner and Co., Ltd., 1926).

(32) Ecclus. 38: 1; Darrel W. Amundsen, "Medicine and faith in early Christianity," *Bulletin of the History of Medicine* 56 (1982): 326-350; Sir Immanuel Jakobovits, *Jewish Medical Ethics: A Comparative and Historical Study of the Jewish Religious Attitude to Medicine and Its Practice* (New York: Bloch Publishing Company, 1959), ch.1; Temkin, *Hippocrates in a World of Pagans and Christians*, pp. 88-93.

(33) Isaac Israeli, *Propedeutic for Physicians*, trans. Martin Levey, in *Transactions of the American Philosophical Society* NS 57; 3 (1967): 95-97. 以下を参照のこと。

David Margalith, "The ideal doctor as depicted in ancient Hebrew writings," *Journal of History of Medicine and Allied Health Sciences* (1953) 12: 37-41. この引用の結びの言葉は，ルネッサンス期の倫理の論文における共通表現となっている。

(34) Maimonides, Hillel Shabbath, ii, 3; Mishneh Torah, Hilchot Rotze'ach 114; Mishneh Torah, Hilchot Rotze'ach, 1:9; Mishneh Torah, Hilchot Avel, 4:5; Munter (ed.), *The Medical Writings of Moses Maimonides. Treatise on Asthma*, p. 89; Ariel Bar-Sela and Hebble Hoff, "Interpretation of the First Aphorism of Hippocrates," *Bulletin of the History of Medicine* 37 (1963): 347-354, p. 354.

(35) David Reisman, *The Story of Medicine in the Middle Ages* (New York: Paul Hoeber, 1936), p. 67; David M. Feldman, *Health and Medicine in the Jewish Tradition* (New York: Crossroad, 1986); Harry Friedenwald, *The Jews and Medicine* (Baltimore: Johns Hopkins University Press, 1944). アズワチ，アサフ，マイモニデスの祈り，その他の人々のテキストは，以下の付録において出版されている。*Encyclopedia of Bioethics* (New York: Simon & Schuster, 1995), vol. V, pp. 2633-2639. しかし注意すべきことは，マイモニデスに帰される美しい「医師の祈り」は，実際には，ドイツ系ユダヤ人医師，マルクス・ヘルツによって，1793年頃に書かれたものであることである。

(36) Reisman, *The Story of Medicine in the Middle Ages*, ch. VI ; Nancy Siraisi, *Medieval and Early Renaissance Medicine* (Chicago: University of Chicago Press, 1990), pp. 29-31, 50-51. スペインでは，12世紀から13世紀にかけて，アラビア語を共通の学術語として使用する，キリスト教徒の医師とユダヤ人の医師の間に特に活発な交流があった。以下を参照のこと。Luis García-Ballester, "A marginal learned world: Jewish, Muslim and Christian medical practitioners, and the use of Arabic medical sources in late medieval Spain," in Luis García-Ballester, Roger French, Jon Arrizabalaga, and Andrew Cunningham, *Practical Medicine from Salerno to the Black Death* (Cambridge: Cambridge University Press, 1994), pp. 353-395.

(37) サレルノでの医学活動の起源ははっきりしていない。コンスタンティヌス・アフリカヌスの活動は，この都市で何らかの形の医学教育が現われる数十年前に行なわれたように思われる。サレルノを巡る不思議の中に，教師であり学生である，真偽の疑わしい女性たちの存在がある。特に，有名ではあるが捉えどころのないトロトゥラという女性がおり，彼女は婦人病についての学術論文を書いた。以下を参照のこと。Paul Kristeller, "The school of Salerno. Its development and contribution to the history of learning," *Bulletin of the History of Medicine* 17 (1945):

138-194; Luis García-Ballester "Introduction," in García-Ballester et al., *Practical Medicine*, pp. 13-29.

(38) Guglielmo da Saliceto, *Cirurgia* II.5, これは以下に引用されている。Jole Agrimi and Chiara Crisciani, "The Science and practice of medicine in the thirteenth century according to Guglielmo da Saliceto, Italian surgeon," in García-Ballester et al., *Practical Medicine*, pp. 60-87, p. 77.

(39) Frederick II, "Medieval law for the regulation of the practice of medicine," in Stanley Joel Reiser, Arthur J. Dyck, and William J. Curran (eds.), *Ethics in Medicine: Historical Perspectives and Contemporary Concerns* (Cambridge: MIT Press, 1977), pp. 10-12.

(40) Vern L. Bullough, *The Development of Medicine as a Profession* (New York: Hafner, 1966). ギルドについては，以下を参照のこと。Richard MacKenney, *Tradesmen and Trades: The World of the Guild in Venice and Europe, c.1250-c.1650* (London: Routledge, 1990). 教皇ヨハネス21世は，教皇になる前にスペインのペテロと呼ばれたが，著名な医師，特に眼科師だった。彼は，*The Treasury of the Poor* を書いたが，これは医師に料金を支払えない人々のための広く称讃された医学論文である。

(41) Darrel Amundsen, "Medical ethics, history of Europe," in Reich (ed.), *The Encyclopedia of Bioethics*, vol. 3, p. 1527.

(42) 利他主義と自己利益のあいだの衝突については，以下を参照のこと。Albert R. Jonsen, *The New Medicine and the Old Ethics* (Cambridge: Harvard University Press, 1990). 専門職と自己利益の関係については多くの本の中で詳述されているが，その中でも以下を参照のこと。Jeffrey L. Berlant, *Profession and Monopoly: A Study of Medicine in the United States and Great Britain* (Berkeley and Los Angeles: University of California Press, 1975).

(43) Hippocrates, *Aphorisms. Hippocrates with an English Translation*, trans. W. H. S. Jones, (Cambridge: Harvard University Press, 1959), vol. IV, p. 99 [「箴言」『ヒポクラテス全集』第1巻］; Dickenson W. Richards, "The First Aphorism of Hippocrates," *Perspectives in Biology and Medicine* (1961), 5:61-54. 数限りない注釈がこれらの短い言葉について書かれた。ガレノスは権威ある注釈を書き，マイモニデスも著述した。Galen, *Hippocrates Aphorismi et Galeni in eos Commentarii*, in C. G. Kühn [ed.], *Claudii Galeni Opera Omnia*, XVII, 345-355 [Hildesheim: Georg Olms, 1965], p. 346; Ariel Bar-Sela and Hebbel Hoff, "Maimonides' interpretation of the First Aphorism of Hippocrates",

Bulletin of the History of Medicine (1963) 37: 347-357; Franz Rosenthal, "'Life is short, the Art is long': Arabic commentaries on the First Hippocratic Aphorism," Bulletin of the History of Medicine 40 (1966): 226-245. 医学に関するヒポクラテスの言葉は，生命そのものについての反省を呼び起こし，このテキストは神学者や神秘家によってさえ用いられた。以下を参照のこと。Diego Gracia, "Hipócrates a lo Divino," in Historia y Medicina en España (Valladolid: Junta de Castilla y Leon, 1994), pp. 57-77.

(44) *Explicatio super Canonem Vita Brevis* in *Arnaldi Villanova Opera Omnia* (Basil: Ex Officina Pernea, 1585), col. 1710. ヴィラノヴァがその格言に関する諸々の注釈の概要として書いた他の論文は，*Tabula super Vita Brevis* である。そして尿検査の倫理についての論文は，以下のものである。*De Cautelis Medicorum* (Opera Omnia, col. 1453), anthologized in Reiser et al., pp. 12-15. 引用は 13 頁である。ヴィラノヴァの著作の現代の校訂版は準備されているが，これらの論文を含む第Ⅳ巻はまだ出版されていない。それは以下のものである。Michael McVaugh [ed.], *Arnaldi de Vilanova Opera Medica Omnia* [Barcelona: Universitat de Barcelona]. ヴィラノヴァの医療倫理については，以下を参照のこと。García-Ballester, "Medical ethics in transition in the Latin medicine of the thirteenth and fourteenth centuries: new perspectives on the physician-patient relationship and the doctor's fee" in Wear et al., *Doctors and Ethics*, pp. 38-71.

(45) Guy de Chauliac, *La Grande Chirurgie*, ed. and trans. into French by E. Nicaise (Paris: Felix Alcan, 1890), p. 19, これは以下に引用されている。Bullough, *The Development of Medicine as a Profession*, p. 94.

第3章 インドと中国の医療倫理

(1) Bhagvat Sinh Jee, *A Short History of Aryan Medical Science* (Gondal: Shree Bhagvat Sinh Jee Electric Press, 1927), p. 27. アシュヴィニは，Rig Veda I, 117, 13. に現われる。断頭の物語は，別のテキストではかなり異なって語られている。*Caraka Samhita* では，アシュヴィニの双子がインドラを教え，その逆ではない。*Taittiriya Samhita* 6.9.1 では，医師はその不純さのゆえに犠牲行為から除外され，司祭者階級は医療を行なってはならないことが特に述べられている。以下を参照のこと。Kenneth G. Zysk, *Asceticism and Healing in Ancient India* (New York and Oxford: Oxford University Press, 1991), pp. 22-23. [ケネス・G・ジスク『古代インドの苦行と癒し——仏教とアーユル・ヴェーダの間』梶田昭訳，時空出版，1993 年]

（ 2 ） *Manu-Smrti* in Louis Renou, *Hinduism* (New York: George Braziller, 1962), pp. 116-130.［渡瀬信之訳『マヌ法典 —— サンスクリット原典全訳』〈中公文庫〉中央公論社，1991 年］

（ 3 ） Prakash Desai, *Health and Medicine in the Hindu Tradition: Continuity and Cohesion* (New York: Crossroads, 1989). 医療倫理のヒンズー教的伝統に関する短い概観としては，以下を参照のこと。Prakash Desai, "Medical ethics, history of South and East Asia, India," in Reich (ed.), *Encyclopedia of Bioethics*, 1995, vol. III, pp. 1471-1477; A. L. Basham and Mitchell Weiss, "Hinduism," in Reich, *Encyclopedia of Bioethics*, vol. II, pp. 1132-1139. 古代インド医学を標準的に解説したものは，以下のものである。Jean Filliozat, *La doctrine classique de la médicine indienne, ses origines et ses parralléles grecs* (Paris: Imprimerie Nationale, 1949) ; Julius Jolly, *Indian Medicine* (New Delhi: Munshiram Manoharlal, 1977).

（ 4 ） ケネス・ジスクは，Kenneth Zysk, *Asceticism and Healing in Ancient India* において，アーユルヴェーダ医学は，正統派の祭司職社会の外で生き，活動する異端的な遊行苦行者を生み出した，という議論はあるが，説得力のあるテーゼを提案した。これらのヒンズー教の苦行者は，すべてのカーストと自由に交わることでき，最初期の仏教僧と矛盾なく両立することができた。彼らは一緒になって，後にヒンズー教のアーユルヴェーダとなるものを定式化した。

（ 5 ） *Agnivesa's Caraka Samhita*, Ram Sharma and B. Dash, trans. and eds. (Varanasi: Chowkhamba Sanskrit Series Office, 1976), Vol. I, ch. vii, pp. 171-173; ch. xxix, pp. 587-591. また ch. xxx, pp. 617-619. も参照のこと。ここで無知な医師は「死の輪縄」[*1]と呼ばれている。「治療上の例外」は『チャラカ・サンヒター』のテキスト本文の中にはないが，チャクラパニ（8 世紀）の古典的な注釈の中にある。チャクラパニは，自分が忌み嫌うカラスの肉を食べなければならない患者の例を提供している。医師は患者に対して，それはヤマウズラであると述べてよいというのである。*Caraka Samhita*, ch. viii, p. 175.

（ 6 ） *Charaka Samhita* (Jamnagar, India: Shree Galbkuverba Ayurvedic Society, 1947), Vol. 5, p. 326. この誓詞は以下において公刊されている。Reich (ed.), *The Encyclopedia of Bioethics*, vol. 5, p. 2632. 以下を参照のこと。A. Menon and H. F. Haberman, "A medical students' oath of Ancient India," *Medical History* 14 (1970): 295. 誓詞の冒頭の言葉は，独身と清貧を命令しているが，これはヒンズー教の苦行者におけるアーユルヴェーダの起源を示唆していて，おそらく初心者の医師に対する要件だったのであろう。メノンとハバーマンは，ピタゴラス主義とインド

＊1　絞首刑の首つり縄のこと

思想のつながりをとおして，この誓詞がヒポクラテスの誓詞に与えた影響について推測している。

(7) Renou, *Hinduism*, p. 56.
(8) *Mahavagga*, 8.26.3.
(9) アーユルヴェーダ医学と，仏教の思想および実践との関係については，以下を参照のこと。Zysk, *Asceticism and Healing in Ancient India*.
(10) 中国医学についての多くの歴史書の中で，もっとも入手しやすく，読みやすいものは，以下のものである。Paul Unschuld, *Medicine in China: A History of Ideas* (Berkeley: University of California Press, 1985). また，Joseph Needham, *Science and Civilization in China* (Cambridge: Cambridge University Press, 1954-) は，中国の歴史と文化についての，魅惑的で驚くほど学問的な探究である。医学について扱った部分はまだ出版されていないが，2000 年に出版の予定である (Joseph Needham, with Lu Gwei-djen, *Science and Civilization in China*, vol. 6, part 6, with an Introduction by Nathan Siven)。この巻の中に掲載されるはずの素材の多くは，簡潔で洞察力があり情報に富む，以下の三つの論文のうちに見出すことができる。Joseph Needam, "Medicine and Chinese culture," "Hygiene and preventive medicine in ancient China", "China and the origin of qualifying examinations in medicine," in Needham, *Clerks and Craftsmen in China and the West* (Cambridge: Cambridge University Press, 1970), pp. 263-287, 340-378, 379-395. 鍼と灸の歴史については，以下を参照のこと。Lu Gwei-djen and Joseph Needham, *Celestial Lancets* (Cambridge: Cambridge University Press, 1980). 伝統的中国医学の広範囲におよぶ薬理学と医薬物質については，以下を参照のこと。Paul Unschuld, *Medicine in China. A History of Pharmaceutics* (Berkeley and Los Angeles: University of California Press, 1986).
(11) Simon Leyes, (trans.) *The Analects of Confucius* (New York: W.W. Norton, 1997), 1.2, p. 3 ［金谷治訳注『論語』〈岩波文庫〉岩波書店，1999 年］．これらの言葉は，孔子の二大弟子の一人である有若［You Ruo］師の言葉として引用されているが，これらの言葉は確かに，驚くべき簡潔さで，孔子の中心思想を反映している。子としての敬虔さ（孝［xiao］）と，それに伴う権威への従順の徳が，孔子の全思想の中でのふさしい位置を越えて，帝国の支配者によって強調されたことも注記してよいかもしれない。Leyes, pp. 131-135. を参照のこと。
(12) Ilza Vieth (transl. and ed.), *Huang Ti Nei Ching Su Wen* ［南京中医学院編・石田秀実監訳『黄帝内経素問——現代語訳（上・中・下）東洋学術出版社，1991 - 1993 年］．*The Yellow Emperor's Classic of Internal Medicine* (Berkeley and Los

Angeles: University of California Press, 1966).ニーダムは，この著作を「ヒポクラテス全集に匹敵するもの，それほど古くはないが，それほど新しいわけでもなく，ギリシアとヘレニズム世界の最良の医学思想におとらず理性的であるもの」と呼んだ（Needham, *Celestial Lancets*, p. xviii）。この著作の通常の英語の表題である *Internal Medicine* は，誤解を招きやすい。すなわち，この著作は，同じ名前を持つ現代医学の専門分野［内科学］とは何も関係がない。ニーダムは次のように指摘している。「外部」と区別される「内部」を意味する「内［nei］」という言葉は，この文脈では，「字義的に言えば，このすべてのもの［everything this］，合理的で，実用的で，具体的で，反復可能で，検証可能で，換言すれば，科学的なもの」を指し示す。同様に，「外［wai］」あるいは「外部」は，「字義的に言えば，他のすべてのもの［everything other］，神々，霊，賢者，不死なるもの，すなわち，例外的で，奇跡的で，奇妙で，神秘的で，超自然的で，脱俗的で，肉体を越えたものに関係するすべてのもの」を意味する。ニーダムは，「物質的医学［Corporeal Medicine］」という訳を好んでいる。私は，Inner という語を使って，中間の道を採った。Joseph Needham, "Medicine and Chinese culture," in *Clerks and Craftsmen in China and the West*, pp. 263-297, p. 272. この本の本文では，中国語の語に対するローマ字式の表音表記法が採用されている。巻末註では，原典の引用の際に行なわれる表記法が維持されている。

(13) Vieth, Introduction, on p. 10; *Nei Ching*, Book 1, I, p. 97. インドの『チャラカ・サンヒター』が，長命への障害を尋ね求める賢者たちの会合で始まるのは興味深い。*Caraha Samhita*, ch. 1, pp. 16-26.

(14) Vieth, *Nei Ching*, Bk. I, ch. 2, p. 105［『黄帝内経素問』（上）］。このテキストは，Unshuld, *Medicine in China: A History of Ideas*, p. 63 の中に引用されている。アンシュルドの脚注は，エーデルシュタインが引用したエリストラトス[*1]の類似した一節を思い出させる（Temkin and Temkin, *Ancient Medicine*, p. 307）。また私は政治家アスクレピオスについてのプラトンの議論を思い出す。

(15) Unshuld, *Medical Ethics in Imperial China* (Berkeley and Los Angeles: University of California Press, 1979), p.37。これは，高保衡［Kao Pao-Cheng］，『甲乙経［Chia-I ching］』の序文（1092年頃）を引用したものである。アンシュルドの本には，紀元6世紀から19世紀までの中国の医療倫理に関するすべての主なテキストの翻訳が含まれている。中国の医療倫理の長い歴史の短い概観としては，以下を参照のこと。Unshuld, "Medical Ethics, history of South and East Asia, Pre-Republican China," in Reich (ed.), *Encyclopedia of Bioethics* vol. III, pp. 1477-1483.

＊1　前310年？－250年。ギリシア人医師。

(16) Vieth, p. 87. これは, 王冰[Wang Pin],『黄帝内経』(24巻81篇本) [*Enlarged Edition of Nei Ching*] の序文を引用したものである。王冰は注釈家以上の存在である。彼は, 紀元762年に, その多くが失われ, 残りは崩れていた『黄帝内経』のオリジナルのテキストを再発見し, 復元したと主張している。

(17) Archie J. Bahm (trans.), *Tao Teh King by Lao Tzu* (Albuquerque: World Books, 1958), I, XXI, LXVII, pp. 11, 26, 60.＊1 [蜂屋邦夫訳注『老子』〈岩波文庫〉岩波書店, 2008年]

(18) Unshuld, *Medical Ethics*, p. 143 これは紀元1世紀の仏教徒の医学テキストを引用している。

(19) 儒教, 新儒教, 仏教, 道教思想についての, 特に科学と医学に関連した思想についての優れた説明を以下に見出すことができる。Needham, *Science and Civilization in China*, vol. 2.

(20) Unshuld, *Medical Ethics*, p. 57. これは愈辨[Yu Pien],『續醫説[Hsu i-shou]』(1522年) からの引用である。

(21) Unshuld, *Medical Ethics*, p. 28.

(22) Kenneth K. S. Ch'en, *Buddhism in China. A Historical Survey* (Princeton: Princeton University Press, 1964). 膨大な数の僧と尼僧が, この短い弾圧期間に世俗化した。しかし自ら仏教の帰依者であった次の皇帝は, 仏教の聖職者の諸々の階層を回復させるために, 同じくらい膨大な数の叙任式を行なうように命令した。

(23) Needham, "Qualifying examinations," in *Clerks and Craftsmen*, pp. 379-395.

(24) Unshuld, *Medical Ethics*, pp. 30-33, これは, 孫思邈 (581年 - 682年),『千金方[Ch'ien-chin fang]』からの引用である。孫思邈は, 後年, 明らかにもっと以前の医学テキストから抄録した道徳的義務に関する章を含む著作も書いた。しかしこの著作は, 医学従事者に対してだけでなく, すべての人に向けられた訓戒であるように思われ, 仏教と道教の信仰の融合を反映している。

(25) Unshuld, *Medical Ethics*, p. 35.

(26) Unshuld, *Medical Ethics*, p. 37. これは, 寇宗奭(1119年頃),『本草衍義』[Pen-ts' ao yen-i] からの引用である。

(27) Unshuld, *Medical Ethics*, pp. 44-53. これは, 張杲 (1207年頃),『醫説』[I-shou] からの引用である。

(28) Unshuld, *Medical Ethics*, p. 74. これは, 龔廷賢 (1615年頃),『萬病回春』[Wan-ping hui-ch'un] からの引用である。

(29) Unshuld, *Medical Ethics*, pp. 101-102.『医箴 (医師への警告)』は, 著者のも

＊1 本文の引用は,『道徳経』, 第1章, 第21章, 第67章からのものである。

っと大部の医学書,『古今醫徹 [*Ku-chin i-che*]』(1808 年) の一部である。
(30) Ralph C. Crozier, *Traditional Medicine in Modern China: Science, Nationalism and Cultural Change* (Cambridge: Harvard University Press, 1968), p.107. 帝国後の中国における医療倫理の発展を短く概観するものとしては,以下を参照のこと。Ren-zong Qiu and Albert Jonsen, "Medical ethics, history of South and East Asia: contemporary China," in Reich (ed.), *Encyclopedia of Bioethics*, vol. III, pp. 1483-1490. 私はキウ (Qiu) 博士の寛大な許可を得て,この論文からいくつかの言葉を借りてきている。
(31) Song Guo-bin, *Ethics of Medical Practice* (Shanghai: Guoguang Bookstore, 1933).
(32) Hippocrates, Precepts X, 陸贄『陸宣公論 [*Lu Hsüan kung lun*]』。これは,Unschuld, *Medical Ethics*, p. 35 に引用されている。
(33) Veith, *Nei Ching*, I, 4, p. 113. [『黄帝内経素問』(上)]

第 4 章　ルネッサンスと啓蒙時代
──14 世紀から 18 世紀まで──

(1) 以下を参照のこと。Winfried Schleiner, *Medical Ethics in the Renaissance* (Washingon, D.C.: Georgetown University Press, 1995); Andrew Wear, Roger French, and I. M. Lonie, *The Medical Renaissance of the Sixteenth Century* (Cambridge: Cambridge University Press, 1985). アイペルマンからの引用は,彼の以下の著書による。*De cyryrgie*, Book I, ch. iv これは以下に引用されている。Bullough, *The Development of Medicine as a Profession*, p. 95.
(2) Luis Garcíka-Ballester, "Medical ethics in transition. Latin medicine in the thirteenth and fourteenth centuries: new problems in the physician-patient relationship and with the doctor's fee," in Wear et al., *Doctors and Ethics*, p. 45.
(3) Henri de Mondeville, これは以下に引用されている。Reiser et al., *Ethics in Medicine*, p. 15.
(4) Thomas Aquinas, *In Octo Libros Politicorum Aristotelis Expositio*, I, viii. ed. R. Spiazzi (Turin and Rome: Marietti 1966).
(5) Richard Palmer, "Physicians and the state in post-medieval Italy," in Andrew Russell (ed.), *The Town and State Physician in Europe from the Middle Ages to the Enlightenment* (Wolfenbüttel: Herzog August Bibliothek, 1981), pp. 47-62; Carlos M. Cipolla, *Cristofano and the Plague: A Study in the History of Public Health in the Age of Galileo* (Berkeley and Los Angeles: University of California Press, 1973) and

Public Health and the Medical Profession in the Renaissance (Cambridge: Cambridge University Press, 1976) ［カルロ・M・チポラ『ペストと都市国家——ルネサンスの公衆衛生と医師』日野秀逸訳〈平凡社・自然叢書〉平凡社, 1988年］. 伝染病の犠牲者を治療する義務については, 以下を参照のこと。Darrel W. Amundsen, "Medical deontology and pestilential disease in the late Middle Ages," *Journal of the History of Medicine and Allied Sciences* 32 (1977): 403-21; George Deaux, *The Black Death* (London; Hamilton, 1969), and A. M. Campbell, *The Black Death and Men of Learning* (New York: Columbia University Press, 1931).

（6） Ole Peter Grell, "Conflicting duties: plague and the obligations of early modern physicians toward patients and the commonwealth in England and the Netherlands," in Wear et al., *Doctors and Ethics*, pp. 131-152; Martin Luther, *Ob man vor dem Sterben fliehen möge* (1527); Theodore Beza, *A shorte learned and pithie Treatize of the Plague, wherin are handled these two questions: The one, whether the Plague bee infectious or no: The other, whether and howe farre it may of Christians bee shunned by going outside*, trans. John Stockwood (London: 1580); Marcello Zalba, *Theologiae Moralis Compendium* (Madrid: Biblioteca Autore Cristianos, 1963), II, no. 324; Talmud, Kamma 60B. これは以下に引用されている。Immanuel Jakobovits, *Jewish Medical Ethics* (New York: Bloch Publishing, 1959), p. 11.

（7） Guy de Chauliac, *La Grande Chirurgie* (Paris: Nicaise, 1890), pp. 171-172.

（8） これは以下に引用されている。C. E. A. Winslow, *The Conquest of Epidemic Disease: A Chapter in the History of Ideas* (Madison: University of Wisconsin Press, 1980), p.118 (first ed. published in 1943 by Princeton University Press).

（9） Samuel Pepys, *The Illustrated Pepys: Extracts from the Diary*, ed. Robert Latham (London: Bell and Hyman Ltd., 1978), p. 98 ［サミュエル・ピープス『サミュエル・ピープスの日記』（全10巻中第9巻まで刊行）臼田昭他訳, 国文社, 1987 - 2003年］. 以下を参照のこと。J. Leasor, *The Plague and the Fire* (New York: Avon Books, 1961).

（10） William Boghurst, *Loimographia* (1666) in *Transactions of the Epidemiological Society of London* 13 (1894): 59-60.

（11） Daniel Sennert, *De lue venerea*, in Sennert, *Opera Omnia* (Lyon, 1666), vols. 4-5, p. 1014, これは以下に引用されている。Schleiner, *Medical Ethics in the Renaissance*, p. 177. 梅毒の起源については以下を参照のこと。Claude Quétel, *History of Syphilis*, trans. Judith Braddock and Brian Pike (London: Polity Press, 1990).

(12) Cotton Mather, *The Angel of Bethesda*, trans. Gordon W. Jones (Barre, Mass: American Antiquarian Society, 1972), p.120. 性に関する医師の見解は，道徳家の見解と調停するのが難しいことが多い。以下を参照のこと。Danielle Jacquart and Claude Thomasset, *Sexuality and Medicine in the Middle Ages*, trans. Matthew Adamson (Princeton: Princeton University Press, 1988).

(13) 「行為者は〔正しい行為に関して〕，ちょうど医学や航海の技術で起こるように，各段階で，状況が何を要求しているかを自分自身で考えなければならない」（*Nicomachean Ethics*, II, ii, 1104a11；V, ix, 1137a17 [『ニコマコス倫理学』（上）]）。航海との類比は，初期の医師の著述家たちの気に入った。たとえば，アルノー・デ・ヴィラノヴァは，次のように書いている。「医師の義務は，必然的規則に基づくのではなく，偶然に基づく点で……船長の義務と似ている。船長は風の変化に応じて帆を操るが，それと同じように医師は患者の状態に命じられて自分の治療を変える」。*Super canonem Vita Brevis*, p. 1712.

(14) Cicero, *De Officiis*, trans. Walter Miller (Cambridge: Harvard University Press, 1975), III, xxiii, pp. 363-367 [『義務について』]．（くじで決めるべきという）キケロの議論と類似した議論は，Edmond Cahn, *The Moral Decision* (Bloomington, Ind.: Indiana University Press 1955) の中で繰り返されている。この著書は，生命を維持する医療技術の配分に関する多くの倫理学者の分析のための源泉になっている。以下を参照のこと。Jonsen, *The Birth of Bioethics* (New York: Oxford University Press), ch. 7.

(15) 「通常の」と「通常でない」の区別は，スペインの神学者ドミニコ・ソトとドミニコ・バネスによって最初に定式化された。以下を参照のこと。James J. McCartney, "The development of the doctrine of ordinary and extraordinary means of preserving life in Catholic moral theology," *Linacre Quarterly* 47 (1980): 215. 医学・道徳神学の最初期のもっとも詳しい著作の一つは，以下のものである。Paolo Zacchias, *Quaestiones Medico-Legales* (Rome, 1621-1650). 医学に関するカトリック道徳神学の歴史については，以下を参照のこと。Darrel Amundsen, "Casuistry and professional obligations: the regulation of physicians by the court of conscience in the late Middle Ages," *Transactions and Studies of the College of Physicians of Philadelphia 1* (1981): 22-39; 2 (1982): 93-112; David F. Kelly, *The Emergence of Roman Catholic Medical Ethics in North America: An Historical-Methodological-Bibliographical Study* (New York and Toronto: Edwin Mellen Press, 1979). 決疑論一般については以下を参照のこと。Albert R. Jonsen and Stephen Toulmin, *The Abuse of Casuistry: A History of Moral Reasoning* (Berkeley and Los

Angeles: University of California Press, 1986). 生殖についての道徳問題は，このジャンルの文献において顕著であった。例えば，以下を参照のこと。John Connery, *Abortion: The Development of the Roman Catholic Perspective* (Chicago: Loyola University Press, 1977), John T. Noonan, Jr., *Contraception. A History of Its Treatment by the Catholic Theologians and Canonists* (Cambridge: Harvard University Press, 1965). ルネッサンス期のカトリックの医学道徳学者について網羅的に扱ったものは，以下の内に見出される。Schleiner, *Medical Ethics in the Renaissance*.

(16) Thomas Aquinas, *Summa theologiae* II-II, q. 65, a. 1 ［前掲『神学大全』］; 以下を参照のこと。Joseph Mangan, "An historical analysis of the principle of double effect," *Theological Studies* 10 (1949): 40-61.

(17) Giovanni Codronchus, *De Christiana ac Tuta Medendi Ratione* (Frankfurt, 1597), vol. I, p. 43; Ahasverius Fritsch, *Medicus Peccans sive Tractatus de Peccatis Medicorum* (Nuremberg, 1684).

(18) L. R. Lind, *Studies in Pre-Vesalian Anatomy: Biography, Translations, Documents* (Philadelphia: American Philosophical Society, 1975), p. 151.

(19) Andrew French, "The medical ethics of Gabriele de Zerbi," in Andrew Wear, Roger K. French, and I. M. Lonie (eds.), *The Medical Renaissance of the Sixteenth Century* (Cambridge: Cambridge University Press, 1984), p. 84.

(20) French, "The medical ethics of Gabriele de Zerbi," p. 94.

(21) Sir George N. Clark, *A History of the Royal College of Physicians of London*, 2 vols. (Oxford: Clarendon Press, 1964), vol. l, p. 54.

(22) Carleton B. Chapman, *Physicians, Law and Ethics* (New York: New York University Press, 1984), p. 71.

(23) Clark, *A History of the Royal College*, vol. I, pp. 208-217.

(24) Clark, *A History of the Royal College*, vol. I, p. 95.

(25) Chapman, *Physicians, Law and Ethics*, p. 66.

(26) Clark, *A History of the Royal College*, vol. I, Appendix I, pp. 383-384. 倫理的な法令は，病気であったり，罰として拘置されていないかぎり，協会の会合に出席することも要求する。

(27) Chapman, *Physicians, Law and Ethics*, p. 67.

(28) ヨーロッパでは以下のものがある。Joannes Siccus, *De Optimo Medico* (1551), Giovanni Codronchus, *De Christiana ac Tuta Medendi Ratione* (1591), Rodrigo à Castro, *Medicus Politicus* (1614), Paulo Zacchias, *Quaestiones Medico-Legales*

(1621-1635). イギリスには, John Securis (1566) と John Cotta (1612) の著作がある。

(29) Rodrigo à Castro, *Medicus Politicus sive De Officiis Medico-Politicis Tractatus, quatuor distinctis Libris: In quibus non solum Bonorum Medicorum mores ac virutes exprimuntur, malorum vero fraudes et imposturae deteguntur. Opus admodum utile medicis, aegrotis, aegrotorum assistentibus et cunctis aliis litterarum atque adeo politicae disciplinae cultoribus.* (Hamburg: Ex bibliopolio Frobeniano, 1614). Fielding H. Garrison and Leslie T. Morton, *A Medical Bibliography*, 3rd ed. (Philadelphia: J. B. Lippincott, 1970), p.1759. ア・カストロの生涯については, 以下を参照のこと。Schleiner, *Medical Ethics in the Renaissance.*

(30) À Castro, *Medicus Politicus*, I, ii.

(31) *Medicus Politicus*, III, ii.

(32) *Medicus Politicus*, III, ix.

(33) *Medicus Politicus*, III, ix-xxi.

(34) Friedrich Hoffman, *Medicus Politicus, sive Regulae Prudentiae secundum quas medicus juvenis studia sua et vitae rationem dirigere debit si Famem sibi Felicemque Praxin et cito acquirere et conservare cupit* (Geneva: Fratres de Tournes, 1749), I, i.

(35) *Medicus Politicus*, III, iii.

(36) *Medicus Politicus*, III, iv.

(37) Roger French, "Ethics in the Eighteenth Century: Hoffman at Halle," in Andrew Wear, Johanna Geyer-Kordesch, and Roger French (eds.), *Doctors and Ethics: The Earlier Historical Setting of Professional Ethics* (Amsterdam and Atlanta: Editions Rodopi B.V., 1993), pp. 153-180, 引用は 175 頁である。

(38) Johann Peter Frank, *System einer vollständigen medicinischen Polizei* (1779-1817), これは以下で部分的に英訳されている。*A System of Complete Medical Police, Erna Lesky*, trans. (Baltimore: Johns Hopkins University Press, 1976), pp. 391, 23, xvii. Polizei という語は, ヨーロッパの諸大学で現われつつあった新しい科学を指すために使われた。フランクによれば, その科学が関わるのは「国家の内的な安全であり, ……医学のポリスは, すべてのポリス的な科学と同じように, 防衛の技術, 国民保護のモデル, つまり多数で共に暮らすことの心身に有害な結果に対する, 国民のための肉体上の援助者である。とりわけ, 国民がかかる多くの身体的な病気によって, 彼らが最期の運命に可能なかぎり遅くまで屈服しないように, 彼らの身体的な福祉を促進することに関する援助者である。」(Introduction, 上掲書, p. 12)。以下を参照のこと。George Rosen, *From Medical Police to Social Medicine* (New York: Science History Publications, 1974),

pp. 120-159.

(39) Robert N. Proctor, *Racial Hygiene: Medicine Under the Nazis* (Cambridge: Harvard University Press, 1988).

(40) Robert Nye, "Honor codes and medical ethics in modern France," *Bulletin of the History of Medicine* 69 (1995): 91-111, pp. 99, 104.

(41) Geoffrey Chaucer, *Canterbury Tales*, ed. A. C. Cawley (London: Everyman's Library, 1958), Prologue, 411-444, pp. 13-14［チョーサー『カンタベリー物語——完訳』（上・中・下）桝井迪夫訳〈岩波文庫〉岩波書店，1995年］; François Rabelais, *Gargantua and Pantagruel*, trans. J. M. Cohen (London: Penguin Books, 1981) III, 32［フランソワ・ラブレー『ガルガンチュア』宮下志朗訳〈ちくま文庫〉筑摩書房，2005年］; Michel de Montaigne, *The Complete Essays of Montaigne*, trans. Donald M. Frame (Palo Alto: Stanford University Press. 1965), p. 581［モンテーニュ『エセー』（全6巻）原二郎訳〈岩波文庫〉岩波書店，1965‐1967年］; Molière, *Malade Imaginaire*, III, iii［『病は気から』ギシュメール，ロジェ・広田昌義・秋山伸子編『モリエール全集』（第9巻）臨川書店，2002年］; Molière, *L'Amour médecin*, II, v［『恋こそ名医』上掲『モリエール全集』（第5巻）2000年］; Molière, *Monsieur de Pourceaugnac*, I, ii. *Oeuvres Complètes* (Paris: Editions du Seuil, 1962)［『プールソニャク氏』上掲『モリエール全集』（第7巻）2001年］.

(42) これは以下の本に引用されている。Francis Packard, *Guy Patin and the Medical Profession in Paris in the XVII Century* (New York: Augustus Kelly, 1970), p. 232.

(43) Fynes Moryson, *Itinerary*, ed. Charles Hughes (Glasgow: J MacLehose, 1907), p. 424, これは以下の本に引用されている。Carlo M. Cipolla, *Public Health and the Medical Profession in the Renaissance* (Cambridge: Cambridge University Press, 1976), p. 107

第5章　イギリスの医学
——18世紀と19世紀——

(1) Mary Fissel, "Innocent and honorable bribes: medical manners in eighteenth century Britain," in Robert Baker, Dorothy Porter, and Roy Porter (eds.), *The Codification of Medical Morality: Historical and Philosophical Studies of the Formalization of Western Medical Morality in the Eighteenth and Nineteenth Centuries* (Dordrect and Boston: Kluwer Academic Publishers, 1993); 紳士の概念については以下を参照のこと。Steven Shapin, *A Social History of Truth. Civility and Science in Seventeenth Century England* (Chicago: University of Chicago Press,

1994).
（ 2 ） David Harley, "Honor and property: the structure of professional disputes in eighteenth-century England," in Andrew Cunningham and Roger French (eds.), *The Medical Enlightenment of the Eighteenth Century* (Cambridge: Cambridge University Press, 1990).
（ 3 ） Adrian Wilson, "Politics of medical improvement," in Cunningham and French (eds.), *The Medical Enlightenment of the Eighteenth Century*.
（ 4 ） George Eliot, *Middlemarch: A Study of Provincial Life*, ed. Bert Hornback (New York: W. W. Norton, 1977; 初版は以下から出版。Chicago: Belford, Clarke, 1871)［ジョージ・エリオット『ミドル・マーチ』（全 4 巻）工藤好美・淀川郁子訳〈講談社文芸文庫〉講談社，1998 年］.
（ 5 ） John Pickstone, "Thomas Percival and the production of medical ethics," in Baker et al. (eds.), *The Codification of Medical Morality*.
（ 6 ） Thomas Percival, *Medical Ethics; or, a Code of Institutes and Precepts, Adapted to the Professional Conduct of Physicians and Surgeons* (London: S. Russell, 1803). 現代の版は以下のもの。*Percival's Medical Ethics*, ed. Chauncey Leake (Baltimore: Williams & Wilkins, 1927).
（ 7 ） Justinian. Institutes I ; Percival, Preface, in Leake (ed.), *Percival's Medical Ethics*, p. 69.
（ 8 ） Percival, Preface, in Leake (ed.), *Percival's Medical Ethics*, p. 67.
（ 9 ） Percival, Preface, in Leake (ed.), *Percival's Medical Ethics*, p. 65.
（10） Percival, Dedication, in Leake (ed.), *Percival's Medical Ethics*. p. 63.
（11） Percival, ch. I, 1 , in Leake (ed.), *Percival's Medical Ethics*, p. 71.
（12） Percival, ch. II, 32, in Leake (ed.), *Percival's Medical Ethics*, p. 111.
（13） Percival, Preface, in Leake (ed.), *Percival's Medical Ethics*, p. 68; Roy Porter, "Thomas Gisborne: Physicians, Christians and gentlemen," in Wear et al. (eds.), *Doctors and Ethics*, pp. 252-273.
（14） Percival, "Notes and Illustrations," in Leake (ed.), p. 187; James Boswell, *Life of Johnson* (London: Henry Frowde, 1904), vol. II, p. 559［J・ボズウェル『サミュエル・ジョンソン伝』（全 3 巻）中野好之訳，みすず書房，1981‐1983 年］. 皮肉にも，この言葉を述べたちょうど 6 か月後，ジョンソンは死の間際にいた。彼は「自らが信頼していた」主治医のブロクルスバイ医師に，「自分が回復できるかどうかを正直に述べてくれるように頼んだ。「率直な答えを下さい」と彼は言った。「奇跡でも起きないかぎり無理です」という，自分が求めた率直な答えを与えられて，

ジョンソンは「もう薬はいりません。鎮痛剤もいりません。私は自分の魂を神にお返しするとはっきり祈ったからです」と言った」(*Life*, vol. II, p. 644.)。

(15) Percival, "Notes and Illustrations," in Leake (ed.), *Percival's Medical Ethics*, pp. 187, 188, 191, 194, 193; Robert Baker, "Disciphering Percival's code," in Baker et al. (eds.), *The Codification of Medical Morality*; Thomas Gisborne, *An Enquiry into the Duties of Men in the Higher and Middle Classes of Society in Great Britain*, 2 vols., 2nd ed. (London: B. & J. White, 1795).

(16) John Gregory, *Observations on the Duties and Offices of a Physician and on the Method of Promoting Enquiry in Philosophy* (London: Strahan and Cadell, 1770), p. 11. これは，1770年の学生の講義ノートに基づくグレゴリーの講義録の一つの版で，おそらく彼の息子のジェームズが編集したものである。グレゴリーは，1772年に出版された Lectures on the Duties and Offices of a Physician と題する，次の版の校訂を行ない，詳しく議論した。両書の現代の版は以下である。Lawrence McCullough (ed)., *John Gregory's Writings on Medical Ethics and Philosophy of Medicine* (Dordrecht: Kluwer Academic Press, 1997). ジョンの息子のジェームズ・グレゴリーも，父親が行なったのとはかなり異なる仕方ではあるが，医療倫理の文献に貢献した。彼は『王立病院の経営者のための覚書［*Memorial to the Managers of the Royal Infirmary*］』（1800年）において，エジンバラ公立病院の悪弊を暴露し，そうすることによって完全なひとまとまりの患者の諸権利を展開した。それらの権利は，病人を助け，彼らを危険にさらさないという医師の主要な義務から導き出されたものである。自らの同僚の診療に対するジェームズの批判は，彼自身が軽蔑と憤りを受ける結果になっただけだった。エジンバラの別の医師であったジョン・ベルは，『医師専門職の特性と態度に関する，ジェームズ・グレゴリーに宛てた手紙［*Letters on the Professional Character and Manners Addressed to James Gregory*］』（Edinburgh: John Moir, 1810, p. vii.）という大げさな題名の文章の中で，「この無礼で愚かな内科医を懲罰する」必要があるとみなした。

(17) Gregory, *Lectures*, p. 19.

(18) Robert Baker, "The History of Medical Ethics," in W. F. Bynum and Roy Porter (eds.), *Companion Encyclopedia of the History of Medicine*, 2 vols. (London and New York: Routledge, 1993). vol. 2, p. 861; 最近グレゴリー著作集を編集したローレンス・B・ミカラックも，近代の医療倫理の歴史におけるグレゴリーの位置を論じて，詳しい伝記を書いている。Laurence McCullough, *John Gregory and the Invention of Professional Medical Ethics and the Profession*

of Medicine (Dordrecht and Boston: Kluwer Academic Publishers, 1998). 以下も参照のこと。McCullough, "John Gregory (1724-1773) and the invention of professional relationships in medicine," *Journal of Clinical Ethics* 8 (Spring 1997): 11-21; McCullough, "Historical perspectives on the ethical dimensions of the physician-patient relationship: the medical ethics of Dr. John Gregory," *Ethics in Science and Medicine* 5 (1978): 47-53; McCullough, "Virtues, etiquette and Anglo-American medical ethics in the eighteenth century," in Earl E. Shelp (ed.), *Virtue and Medicine: Explorations into the Character of Medicine* (Dordrecht: Kluwer Academic Publishers, 1985); McCullough, "John Gregory's medical ethics and Humean sympathy," in Baker et al. (eds.), *The Codification of Medical Morality*. 以下も参照のこと。Tom L. Beauchamp, "Common sense and virtue in the Scottish philosophers," in Baker et al. (eds.), *The Codification of Medical Morality*.

(19) Samuel Johnson, "On the death of Mr. Robert Levet, A Practiser in Physic," in Helen Gardner (ed.), *The New Book of Oxford English Verse 1250-1950* (Oxford: Oxford University Press, 1972), p. 436. この挽歌は，*The Gentleman's Companion*（1783 年 8 月）上で発表されている。その当時，officious[*1]は，「義務に献身した」ことを意味した。レヴィット医師については以下を参照のこと。John Wain, *Samuel Johnson* (New York, Viking Press, 1974)，いくつかの箇所で言及されている。

(20) Eliot, *Middlemarch*, p. 99.［『ミドル・マーチ』］

(21) 婦人科学の手術に関する論争については以下を参照のこと。Ann Dally, *Women Under the Knife. A History of Surgery* (London: Hutchinson Radius, 1991). 医師が制御できずに広がった一つの論争は，動物の生体解剖，実験的使用についての活発な議論であった。以下を参照のこと。Richard D. French, *Antivivisection and Medical Science in Victorian Society* (Princeton: Princeton University Press, 1975), James Turner, *Reckoning with the Beast. Animals, Pain and Humanity in the Victorian Mind* (Baltimore: Johns Hopkins University Press, 1980)［ジェイムズ・ターナー『動物への配慮——ヴィクトリア時代精神における動物・痛み・人間性』斎藤九一訳〈りぶらいあ選書〉法政大学出版局，1994 年］.

(22) Roy Porter, "Medical ethics, history of nineteenth-century Great Britain," in Reich (ed.), *Encyclopedia of Bioethics*, vol. III, p. 1553.

＊1　現在では「おせっかい」と訳される。

第6章 アメリカの医学における倫理

(1)　アメリカ医学についての二つの有益な歴史書は,以下のものである。John S. Haller, Jr., *American Medicine in Transition 1840-1910* (Urbana: University of Illinois Press, 1981); William G. Rothstein, *American Physicians in the Nineteenth Century: From Sects to Science* (Baltimore: Johns Hopkins University Press, 1972).

(2)　Genevieve Miller, *The Adoption of Inoculation for smallpox in England and France* (Philadelphia: University of Pennsylvania Press, 1957); Adrian Wilson, "Politics of medical improvement," in Cunningham and French (eds.), *The Medical Enlightenment of the Eighteenth Century*.

(3)　Cotton Mather, "Variolae triumphatae," in *The Angel of Bethesda*, ed. Gordon W. Jones (reprint, Barre, Mass.: Barre Publishers, 1972), pp. 93-116, section on inoculation, pp. 107-116.

(4)　Samuel Bard, "Discourse on the Duties of a Physician with some Sentiments on the Usefulness and Necessity of a Public Hospital" (1769 年 3 月 16 日, キングス・カレッジの卒業式). これは以下の形で出版された。*Advice to those Gentlemen Who Receive the First Medical Degree Conferred by that University* (New York: Robertson, 1769), pp. 2-3, 14, 6.

(5)　Carl Binger, *Revolutionary Doctor: Benjamin Rush, 1746-1813* (New York: W. W. Norton, 1966). 以下も参照のこと。Daniel J. Boorstin, *The Lost World of Thomas Jefferson* (New York: H. Holt, 1948), Ch. 3.

(6)　Benjamin Rush, *Inquiry into the Causes of Animal Life*, p. 40; *Inquiry into the Natural History of Medicine Among the Indians of North America*, p. 90; *Duties*, p. 264, in *Medical Inquiries and Observations* (New York: The Arno Press, 1972). Vol. 1.

(7)　Rush, Lecture V, "On virtues and vices of physicians," in *Six Introductory Lectures to the Course of Lectures upon the Institutes and Practice of Medicine* (Philadelphia: J. Conrad, 1801), pp. 121-142.

(8)　Rush, Lecture X, "On the means of acquiring business in the profession of medicine," in *Sixteen Introductory Lectures* (Philadelphia: Bradford and Innskeep, 1811), the second, expanded edition of *Six Introductory Lectures*.

(9)　Rush, Lecture X, "Observations on the duties of a physician and the methods of improving medicine," in *Sixteen Lectures*, pp. 256, 258, 260.

(10)　Rush, Lecture XIV, "On the duty of patients to their physicians," in *Sixteen Lectures*, pp. 319-339.

(11) Robert Baker, "An introduction to the Boston medical police of 1808," in Robert Baker (ed.), *The Codification of Medical Morality: Historical and Philosophical Studies of the Formalization of Western Medical Morality in the Eighteenth and Nineteenth Centuries*, vol. 2 (Dordrecht and Boston: Kluwer Academic Publishers, 1995), pp. 25-40. アメリカにおける医師専門職の形成については，Richard H. Shryock の次の二書を参照のこと。*Medicine and Society in America: 1660-1860* (Ithaca: Cornell University Press, 1960) および *Medical Licensing in America, 1650-1965* (Baltimore: Johns Hopkins University Press, 1967). 以下も参照のこと。Joseph F. Kett, *The Formation of the American Medical Profession. The Role of Institutions, 1780-1860* (New Haven: Yale University Press, 1968).

(12) Chauncey D. Leake, "What was Kappa Lambda?" *Annals of Medical History* 4 (1922): 192-206; Francis R. Packard, *The History of Medicine in the United States* (New York: Hafner Publishing Co., 1963), vol. I, p. 478.

(13) Richard H. Shryock, *Medicine in America* (Baltimore: Johns Hopkins University Press, 1966), pp. 150-151, これは以下を引用している。*Philadelphia City Item*, Nov. 6, 1858; and *Cincinnati Medical Observer* 2 (1857): 129. John Duffy, *The Healers. A History of American Medicine* (Urbana: University of Illinois Press, 1979), pp. 180-186. *Proceeding of the Physico-Medical Society of New Orleans* (New Orleans, 1838), pp. 24-25.

(14) チャールズ・デヴォル医師の事例集とは，ワシントン大学医学部の医学史および医療倫理学科の図書室にある手稿である。これはジェームズ・ハビランド博士の寄贈品である。ハビランドは，それを著者の子孫から入手した。ワシントン大学，医学史教授ジェームズ・ウォートン医師は，デヴォルの治療法から見て，彼の事例集は1840年代後半から1850年代初期に書かれたと考えている。倫理に関する随筆は，何らかの知られていない出典から写されたのかもしれない。しかし私はそれは彼の個人的な反省によるものと判断している。その事例集にページ数は付されていない。

(15) Haller, *American Medicine in Transition*, p. 118.

(16) Norman Gevitz (ed.), *Other Healers. Unorthodox Medicine in America* (Baltimore: Johns Hopkins University Press, 1988).

(17) American Medical Association, "Code of Ethics 1847," in Leake (ed.), *Percival's Medical Ethics*, p. 222.

(18) John Bell, "Introduction to the Code of Medical Ethics," in Baker et al. (eds.), *The Codification of Medical Morality*, vol. 2, pp. 65-72, 引用は65, 66頁である。

(19) Robert Baker, "The historical context of the American Medical Association's 1847 Code of Ethics," in Baker et al. (eds.), *The Codification of Medical Ethics*, vol. 2, pp. 47-64. 倫理綱領の最初の草稿に関する私の解釈は，このベーカーの論文に負うている。
(20) Code of Ethics, 1847, Chapter II, iv, in Leake (ed.), *Percival's Medical Ethics*, pp. 228-229.
(21) Haller, *American Medicine in Transition*, p. 237.
(22) Francis Delafield, "Presidential Address to the Association of American Physicians," *Journal of the American Medical Association* 7 (1886): 16.
(23) James G. Burrow, *AMA: Voice of American Medicine* (Baltimore: Johns Hopkins University Press, 1963); Donald Konold, *A History of American Medical Ethics, 1847-1912* (Madison: State Historical Society of Wisconsin, 1962).
(24) George Wood, "Editorial," *Transactions of the AMA* 9 (1856): 61.
(25) Austin Flint, *Medical Ethics and Etiquette: The National Code of Medical Ethics* (New York: D. Appleton and Company, 1883); Nathan Smith Davis, *History of Medicine, with the Code of Medical Ethics* (Chicago: Cleveland Press, 1907).
(26) Nathan Smith Davis, "Editorial," *Journal of the American Medical Association* 1 (1883): 57.
(27) The Committee on Medical Ethics of State Medical Society of Ohio, published as M. B. Wright, "Report of the Special Committee on Medical Ethics," *Transactions of the Ohio State Medical Society* (1855): 37.
(28) Alfred Carroll and John C. Peters, "Code of Ethics," *Medical Gazette of New York* 3 (1869): 150. 皮肉にも，この批判は，倫理綱領に関する20世紀の解釈を先取りしている。その解釈とは，道徳的な諸特徴を何ら弁別することなく，倫理綱領を全面的に医学上の独占を達成するための道具だと見るものである。以下を参照のこと。Jeffery L. Berlant, *Profession and Monopoly: A Study of Medicine in the United States and Great Britain* (Berkeley: University of California Press, 1975). 以下も参照のこと。Robert Baker, Dorothy Porter, and Roy Porter, "Introduction," in Baker et al. (eds.), *The Codification of Medical Morality*, vol. 1, pp. 1-15. この立場への反駁としては，以下を参照のこと。Baker, "Introduction," in Baker et al. (eds.), *The Codification of Medical Morality*, vol. 2, pp. 1-24; Kett, *The Formation of the American Medical Profession*, p. 176.
(29) Worthington Hooker, *Physician and Patient, or a Practical View of the Mutual Duties, Relations and Interests of the Medical Profession and the Community* (New

York: Baker and Scribner, 1849), reprint ed. (New York: Arno Press, Inc., 1972).
(30) Hooker, *Physician and Patient*, pp. 257-258.
(31) Chapter I, "Uncertainty of medicine"; Chapter II, "Skill in medicine"; Chapter III, "Popular errors." 以下も参照のこと。Hooker, *History of Medical Delusions* (New York: Baker and Scribner, 1850), pp. 7-8, 33; Tom L. Beauchamp, "Worthington Hooker on ethics in clinical medicine," in Baker et al. (eds.), *The Codification of Medical Morality*, vol. 2, pp. 105-119.
(32) Flint, *Medical Ethics and Etiquette*, pp. 1-4
(33) Rosemary Stevens, *American Medicine and the Public Interest* (New Haven: Yale University Press, 1971).
(34) Herbert M. Morais, *The History of the Negro in Medicine* (New York: Association for the Study of Negro Life and History, 1967), pp. 54-58.
(35) Regina Morantz-Sanchez, *Sympathy and Science* (New York: Oxford University Press, 1985), p. 183. 以下も参照のこと。Ellen Singer More and Maureen A. Milligan, *The Empathic Practitioner: Empathy, Gender and Medicine* (New Brunswick, N.J.: Rutgers University Press, 1994; Ellen More, *Restoring the Balance: Women Physicians and the Profession of Medicine* (Cambridge: Harvard University Press, 1999).
(36) Marc A. Rodwin, *Medicine, Money, and Morals: Physicians' Conflicts of Interest* (New York: Oxford University Press, 1993); Loyal Davis, *Fellowship of Surgeons: History of the American College of Surgeons* (Springfield: Charles C. Thomas, 1960).
(37) James Gordon Burrow, *AMA: Voice of American Medicine* (Baltimore: Johns Hopkins University Press, 1963); Burrow, *Organized Medicine in the Progressive Era: The Move Toward Monopoly* (Baltimore: Johns Hopkins University Press, 1977).
(38) Haller, *American Medicine in Transition*, p. 283.
(39) Benjamin Rush, "On the influence of physical causes on the moral faculty," delivered before the American Philosophical Society, February 27, 1786, reprinted in Dagobert D. Runes (ed.), *The Selected Writings of Benjamin Rush* (New York: Philosophical Library, 1947), pp. 181-211.
(40) Bell, "Introduction to the Code of Medical Ethics," in Baker et al. (eds.), *The Codification of Medical Morality*, vol. 2, p. 68.
(41) Hooker, *Physician and Patient*, p. 391.
(42) John S. Haller, Jr., and Robin Haller, *The Physician and Sexuality in Victorian*

America (Urbana: University of Illinois Press, 1974), pp. 148-163.

(43) James C. Whorton, *Crusaders for Fitness: The History of American Health Reformers* (Princeton: Princeton University Press, 1982), p. 111.

(44) Charles C. Rosenberg, *No Other Gods. On Science and American Social Thought* (Baltimore: Johns Hopkins University Press, 1976), pp. 10-11; Haller and Haller, *The Physician and Sexuality in Victorian America*; Whorton, *Crusaders for Fitness*; Robert M. Veatch, "Diverging traditions: professional and religious medical ethics of the nineteenth century," in Baker et al. (eds.), *The Codification of Medical Morality*, vol. 2, pp. 121-135. アメリカの医師がすべて「道徳主義的」だったわけではない。多くの医師は，社会改革や市民的権利に大きな関心を抱いていた。以下を参照のこと。Eugene Perry Link, *The Social Ideas of American Physicians* (1776-1976) (London and Toronto: Associated University Presses, 1992).

(45) Woods Hutchinson, *The Gospel According to Darwin* (Chicago: Open Court Press, 1898); 以下を参照のこと。Whorton, *Crusaders for Fitness*.

(46) *AMA Code of 1847*, Chapter I, articles I and vii, in Leake (ed.), *Percival's Medical Ethics*, p. 221.

(47) G. Morant, *Hints to Husbands: A Revelation of the Man-Midwife Mysteries* (London, 1857), p. 7; Haller, *American Medicine in Transition*, p. 155.

(48) William P. Dewees, "Compendious system of midwifery, chiefly designed to facilitate the inquires of those who may be pursuing this branch of study," *Philosophy* (1824): 190-191. 以下を参照のこと。Edward A. Shorter, *A History of Women's Bodies* (New York: Basic Books, 1982) ［エドワード・ショーター『女の体の歴史』池上千寿子・太田英樹訳〈勁草-医療・福祉シリーズ〉勁草書房，1992 年］; Judith W. Leavitt, *Brought to Bed. Childbearing in America 1750-1850* (New York: Oxford University Press, 1986).

(49) *Public Statute Laws of the State of Connecticut, Crimes and Punishments*, 1821, section 14; James C. Mohr, *Abortion in America: The Origins and Evolution of National Policy 1800-1900* (New York: Oxford University Press, 1978), p. 21.

(50) *Revised Statutes of New York*. 1828-1835, I, Title VI, Ch. I, Part IV, section 21; Mohr, *Abortion in America*, p. 27.

(51) "Report on Criminal Abortion," *Transactions of the American Medical Association*, XII (1859), 75-78; Mohr, *Abortion in America*, p. 157.

(52) Mohr, *Abortion in America*, p. 157.

(53) John Todd, *Serpents in the Doves' Nest* (Boston: 1867), p. 6; Mohr, *Abortion in*

America, p. 187.
(54) Mohr, *Abortion in America*, p. 301. モーアは誤って，教会は1869年に，人工妊娠中絶に関する中世時代の自らの有罪宣告を繰り返したと述べている。事実は，教会はそうした有罪宣告の中世時代の形式を斥けたのである。1869年の教皇ピウス9世の声明は，「魂を注入された胎児［animated fetus］」の中絶と，「魂を注入されていない胎児［unanimated fetus］」の中絶という区別を廃棄した。こうした区別は，深刻な理由があれば，後者の中絶が正当化されることを許していたのである。同教皇は両方の中絶に対して破門の罰を適用した。中絶に関するローマ・カトリックの歴史は，通常提示されているよりも，もっと複雑である。何世紀もの期間のあいだ，魂を注入されていない胎児の中絶が，魂を注入された胎児の中絶よりも罪が軽いと考えられ，中絶によって母親の生命を救う非常事態が大目に見られていたが，教会は18世紀に，受胎以降の胎児の生命が保護されるべきなのであり，直接的な中絶はいかなる理由でも大目に見ることはできないと宣言して，より厳格な立場に移った。母親の生命を救うための「開頭術」（今日「部分分娩中絶[*1]」と呼ばれるのと似た処置）が許容できるか否かに関する神学上の意見の不一致が，1884年，1889年，1895年のバチカン教令によって否定的に決定された。しかしながら，カトリックの医師は，癌化した子宮のような母親の病理箇所を取り除いた際に，胎児の生命が終わることになる「間接的な中絶」を行なうことは許されていた。以下を参照のこと。John R. Connery, *Abortion. The Development of the Roman Catholic Perspective* (Chicago: Loyola University Press, 1977).
(55) Mohr, Abortion in America, pp. 6, 166

第7章　アメリカの医学
　　──科学，臨床能力，倫理──

(1)　Code of Ethics, 1847, Chapter II, article iv, in Leake (ed.), *Percival's Medical Ethics*, pp. 228-229.
(2)　Charles Singer and A. Ashworth Underwood, *A Short History of Medicine* (New York: Oxford University Press, 1962), p. 236.［シンガー／アンダーウッド『医学の歴史』（全2巻）酒井シヅ・深瀬泰旦訳，朝倉書店，1985年］
(3)　Martin S. Pernick, *A Calculus of Suffering. Pain, Professionalism and Anesthesia in Nineteenth-Century America* (New York: Columbia University Press, 1985).

─────────
＊1　partial birth abortion　妊娠後期中絶とも呼ばれ，妊娠5,6か月ごろに胎児の一部を妊婦の体外に引き出し，頭部に穴を開けるなどして死亡させる中絶方法。

(4) William Sargent, n.t., *American Journal of Medicine and Science* 23 (1852): 455; Pernick, *Calculus of Suffering*, p. 91.
(5) *Transactions of the AMA* 1848, I : 189-196; Pernick, *Calculus of Suffering*, p. 37.
(6) *Philadelphial Medical Examiner* 3 (October 1847): 635; Pernick, *Calculus of Suffering*, p. 62.
(7) Pernick, *Calculus of Suffering*, p. 79.
(8) Pernick, *Calculus of Suffering*, p. 95.
(9) *Transactions of the AMA* I (1848):176 ; Pernick, *Calculus of Suffering*, p. 94.
(10) Hooker, *Physician and Patient*, p. 56; Pernick, *Calculus of Suffering*, p. 100.
(11) Pernick, *Calculus of Suffering*, pp. 101-102.
(12) Daniel Fox, "The segregation of medical ethics: a problem in modern intellectual history," *Journal of Medicine and Philosophy* 4, no. 1 (1974): 81-94.
(13) ジェームズは，動物実験と医師の免許化について議論したが，当時の諸々の出来事についてコメントを述べるだけだった。以下を参照のこと。Gerald E. Myers, *William James: His Life and Thought* (New Haven: Yale University Press, 1986).
(14) Bell, "Introduction to the Code of Medical Ethics," in Baker et al. (eds.), *The Codification of Medical Morality*, vol. 2, p. 66; Francis Wayland, *The Elements of Moral Science II: Duties Toward Man*, (Boston: Gould and Lincoln, 1854) pp. 190-196; Chester Burns, "Reciprocity in the development of Anglo-American medical ethics, 1765-1865," in Baker et al. (eds.), *The Codification of Medical Morality*, vol. 2, pp. 135-144.
(15) Baker, "Historical context of the American Medical Association's 1847 Code of Ethics," in Baker et al. (eds.), *The Codification of Medical Morality*, vol. 2, pp. 47-64
(16) Fox, "Segregation of medical ethics," p. 83.
(17) Bell, "Introduction to the Code of Medical Ethics," in Baker et al. (eds.), *The Codification of Medical Morality*, vol. 2, p. 65.
(18) Thomas H. Huxley, *Collected Essays, 1893-1894* (Hildesheim and New York: George Alms Verlag, 1970), vol. 3 これは以下の本に引用されている。Fox, "Segregation of medical ethics," p. 87.
(19) Richard C. Cabot, *Case Histories in Medicine* (Boston: W. M. Leonard, 1911).
(20) Richard C. Cabot, *Social Work: Essays on the Meeting Ground of Doctor and Social Worker* (Boston and New York: Houghton Mifflin Company, 1919).
(21) Richard C. Cabot, *The Meaning of Right and Wrong* (New York: Macmillan

Company, 1933), pp. 13, 110. カボットは，道徳哲学についての他の一般的な論文も書いた。*What Men Live By* (Boston and New York: Houghton Mifflin Company, 1914).

(22) Richard C. Cabot, *The Christian Approach to Social Morality* (New York: National Board of Young Women's Christian Association, 1913); Cabot and Russell L. Dicks, *The Art of Ministering to the Sick* (New York: The Macmillan Company, 1936).

(23) Chester Burns, "Richard Cabot and reformation in American medical ethics," *Bulletin of the History of Medicine* 51(1977): 353-368, 引用は 368 頁。

(24) *Nosokomeion* 2 (1931): 151-161.

(25) Albert R. Jonsen, *The New Medicine and the Old Ethics* (Cambridge and London: Harvard University Press, 1990), p. 27.

(26) Burns, "Richard Cabot," pp. 358-359; Cabot, "A study of mistaken diagnosis," *Journal of the American Medical Association* 55 (1910): 1343-1350; Cabot, "Diagnostic pitfalls identified during a study of three thousand autopsies," *Journal of the American Medical Association* 59 (1912): 2295-2298.

(27) Francis W. Peabody, "The care of the patient," *Journal of the American Medical Association* 88 (1927): 877-881, p. 881.

(28) Cabot, *What Men Live By* (Boston: Houghton Mifflin, 1914), pp. xi, xii.

(29) Cabot, *Training and Rewards of the Physician* (Philadelphia: J. B. Lippincott Company, 1918).

(30) Cabot, *Training and Rewards of the Physician*, p. 52.

(31) Cabot, *Training and Rewards of the Physician*, p. 151.

(32) Cabot, Preface, in *Honesty* (New York: Macmillan Company, 1938).

(33) Cabot, "Truth and falsity in medicine," *American Medicine* 5 (1903): 344-349, p. 344; Cabot, *Honesty*; Cabot, *Ethical Forces in the Practice of Medicine* (Cambridge: Harvard University Press, 1905).

(34) Cabot, "Truth and falsity," p. 344.

(35) Joseph Collins, "Should doctors tell the truth?" *Harper's Monthly Magazine* 155 (1927): 320-326. 引用は 322 頁。

(36) この論議の的である道徳問題に関する最初の厳密な実験的研究は，1961 年になるまで現われなかった。ドナルド・オーケン博士は，真実を語ることに対する医師の態度と，こうした態度の理由に関して決着をつけるためのアンケート調査を計画した。彼は，90 パーセントの医師がしばしば自分の患者に癌の診断を

知らせないこと，そしてこれらの医師はその理由として，励みとなる希望と落胆となる憂鬱，そして自殺の重大さを挙げていることを示すことができた。オーケンはまた，隠すという自分たちのやり方が現実に望ましい結果をもたらしているかどうかについての多くの情報を持つ医師はほとんどいないことも示すことができた。Donald Oken, "What to tell cancer patients," *Journal of the American Medical Association* 175 (1961): 1120-1128.

(37) Cabot, *Adventures on the Borderlands of Ethics* (New York: Harper and Brothers, 1926).

(38) カボットの影響については，以下を参照のこと。Ida Maud Cannon, *On the Social Frontier of Medicine: Pioneering in Medical Social Service* (Cambridge: Harvard University Press, 1952); T. F. Williams, "Cabot, Peabody and the care of the patient," *Bulletin of the History of Medicine* 24 (1950): 462-481; Burns, "Richard Cabot."

(39) Robert B. Bean and William B. Bean (eds.), William Osler, *Aphorisms from His Bedside Teachings and Writings*, (Springfield: Charles C. Thomas, 1951), p. 88. オスラーは，脚注の中で，現代の見解を先取りする言葉で，医学実験の倫理についての見解を述べている。*Principles and Practice of Medicine*, 3rd ed. (New York: Appleton, 1898), p. 18.

(40) William Osler, *Aequanimitas: Valedictory Remarks to the Graduates in Medicine of the University of Pennsylvania, May 1, 1889* (Philadelphia: W. F. Fell and Company, 1889); *Aequanamitas, with Other Addresses to Medical Students, Nurses and Practitioners of Medicine* (Philadelphia: P. Blakiston's Son, 1904), p. 4. ［オスラー『平静の心──オスラー博士講演集』日野原重明・仁木久恵訳，医学書院，2003年］

(41) Harvey Cushing, *The Life of Sir William Osler*, vol. II (Oxford: at the Clarendon Press, 1925), p. 685; William Osler, "Chauvinism in Medicine," *Montreal Medical Journal* 31(1902): 684. これは以下に引用されている。Bean and Bean (eds.), *Sir William Osler*, p.118

(42) 以下を参照のこと。Susan Lederer, *Subjected to Science: Human Experimentation in America before the Second World War* (Baltimore: Johns Hopkins University Press, 1995); Jonsen, *The Birth of Bioethics*, ch. 5. クロード・ベルナールからの引用は，以下からのものである。*Introduction to the Study of Experimental Medicine*, trans. H. Greene (New York: Dover Books, 1957), ch. II, sec. iii, pp. 101-102. ［クロード・ベルナール『実験医学序説』三浦岱栄訳〈岩波文庫〉岩波書店，1970年］

(43) Paul Ramsey, *The Patient as Person: Explorations in Medical Ethics* (New Haven: Yale University Press, 1970), p. xv.
(44) Chauncey D. Leake, "Theories of ethics and human experimentation," *Annals of the New York Academy of Science* 169 (1970): 388-396; Leake, "The interesting case of Furan aspirin," *Texas Reports on Biology and Medicine* 30, no. 2 (1972): 105-107.
(45) Chauncey D. Leake, *The Old Egyptian Medical Papyri* (Lawrence: University of Kansas Press, 1952).
(46) Chauncey Leake and Patrick Romanell, *Can We Agree? A Scientist and a Philosopher Argue About Ethics* (Austin: University of Texas Press, 1950). この本に集められた諸論文は，以下の形で公表されたものである。Leake, "Ethicogenesis," *Sciennfic Monthly* 60 (1945): 245-253（これはもともと 1940 年に，アメリカ科学シンポジウム振興協会において，科学と倫理に関して講演されたものである）. P. Romanell, "Reply to Ethicogenesis," *Scientific Monthly* 61(1945): 293-306; Leake, "A scientific versus a metaphysical approach to ethics," *Scientific Monthly* 62 (1946): 187-92.
(47) Leake (ed.), *Percival's Medical Ethics*, p. 5; Warner Fite, *An Introductory Study of Ethics* (New York: Longmans, Green, 1916).
(48) Leake (ed.), *Percival's Medical Ethics*.
(49) W. H. S. Jones, *The Doctor's Oath: An Essay in the History of Medicine* (Cambridge: Cambridge University Press, 1924); 以下を参照のこと。Leake (ed.), *Percival's Medical Ethics*, p.18. アメリカ医師会の倫理綱領に関する 1883 年のオースティン・フリントの注解が，*Medical Ethics and Etiquette* という表題であったことを思い出してほしい。グレゴリーその他の人々も，この区別を提案している。
(50) Leake (ed.), *Percival's Medical Ethics*, p. xxix.
(51) 以下を参照のこと。Baker, Introduction, in Baker et al. (eds.), *The Codification of Medical Morality*, vol. 2, pp. 3-6
(52) Leake, "How is medical ethics to be taught?" *Bulletin of the Association of American Medical Colleges* 3 (1928): 341-343.
(53) Leake, *What Are We Living For?: A Practical Philosophy* (Westbury, New York: PJD Publications, 1973).
(54) デカルト的な解明の物語が，以下において語られている。Leake, "A scientific vs. a metaphysical approach to ethics," *Scientific Monthly* 62 (1941): 187-192, および, J. Herrick, "Little academies I have known," *Scientific Monthly* 53 (1941): 133. 何年か後に，

リークは，ジョゼフ・フレッチャーの著作，特に *Situation Ethics* (Philadelphia: Westminster Press, 1966) が，「彼自身の思想のきわめて満足のいく表現」であることが分かったと認めている。Leake, Preface to the Second Edition of *Percival's Medical Ethics*, p. ii.

(55)　Leake (ed.), *Percival's Medical Ethics*, p. xxxii.

(56)　Leake, "How is medical ethics to be taught?" p. 343.

(57)　Cabot and Dicks, *The Art of Ministering to the Sick* (New York: The Macmillan Co., 1936). カトリックの医師は，長きにわたって「牧者的な医療［pastoral medicine］」に貢献してきた。以下を参照のこと。Austin O'Malley and James J. Walsh, *Essays in Pastoral Medicine* (New York: Longmans, Green, 1906); Austin O' Malley, *The Ethics of Medical Homicide and Mutilation* (New York: Devin-Adair, 1919).

(58)　Charles Coppens, *Moral Principles and Medical Practice: The Basis of American Jurisprudence* (New York: Benziger Brothers, 1897); Gerald P. Kelly, *Medico-Moral Problems*, 5 parts (St. Louis: The Catholic Hospital Association of the United States, 1949-1954). 医療倫理に対するカトリック道徳神学の関心の歴史は，以下に見出される。Kelly, *The Emergence of Roman Catholic Medical Ethics in North America: A Historical-Methodological-Biographical Study*. 医療－道徳的な諸問題に関するラビの研究はほとんど，ラビであるイマヌエル・ジャコバビッツの以下の主著が出版されるまで，ヘブライ語で出版されていた。Immanuel Jakobovits, *Jewish Medical Ethics. A Comparative and Historical Study of the Jewish Religious Attitude to Medicine and Its Practice* (New York: Bloch, 1959).

(59)　George Jacoby, *Physician Pastor and Patient Problems in Pastoral Medicine* (New York: P. B. Hoeber, Inc. 1936).

(60)　Willard L. Sperry, *Ethical Basis of Medical Care* (New York: P. B. Hoeber, Inc. 1950).

(61)　Harold Vanderpool, "What medical ethics used to look like", transcript pp. 376-378.（この論文は，1992年9月23－24日にシアトルで行なわれた「バイオエシックスの誕生」会議で発表されたものである）

(62)　Joseph Fletcher, *Morals and Medicine* (Boston: Beacon Press, 1954), p. 25.

(63)　フレッチャーについては，以下を参照のこと。Albert R. Jonsen, *The Birth of Bioethics* (New York: Oxford University Press, 1998); Kenneth Vaux (ed.), *Memoir of an Ex-Radical: Reminscence and Reappraisal* (Louisville: Westminster/John Knox Press, 1993).

(64) これは，ジェイムズ・ウォートンから，アルバート・ジョンセンへの個人的な会話によるものである。

(65) *Code of Ethics,* 1847, III, art. 1, 3; 1903, II, art. iv, l, in Leake (ed.), *Percival's Medical Ethics*, pp. 235, 254.

(66) *Principles of Medical Ethics*, 1912, II, art. 6, l, in Leake (ed.), *Percival's Medical Ethics*, p. 270.

(67) *Principles of Medical Ethics*, 1957, in Leake (ed.), *Percival's Medical Ethics*, p. 278.

(68) *American Medical Association, Code of Medical Ethics* (Chicago: AMA, 1997), xi.

(69) Cabot, *Training and Rewards*, pp. 133, 136.

(70) この職業上の地位の向上に関するもっとも詳細な分析は，以下のものである。Paul Starr, *The Social Transformation of American Medicine* (New York: Basic Books, 1982).

(71) Estelle Raben, "*Men in White and Yellow Jack* as mirrors of the medical profession," *Literature and Medicine* 12 (1993): 19-41, p. 20.

(72) Chester R. Burns, "Fictional doctors and the evolution of medical ethics in the United States, 1875-1900," *Literature and Medicine* 7 (1988): 39-55; Richard Malmsheimer, *"Doctors Only": The Evolving Image of the American Physician* (New York: Greenwood Press, 1988). 古代以来の医学の著作家は，親切な医師の態度は，治療に対する自分の患者の従順さを高め，たとえ彼らの治療が失敗であったとしても，病人を良くする偽薬効果を呼び起こして，患者の益になると主張してきた。しかしながら，この主張を証明する科学的証拠はほとんど存在していない。近年になって，いくつかの専門家のグループが，医師の「人間性の特質 [humanistic qualities]」を定義し，評価すること，そしてこれらの特質が患者の福祉におよぼす結果を測定することに関心を抱いてきた。たとえば，以下を参照のこと。American Board of Internal Medicine, *Project Professionalism* (Philadelphia: American Board of Internal Medicine, 1989).

第8章 倫理的な出来事の年代記
—— 1940年代から1980年代まで ——

(1) G. E. W. Wolstenholme (ed.), *Man and His Future* (Boston: Little, Brown and Company, 1963), n.p. この書物は，1962年のチバ基金の後援による会議の議事録である。

（2） Albert R. Jonsen, *The Birth of Bioethics* (New York: Oxford University Press, 1998).

（3） *Trials of War Criminals before the Nuremberg Military Tribunals* (Washington, D.C.: U.S. Government Printing Office, 1949), vol. 2, p. 181; Jonsen, *The Birth of Bioethics*, ch. 5.

（4） Eva Moses-Kor, "The Mengele twins and human experimentation: a personal account," in George J. Annas and Michael A. Grodin (eds.), *The Nazi Doctors and the Nuremberg Code: Human Rights in Human Experimentation* (New York: Oxford University Press, 1992); Telford Taylor, "The opening statement of the prosecution, Dec. 9, 1946," in *The Nazi Doctors and the Nuremberg Code*. 以下を参照のこと。Gerald L. Poser and John Ware; *Mengele: The Complete Story* (New York: McGraw-Hill, 1986); Lucette Matalon Lagnado and Sheila Cohn Dekel, *Children of the Flames: The Untold Story of the Twins of Auschwitz* (New York: William Morrow, 1991); Robert J. Lifton, *The Nazi Doctors: Medical Killing and the Psychology of Genocide* (New York: Basic Books, 1986); Alexander Mitscherlich and Fred Mielke, *Doctors of Infamy: The Story of the Nazi Medical Crimes* (New York: H. Schuman, 1949).

（5） "Report on war crimes of a medical nature committed in Germany and elsewhere on German nationals and the nationals of occupied countries by the Nazi Regime during World War II," *AMA Archives* これは以下からの引用である。Advisory Committee on Human Radiation Experiments, *Final Report* (Washington, D.C.: U.S. Government Printing Office, 1995), pp. 133-134. ナチスの医学犯罪に関するもっとも有無を言わさない論評は，密接に裁判に関わった別のアメリカ人医師が書いたものである。Leo Alexander, "Medical science under dictatorship," *New England Journal of Medicine* 241(1949): 39-47, 引用は44頁である。以下も参照のこと。Annas and Grodin, *The Nazi Doctors and the Nuremberg Code*; Arthur L. Caplan (ed.), *When Medicine Went Mad: Bioethics and the Holocaust* (Totawa, N.J.: Humana Press, 1952).

（6） James Watson and Francis Crick, "The molecular structure of Nucleic acids," *Nature* 4356 (April 25, 1953): 737; Jonsen, *The Birth of Bioethics*, ch. 6.

（7） "Clue to chemistry of heredity found," *New York Times* (June 13, 1953), p. 17.

（8） J. P. Merrill, J. E. Murray, J. H. Harrison, and W. R. Guild, "Successful homotransplantation of the human kidney between identical twins," *Journal of the American Medical Association* 160 (1956): 277-282; Jonsen, *The Birth of Bioethics*,

ch. 7.
(9) E. C. Padgett, "Is iso-skin grafting practicable?" *Southern Medical Journal* 25 (1932): 895; J. B. Brown, "Homografting of skin: with report of success in identical twins," *Surgery* I (1937): 558.
(10) Paul Vaughan, *The Pill on Trial* (London: Weidenfeld and Nicholson, 1970), p. 47; 広範囲の道徳的諸問題については，以下を参照のこと。Daniel Callahan (ed.), *The Catholic Case for Contraception* (New York: Macmillan Company, 1969); Jonsen, *The Birth of Bioethics*, ch. 9.
(11) Shana Alexander, "They decide who lives, who dies," *Life* 53 (1962): 102-125; Jhan Robbins and June Robbins, "The rest are simply left to die," *Redbook* (November 1967): 80-81; an NBC Documentary, "Who Lives? Who Dies?" aired in 1965; Jonsen, *The Birth of Bioethics*, ch. 7.
(12) David Saunders and Jesse Dukeminier, Jr., "Medical advance and legal lag: hemodialysis and kidney transplantation," *UCIA Law Review* 15 (1968): 366-380, 引用は378頁である。
(13) Nicholas Rescher, "The allocation of exotic life saving therapy," *Ethics* 79 (1969): 173-186; Samuel Gorovitz, "Ethics and the allocation of medical resources," *Medical Research Engineering* 5, no. 4 (1966): 5-7; Ramsey, *The Patient as Person*, (New Haven: Yale University Press, 1970), chapter 7; James Childress, "Who shall live when not all can live?" *Soundings* 53 (1970): 339-355. シアトル人工腎臓センターとその選別プログラムについてのすべての話が述べられているのは，以下のものである。Renée C. Fox and Judith P. Swazey, *The Courage to Fail: A Social View of Organ Transplant and Dialysis* (Chicago: Chicago University Press, 1974). 委員会は公式に終了したわけでは決してないが，1973年に議会が，腎臓の透析と移植を必要とする患者に財政的援助を提供する「末期腎臓病改正法［the End-Stage Renal Disease Amendments］」を通過させて以来，開かれなくなった。
(14) "The ultimate operation," *Time* (December 15, 1967): 64-72; Jonsen, *The Birth of Bioethics*, ch. 7.
(15) 以下を参照のこと。E. Robin, "Rapid scientific advances bring new ethical questions," *Journal of the American Medical Association* 189 (1964): 112-113; Delford L. Stickel, "Ethical and moral aspects of transplantation," *Monographs in the Surgical Sciences* 3, no. 4 (1966): 267-301; John P. Merrill, "Clinical experience is tempered by genuine human concern," *Journal of the American Medical Association* 189 (1964): 626-627; Elkington, "Moral problems in the use of borrowed organs,"

189 (1964): 309-313 and "Response to moral problems of artificial and transplanted organs," 189 (1964): 363.

(16) 脳死の定義を審理するハーバード大学医学部，特別委員会報告については以下を参照のこと。"A definition of irreversible coma," *Journal of the American Medical Association* 205 (1968): 337-340; Jonsen, *The Birth of Bioethics*, ch. 8.

(17) "Medico-legal news" *British Medical Journal* 2 (1963): 394; "Two indicted in death of heart donor," *New York Times*, (January 28, 1969): A3.

(18) "Prolongation of Life," *The Pope Speaks* 4, no. 4 (1958): 393-398.

(19) *Kansas Statutes* 77-202 (Supp. 1971) これは，「医学，および生命医学的・行動科学的研究における倫理問題に関する大統領諮問委員会」の報告に引用されている。*Defining Death: A Report on the Medical, Legal, and Ethical Issues in the Determination of Death* (Washington, D.C.: U.S. Government Printing Office, 1981), p. 62.

(20) Jean Heller, "Syphilis victims in U.S. study went untreated for 40 years," *New York Times*, (July 26, 1972), A1, A8; Jonsen, *The Birth of Bioethics*, ch. 5.

(21) James H. Jones, *Bad Blood* (New York: Free Press, 1981); Alan Brandt, "Racism and research: the case of the Tuskegee Study." *Hastings Center Report* 8, no. 6 (1978):21-29; *Final Report of the Tuskegee Syphilis Study Ad Hoc Advisory Panel* (Washington, D.C.: U.S. Government Printing Office, 1973).

(22) *Roe v. Wade* U.S. Supreme Court, 1973; Jonsen, *The Birth of Bioethics*, ch. 9.

(23) Daniel Callahan, *Abortion: Law, Choice and Morality* (New York: Macmillan Company, 1970).

(24) *In re Quinlan* New Jersey Supreme Court, 1973; Jonsen, *The Birth of Bioethics*, ch. 8.

(25) Robert Edwards and Patrick Steptoe, *A Matter of Life: The Story of A Medical Breakthrough* (London: Morrow Ltd., 1980) ［ロバート・エドワーズ／パトリック・ステプトウ『試験管ベビー』飯塚理八監訳，時事通信社，1980年］; Jonsen, *The Birth of Bioethics*, ch. 9.

(26) Raymond Duff and Alastair Campbell, "Moral and ethical dilemmas in the special care nursery," *New England Journal of Medicine* 289 (1973): 890-894; Jonsen, *The Birth of Bioethics*, ch. 8.

(27) "The Bloomington Baby," *Washington Post*, (April 18, 1982), B6; "Private death," *New York Times*, (April 27, 1982), A22.

(28) George J. Annas, "The Baby Doe Regulations: governmental intervention in

neonatal rescue medicine," *American Journal of Public Health* 74 (1984): 618-620. この話の中でのレーガン大統領の役割を検証することは困難である。アンナス論文中のシュワイカーについての引用は，以下を参照している。Norman Fost, "Putting hospitals on notice" *Hastings Center Report* 12, no. 4 (1982): 5-8. しかしフォスト論文は，大統領やシュワイカー長官について言及していない。

(29)　*Federal Register* 48 (1983), 9630-9632.

(30)　*Bowen v. American Hosp. Ass'n* U.S. Supreme Court, 1986.

(31)　*Federal Register* 50 (April 15, 1985), 14888.

(32)　Margery W. Shaw (ed.), *After Barney Clark. Reflections on the Utah Artificial Heart Program* (Austin: University of Texas Press, 1984); Jonsen, *The Birth of Bioethics*, ch. 7.

(33)　Randy Shilts, *And the Band Played On* (New York: St. Martin's Press, 1987), pp. 267, 271 [ランディ・シルツ『そしてエイズは蔓延した』（上・下）曽田能宗訳，草思社，1991年]. Jonsen, *The Birth of Bioethics*, Epilogue.

(34)　Albert R. Jonsen and Jeff Stryker (eds.), *The Social Impact of AIDS in the United States* (Washington, D.C.: National Academy Press, 1993).

第9章　結　論
——医療倫理から生命倫理学へ——

（1）　Ramsey, *The Patient as Person*; Hans Jonas, "Philosophical reflections on human experimentation," *Daedalus* 98 no. 2 (1969): 219-247; Hans Jonas "Against the stream" in Hans Jonas, *Philosophical Essays: From Ancient Creed to Technological Man* (Englewood Cliffs, N.J.: Prentice-Hall, 1974); Jonsen, *The Birth of Bioethics*, chapters 2 and 3.

（2）　「生命倫理学[bioethics]」という名称は，ヴァン・レンセラー・ポッター博士によって，以下の論文で造語された。"Bioethics, the science of survival," *Perspectives in Biology and Medicine* 14 (1970): 127-153; Potter, *Bioethics: Bridge to the Future* (Englewood Cliffs, N.J.: Prentice-Hall, 1971) [V. R. ポッター『バイオエシックス——生存の科学』今堀和友他訳，ダイヤモンド社，1974年]；以下を参照のこと。Warren Reich, "The word 'bioethics': its birth and the legacies of those who shaped its meaning," *Kennedy Institute of Ethics Journal* 4 (1998): 319-336.

（3）　以下を参照のこと。Jonsen, *The Birth of Bioethics*, ch. 4; Tom L. Beauchamp and James F. Childress, *Principles of Biomedical Ethics* (New York: Oxford University Press, 1994). [トム・L・ビーチャム／ジェイムズ・F・チルドレス『生

命医学倫理』永安幸正・立木教夫監訳,成文堂,1997年]
(4)　Council on Ethical and Judicial Affairs, *Code of Medical Ethics. Current Opinions with Annotations* (Chicago: American Medical Association, 1998-1999).
(5)　Jonsen, *The Birth of Bioethics*, chapters 10 and 11.
(6)　David Rothman, *Strangers at the Bedside* (New York: Basic Books, 1991), pp. 189, 251.［デイヴィッド・ロスマン『医療倫理の夜明け——臓器移植・延命治療・死ぬ権利をめぐって』酒井忠昭監訳,晶文社,2000年］

訳者あとがき

　本書は，Albert R. Jonsen, *A Short History of Medical Ethics*, Oxford University Press, 2000. の全訳である。

　著者のアルバート・ジョンセンは，1931年カルフォルニア州サンフランシスコ市に生まれ，カルフォルニア大学サンフランシスコ校医学部のバイオエシックス准教授（1972年），そしてワシントン大学医学部の医療倫理学教授（1987年）を経て，現在は同大学名誉教授である。

　18歳でイエズス会に入り，哲学と神学の教育を受けた後に司祭に任命され，1967年にエール大学で神学博士号を取得している。この頃より，友人の医師の影響を受けて医療に関する倫理問題に関心をもち始め，大学で道徳神学の教鞭を執りながら，生命倫理学研究を次第に深めていったと自著の中で述べている。1975年に司祭職を辞し，結婚後は一般信徒の一人として現在に至っている。

　ジョンセンの主な著作には，次の4冊がある。

1. *Responsibility in Modern Religious Ethics*, Washington D.C., Corpus Book, 1968（博士論文）.
2. *Clinical Ethics: A Practical Approach to Ethical Decisions in Clinical Medicine*, McGraw-Hill, 1982（第6版，2006）.
3. *The Abuse of Casuistry: A History of Moral Reasoning*, Berkeley, University of California Press, 1988.
4. *The Birth of Bioethics*, Oxford University Press, 1998.

　本書の最も魅力的な点は，医療倫理の源流と歴史的展開について，西洋史観のみに留まらずに東洋史の観点にも十分に眼を向けている点である。すなわち，中国やインドにおける医療倫理の歴史についても，過不足なく見事に

まとめられている。ジョンセンという世界的に著名な生命倫理学者が，積極的な関心をもって東洋の医療倫理の歴史についても著わしている本書は，西洋と東洋の双方の医療倫理の主流について学んでみたいと望んでいる読者の方に，十分読みごたえのある内容となっている。

さらに，古代のみならず，中世および近世の医療倫理について，かなり本格的な考察がなされていることも本書の魅力の一つである。医療倫理の歴史というと，どうしてもヒポクラテスの『誓詞』と20世紀以降の米国社会の文脈から誕生したバイオエシックスの話が圧倒的に多くなってしまう中，本書ではカトリック神学や決疑論研究の基礎をしっかり備えた著者によって，中世および近世の医療倫理についても妥協することなく論じられている。その上で，現代のバイオエシックスにまで至るアメリカの医療倫理の歴史的経緯が詳細に述べられている。

ジョンセンの著書の邦訳としては，赤林らによって訳された『臨床倫理学』（第5版，新興医学出版社，2006年）がよく知られており，著者に対して医療現場の実践に即戦力として役に立つ医療倫理学の研究者という印象を少なからず抱いている読者の方もおられるであろう。4分割表を用いて患者をめぐる倫理的諸問題を整理して優先順位をつけるという実践的アプローチは，患者だけでなく医療者にとっても大変優れた有用な方法としてすでに普及している。その彼が著わした『医療倫理の歴史』という本書は，一見すると医療現場の実践から離れるようなイメージがあるが，そもそも医師の倫理のルーツや，諸文化圏における医療倫理の歴史的展開について学ぶことにいったいどのような意味があるのであろうか。

有史以来，人類の歴史の様々な文化圏の底流にある医療の倫理が，東西の多様な宗教や文化の歴史があるにもかかわらず，各時代の文脈に応じてダイナミックな変遷を伴いつつも普遍的なものとして共通して流れている事実を，様々な歴史を知ることを通して新たに確信させてくれる点に，『医療倫理の歴史』を学ぶ意義があるのではないかと思われる。それがいったい何であるかについては，ぜひ読者の方々自身のご判断にお任せしたいと思う。

本書を訳出することになったきっかけは，訳者の一人の藤野がイギリス出

張中にたまたま偶然に書店でみつけ，東西の医療倫理の歴史について大変良くまとまっているとの感銘を受けたためさっそく入手し，翌年の新学期に当時の医学部3年次の学生数名に学習課題の一つとして与えたところ，彼らが自主的に翻訳を試みたことにある。その後3年間くらい眠っていたが，訳者の一人である前田が粗稿を全体にわたって訳し直し，原注を翻訳した。それを今度は藤野が本文全体を検討し修正と訳し直しを行なった。さらに両者が交互に2回ほど見直した上で，最後に訳者二人で問題点を中心に議論しながら全体を修正するという翻訳作業の手順を積み重ねた。脚注は前田が作成し，藤野が修正したものである。2年間という予想以上の時間を要してしまったが，その分かなり丁寧な訳出ができたのではないかとひそかに感じている。しかしながら，まだまだ訳出するのに不十分な箇所が少なくないことも確かであり，読者の方々からのご批判及びご叱責をいただきたいと思う。

　なお，翻訳の見直し作業中に最後まで議論となった用語に，キーワードの一つである「政治倫理」がある。これは politic ethics の訳であるが，政治倫理と訳すことに違和感を覚える読者の方々もおられることと思う。しかし，これについて著者は，「政治家アスクレピオス」というプラトンの一節から採られたものであると述べている。プラトン全集でもそのように訳されており，私どもの訳語の選択もこの箇所を踏まえたものである。ここで言う「政治」という言葉が意味するのは，もちろん現在の政治思想，政治家という意味での政治だけでなく，もっと広い意味でポリスに関係する事柄，あるいはポリスの善を考慮するということである。本書全体を読むと，近代になって，医師ギルド，医師会，衛生学などの面で医師の社会性が強調されることが多くなっており，この「政治倫理」という言葉に，そのような幅広い意味合いを持たせることは可能であると最終的に判断した次第である。
　また，原著にはないが，著者のジョンセン氏から本書のためにサブタイトルとして贈っていただいた，"Origins of Bioethics Across Cultures" の日本語訳である「バイオエシックスの源流と諸文化圏における展開」を副題として付け加えたことをここで記しておきたい。

最後になるが，本書の出版に当初よりその重要性を理解していただき，出版までの長い道のりをあたたかく見守ってくださったナカニシヤ出版の津久井輝夫さんに心よりの謝意を申しあげたい。また，原稿の校正にたえず協力してくれた産業医科大学医学概論教室の藤本真由美さんと後任の三苫奈美さんに改めて深謝の意を記しておきたい。

　　2009 年 1 月

藤 野 昭 宏
前 田 義 郎

人名索引

ア 行

アイヴィー, アンドリュー・C　　Ivy, Andrew C.　　159
アイペルマン, ヤン　　Yperman, Jan　　71, 78
アヴィケンナ（イブン・シーナ）　　Avicenna (Ibn Sina)　　37, 40, 42, 91
アクィナス, トマス　　Aquinas, Thomas　　34, 73, 80
アグニヴェーシャ　　Agnivesa　　52
アグラモンテ, アリスティド　　Agramonte, Aristide　　142
アサフ・ユデウス　　Asaph Judeus　　39
アリストテレス　　Aristotle　　3, 4, 15, 18, 20, 36, 42, 47, 78, 79, 190 注(26)
アル－ルハウィ, イシャック・イブン・アリ　　Al-Ruhawi, Ishaq ibn 'Ali　　36, 37, 199 注(29)
アンシュルド, ポール　　Unshuld, Paul　　62
イエス・キリスト　　Jesus Christ　　27-30, 32, 33, 49
イサック・イスラエリ　　Isaac Israeli　　39, 42
ヴァンダープール, ハワード　　Vanderpool, Howard　　150
ウィスデル, クラウディウス　　Visdelou, Claudius　　66
ヴィラノヴァ, アルノー・デ　　Vilanova, Arnau de　　46, 47, 71, 202 注(44)
ウェイランド, フランシス　　Wayland, Francis　　134
ウォートン, ジェームズ・C　　Whorton, James C.　　151, 217 注(14)
ヴォルフ, クリスティアン　　Wolff, Christian　　88
ウォーレン, ジョン・コリンズ　　Warren, John Collins　　131
ウッド, ジョージ　　Wood, George　　118
エーデルシュタイン, ルートヴィッヒ　　Edelstein, Ludwig　　9, 11, 12, 15, 18, 19
エドワーズ, ロバート・G　　Edwards, Robert G.　　174
エリオット, ジョージ　　Eliot, George　　95
エリオット, トマス　　Elyot, Thomas　　94
オスラー, ウィリアム　　Osler, William　　17, 140-143

カ　行

カイウス, ジョン　　Caius, John　　83, 84
懐遠　　Huai Yuan　　66
カストロ, ロドリゴ　　Castro, Rodrigo　　84-86
カッシオドルス　　Cassiodorus　　30
カトー　　Cato　　20, 24
カボット, リチャード・C　　Cabot, Richard C.　　99, 119, 135-140, 147, 149, 154
ガレノス　　Galen　　7, 9, 22-26, 35, 36, 40, 42, 43, 46, 71, 72, 83, 84, 137, 191 注(38)
ガロ, ロバート　　Gallo, Robert　　177, 178
ガンジー　　Gandhi　　4
キケロ, マルクス・トゥリウス　　Cicero, Marcus Tullius　　5, 24, 79
ギズボーン, トマス　　Gisborne, Thomas　　98, 140
キプリアヌス, カルタゴの　　Cyprian of Carthage　　28, 29
キャロル, ジェームズ　　Carroll, James　　142
キャンベル, アラステア　　Campbell, Alastair　　175
龔廷賢　　Gong Tingxian　　65
クインラン, カレン・アン　　Quinlan, Karen Ann　　172, 173
クエンティン, ウィリアム　　Quentin, William　　164
クラーク, タリアフェロー　　Clark, Taliaferro　　169
クラーク, バーニー　　Clark, Barney　　176, 177
グラハム, シルヴェスター　　Graham, Sylvester　　125
クリソストムス, ヨハネス　　John Chrysostom, Saint　　28
クリック, フランシス・H　　Crick, Francis H.　　160, 161
グレゴリー, ジョン　　Gregory, John　　99-102, 107, 110, 214 注(16)
グレゴリウス, ナジアンゾスの　　Gregory of Nazianzus, Saint　　29, 32
グロティウス, フーゴー　　Grotius, Hugo　　87, 99
ケリー, ジェラルド　　Kelly, Gerald　　148
ケルスス　　Celsus　　21
ケロッグ, ジョン・ハーヴェイ　　Kellogg, John Harvey　　125
康熙帝　　Kangxi, Emperor　　66
孔子　　Confucius　　49, 57, 58, 60, 64, 204 注(11)
寇宗奭　　Kou Zongshi　　65
黄帝　　Huang Di (Yellow Emperor)　　58, 60
コスマスとダミアヌス　　Cosmas and Damien, Saints　　44, 45

コッペン, チャールズ　　Coppens, Charles　　148
コドロンクス, ジョバンニ　　Codronchus, Giovanni　　80, 81
ゴヤ, フランシスコ・デ　　Goya, Francisco de　　93
コリンズ, ジョゼフ　　Collins, Joseph　　139, 140
コルフ, ウィレム　　Kolff, Willem　　164
コンスタンティヌス・アフリカヌス　　Constantine Africanus　　41

サ 行

サリチェート, グリエルモ・ダ　　Saliceto, Guglielmo da　　42
サンガー, マーガレット　　Sanger, Margaret　　163
ジェームズ, ウィリアム　　James, William　　134, 222 注(13)
ジェンナー, エドワード　　Jenner, Edward　　106
ジャコビー, ジョージ　　Jacoby, George　　149
ジャービック, ロバート　　Jarvik, Robert　　176
シュライブナー, ベルディング・H.　　Scribner, Belding H.　　164
ショーリアック, ギー・ド　　Chauliac, Guy de　　47, 71, 75
ジョンソン, サミュエル　　Johnson, Samuel　　98, 101, 213 注(14)
シールズ, クライド　　Shields, Clyde　　164
シルツ, ランディ　　Shilts, Randy　　178
スクリボニウス・ラルグス　　Scribonius Largus　　17, 21, 22, 25
スシュルタ　　Susruta　　52
スティーブンス, ジョン・ポール　　Stevens, John Paul　　176
ステップトウ, パトリック・C.　　Steptoe, Patrick C.　　174
ストーラー, ホレイショー・R.　　Storer, Horatio R.　　127
スペリー, ウィラード　　Sperry, Willard　　149, 150
ゼルビ, ガブリエーレ・デ　　Zerbi, Gabriele de　　81, 82, 84
ゼンネルト, ダニエル　　Sennert, Daniel　　77
ソクラテス　　Socrates　　5
ソン・グオビン　　Song Guobin　　67, 68
孫思邈　　Sun Simiao　　63, 64

タ 行

ダフ, レイモンド　　Duff, Raymond　　175
張杲　　Chiang Ch'ou　　65
チョーサー, ジェオフリー　　Chaucer, Geoffrey　　91

ディオニュシウス, アレクサンドリアの	Dionysius of Alexandria	28
ディックス, ラッセル	Dicks, Russell	147, 149
デイビス, ネイサン・S	Davis, Nathan S.	113, 118, 121
デヴォル, チャールズ	Devol, Charles	111, 112, 217 注(14)
デヴリーズ, ウィリアム・C	DeVries, William C.	176
デトワイラー, ヘンリー	Detwiller, Henry	112
デロルド, アミアンの	Derold of Amiens	30
トマジウス, クリスティアン	Thomasius, Christian	87, 88
トムソン, サミュエル	Thompson, Samuel	113

ハ 行

ハクスリー, トマス・ヘンリー	Huxley, Thomas Henry	135
パーシバル, トマス	Percival, Thomas	vi, 91, 95-99, 101-103, 110, 114-116, 119, 123, 134, 135, 140, 144, 145, 152
バシレイオス, カッパドキアの	Basil of Cappadocia, Saint	27, 29, 135
ハチソン, フランシス	Hutcheson, Francis	99, 107
ハッチンソン, ウッズ	Hutchinson, Woods	126
バード, サミュエル	Bard, Samuel	106, 107
バーナード, クリスチャン	Barnard, Christiaan	166
パーニク, マーチン・S	Pernick, Martin S.	132-134
ハーネマン, サミュエル	Hahnemann, Samuel	112
ハリー・アッバース(アワジ)	Haly Abbas (Ahwazi)	37
パレ, アンブロワーズ	Ambroise Paré	76
バーンズ, チェスター・R	Burns, Chester R.	136
ピウス9世	Pius IX	128, 221 注(54)
ピウス12世	Pius XII	80, 168
ヒエロニムス	Jerome, Saint	32
ピープス, サミュエル	Pepys, Samuel	76
ヒポクラテス	Hippocrates	7-9, 11, 12, 15, 18, 19, 30, 32, 33, 36, 37, 40, 43, 45, 46, 68, 72, 84, 91, 92, 141, 151, 191 注(38)
ピーボディー, フランシス・W	Peabody, Francis W.	138
ヒューム, デイビッド	Hume, David	99, 100
ヒルデガルト, ビンゲンの	Hildegard of Bingen	30, 196 注(11)
ピンクス, グレゴリー・G	Pincus, Gregory G.	163
ピンダロス	Pindar	14, 15, 50

フォックス, ダニエル　　Fox, Daniel　　134
フッカー, ワージントン　　Hooker, Worthington　　99, 118-120, 124, 133, 135, 138, 140
仏陀（ゴータマ・シッダールタ）　　Buddha (Siddartha Gautama)　　49, 56, 57
プーフェンドルフ, サミュエル　　Pufendorf, Samuel　　99
フュルベール, シャルトルの　　Fulbert of Chartres　　30
ブラウン, サミュエル　　Brown, Samuel　　110
ブラックウェル, エリザベス　　Blackwell, Elizabeth　　122
プラトン　　Plato　　14, 15, 18-20, 44, 84, 190 注(26)
フランク, ヨハン・ペーター　　Frank, Johann Peter　　88, 89, 110
フランクリン, ベンジャミン　　Franklin, Benjamin　　106
プリースニッツ, ビンセント　　Priessnitz, Vincent　　113
フリッチュ, アハスヴェリウス　　Fritsch, Ahasverius　　81
フリードリッヒ2世, 皇帝　　Frederick II, Emperor　　43
（大）プリニウス　　Pliny Elder　　20, 21, 24
フリント, オースティン　　Flint, Austin　　118, 120, 121, 133
ブルズヤ　　Burzuya　　36
ブールハーフェ, ヘルマン　　Boerhaave, Hermann　　108, 110
ブレイバーグ, フィリップ　　Blaiberg, Philip　　166
フレッチャー, ジョゼフ　　Fletcher, Joseph　　150, 151
ヘイズ, アイザック　　Hayes, Isaac　　114, 116
ベザ, テオドル　　Beza, Theodore　　75
ヘーリング, コンスタンティン　　Herring, Constantine　　112
ベル, ジョン　　Bell, John　　115, 116, 123, 135
ベルナール, クロード　　Bernard, Claude　　130, 143
ヘンリー8世, 英国王　　Henry VIII, King　　82
ボイルストン, ザブディエル　　Boylston, Zabdiel　　105, 106
ホガース, ウィリアム　　Hogarth, William　　101
ボガースト, ウィリアム　　Boghurst, William　　76
ポーター, ロイ　　Porter, Roy　　102, 198 注(28)
ボナム, トマス　　Bonham, Thomas　　83
ホフマン, フリードリッヒ　　Hoffman, Friedrich　　86, 87

　　マ　行

マイモニデス（モーゼス・ベン・マイモン）　　Maimonides (Moses ben Maimon)

39, 40
マザー, コットン　　Mather, Cotton　　77, 78, 105, 106
マルティヌス5世, 教皇　　Martin V, Pope　　41
マレー, ジョセフ・E　　Murray, Joseph E.　　162, 166
ムハンマド　　Mohammed　　35
メンゲレ, ヨーゼフ　　Mengele, Josef　　159
モーア, ジェームズ・C　　Mohr, James C.　　128, 221注(54)
孟子　　Mencius　　65
モース, ロバート　　Morse, Robert　　172
モット, バレンタイン　　Mott, Valentine　　133
モートン, ウィリアム・T・G　　Morton, William T. G.　　131
モランツ・サンチェス, レジーナ　　Morantz-Sanchez, Regina　　122
モリエール　　Molière　　92
モンタギュー, メアリー　　Montagu, Lady Mary　　105
モンテーニュ, ミシェル・ド　　Montaigne, Michel de　　91, 92
モンドヴィル, アンリ・ド　　Mondeville, Henri de　　34, 71, 73

　　ヤ　行

ユスティニアヌス, 皇帝　　Justinian, Emperor　　96
ユリアヌス, 背教者, 皇帝　　Julian the Apostate, Emperor　　29
ヨナス, ハンス　　Jonas, Hans　　180
ヨハネス21世, 教皇　　John XXI, Pope　　44, 201注(40)

　　ラ　行

ラジア, ジェシ　　Lazear, Jesse　　142
ラゼス　　Rhazes　　37, 42, 91
ラッシュ, ベンジャミン　　Rush, Benjamin　　107-110, 114, 116, 123, 152
ラブレー, フランソワ　　Rabelais, Françoise　　91, 92
ラムジー, ポール　　Ramsey, Paul　　180
リーク, チョンシー・D　　Leake, Chauncey D.　　143-147
陸贄　　Lu Zhi　　64, 68
リースマン, デイビッド　　Reisman, David　　41
リード, ウォルター　　Reed, Walter　　142
リード, トマス　　Reid, Thomas　　99
リナカー, トマス　　Linacre, Thomas　　82

ルイス, シンクレア	Lewis, Sinclair	154
ルイーズ・ジョイ・ブラウン	Baby Louise Joy Brown	173
ルソー, ジャン・ジャック	Rousseau, Jean Jacques	88
ルター, マルティン	Luther, Martin	75
レヴィット, ロバート	Levit, Robert	101, 102
レーガン, ロナルド	Reagan, Ronald	175, 176, 230 注(28)
ロイス, ジョサイア	Royce, Josiah	136
老子	Laozi	60, 64
ロジャー2世	Roger II, King	43
ロスマン, デイビッド	Rothman, David J.	185
ローゼンバーグ, チャールズ	Rosenberg, Charles	125
ロック, ジョン	Rock, John	163

ワ　行

ワシュカンスキー, ルイス	Washkansky, Louis	166
ワトソン, ジェームズ・D	Watson, James D.	160, 161

事項索引

ア　行

アスクレピアダイ　Asclepiades　8, 19
アスクレピオスのカッパ・ラムダ協会　Kappa Lambda Society of Aesculapius　110, 144
アフリカ系アメリカ人医師　African-American physicians　121
アメリカ医師会　American Medical Association (AMA)　114, 115-121, 127, 130-135, 159, 182　→「倫理綱領」も見よ
　アメリカ医師会の倫理的および法的諸問題に関する委員会　AMA Council on Ethical and Judicial Affairs　182
アーユルヴェーダ医学　Ayurvedic medicine　51-53, 63, 68-69, 203 注(4)
安楽死　Euthanasia　12, 33, 41, 111, 140, 149, 150, 181, 183, 185
医学, 医療　Medicine
　医学史　history of　vi-vii, 187 注(1)
　医学専門職, 医師専門職　profession of　20, 33, 42-48, 61-62, 68-69, 72-73, 78, 81-91, 110-111, 113-114, 133, 136-137, 150, 153-155
　　科学的医学　scientific　118-120, 130, 156-157, 160-178
　　学問的医学　scholarly　41-42, 47, 61-62, 71-72
　　修道院医療　monastic　26, 29-33, 56-57, 62
　　代替治療法, 代替医療　alternative　112, 116-121
　　文献医学　literate　8, 26, 30, 35, 49, 69, 185
　　民間療法　folk　7-8, 50, 57, 71
医学および生物医学的・行動学的研究における倫理的諸問題の研究のための大統領委員会　President's Commission for the Study of Ethical Problems in Medicine and Biomedical and Behavioral Research　182
医学教育　Medical education　38, 41-42, 62, 83, 104-105, 113-114, 135-139
医学協会と医師会　Colleges and Societies, medical　25, 90, 95, 106, 110, 121-122
　→「アメリカ医師会」も見よ
医学史　History of medicine　→「医学, 医療」を見よ

『医師』　*Physician*　8, 16, 18
医師　Physicians　47, 53, 61-62
　　――についての社会一般のイメージ　popular images of　24-25, 91-93, 101-102, 110-111, 154, 227 注(72)
医師会　Societies, medical　→「医学協会と医師会」「アメリカ医師会」を見よ
医師の罪　Sins of physicians　34, 81
医師免許試験　Examination of physicians　23, 37, 43, 62-63, 82-83
『医術』　*Art*　8, 10
移植(臓器――)　Transplantation, organ　156, 159, 162, 166-167, 183
遺伝学　Genetics　159, 160-162, 182, 185
医療資源の配分　Allocation of medical resources　157, 164-166, 185, 209 注(14)
医療政策　Medical police　88-89, 110, 211 注(38)
医療倫理, 医学倫理　Medical ethics　v-vii, 36-37, 63-64, 67-68, 69-70, 81-82, 84-85, 95-98, 100-101, 106, 110, 115-116, 120, 132-143, 144, 148, 150-151, 154-155, 156-160, 166, 180-182, 184-186
ヴェーダ　Veda　49, 51-52, 54-56, 60-61
エイズ(後天的免疫不全症候群)　AIDS (Acquired Immune Deficiency Syndrome)　177-178, 183
エチケット　Etiquette　16-17, 23-25, 68, 94, 120, 135, 144-145　→「礼儀」も見よ
エピクロス主義　Epicureanism　18
エルサレムの聖ヨハネ病院の貧しき兄弟団, ホスピタル騎士団　Knights Hospitallers of St. John of Jerusalem (Poor Brethren, Knights of Malta)　31-32, 196 注(13)
黄熱病　Yellow fever　→「人間の被験者を用いる研究」を見よ
王立内科医協会　Royal Colleges　82-84, 95, 105　→「医学協会と医師会」も見よ
思いやり, 共感　Compassion, Sympathy　28-30, 56-57, 61, 63-66, 68, 100
　　慈愛の牧場　Compassionate Pastures　62

カ　行

害, 加害　Harm　9-11, 162
科学, 学問　Science　71-72, 130, 133, 135, 137-138, 140, 156-157, 179-180　→「医学, 科学的医学」も見よ
『格言』　*Aphorisms*　41, 45-46, 201 注(43)
カースト制　Cast system　55, 57, 68
カトリック教会　Catholic church　26-34, 41, 79-80, 128, 148-150

カトリック病院協会　　Catholic Hospital Association　　148
『関節』　*Joints*　13-14
稀少な医療資源　　Scarce medical resources　　149-150, 165-166
義務　　Duty　　5　→「義務論」も見よ
　　患者の——　of patients　109, 114, 152
義務論　　Deontology　　5-6, 11, 12, 19, 23, 25, 31-34, 37, 42, 54, 68-69, 82, 90, 109, 116, 119, 129, 151-153, 160, 181, 182, 185
協議(医師間の)　　Consultation　　19, 110, 116-117, 120, 121, 153, 183
『教訓』　*Precepts*　8
キリスト教　　Christian faith　　26-34, 41, 75, 79-80, 86-87, 123-129, 131-132, 136, 147-151
　　ネストリウス派——　Nestorian　35, 63, 198 注(28), 199 注(29)
ギルド　　Guilds　　44-45, 71
苦, 痛み　　Pain　　13, 51, 57, 131-133
グループ診療　　Group practice　　147, 153　→「契約診療」も見よ
敬虔主義者　　Pietists　　86, 87, 105
契約診療　　Contract practice　　74, 122-123, 153
外科医　　Surgeons　　13, 42, 44, 76, 87, 122, 166
決疑論　　Casuistry　　75, 79-81, 85, 99, 119
ケネディー倫理研究所　　Kennedy Institute of Ethics　　180
健康, 衛生　　Health　　43, 52, 58-60, 87-88
　　公衆衛生　　public health　　74, 88-89, 178
健康保険　　Insurance, health　　89, 152
厳粛さ　　Solemnitas　　42
権利　　Rights
　　医師の　　of physicians　　73, 109, 114-115
　　患者の　　of patients　　151, 214 注(16)
　　研究被験者の　　of research subjects　　169-170, 182
広告　　Advertising　　116
公衆衛生　　Public health　→「健康, 衛生」を見よ
『黄帝内経』　*Yellow Emperor's Classic of Inner Medicine (Nei Jing)*　58-60, 69, 204 注(12)
功利主義　　Utilitarianism　　133, 140, 184
『骨折』　*Fractures*　13

サ　行

殺人　　Murder　　12-13, 24, 39, 107
サレルノ医科大学　　Salerno, School of　　30, 41, 43, 93, 200 注(37)
産科学　　Obstetrics　　126, 127
死　　Death　　10, 39, 54, 167-168, 182　　→「脳死」も見よ
シアトル透析選別委員会　　Seattle Artificial Kidney Center　　→「透析」を見よ
試験管ベビー(ガラス器内での受精)　　In vitro fertilization　　173-174
自己利益　　Self-interest　　→「利他主義」を見よ
自殺　　Suicide　　6, 166
自然法　　Natural law　　→「法と医学」を見よ
実験，経験　　Experiment　　46, 142-143　　→「人間の被験者を用いる研究」も見よ
社会契約，信託　　Social contract, Trust　　69, 97-98, 114-115, 134
社会的価値基準　　Social worth criteria　　165
宗教　　Religion　　26-30, 36-39, 49,55, 86-87, 105-106, 123, 131-132, 136, 147-151
儒教　　Confucianism　　57-68
受託者責任(──義務)　　fiduciary responsibility, ~ duty　　151, 153, 154
守秘義務，秘密保持　　Confidentiality　　6, 37, 68, 69, 100, 101, 119, 120, 152, 178, 183
ジュンディ・シャープール(──の学校)　　Jundi-Shapur, School of　　35-36, 198 注(28)
正直さ，誠実さ　　Honesty　　→「真実を告げること」を見よ
女性　　Women
　　医師として　　as physicians　　122, 196 注(11), 200 注(37)
　　患者として　　as patients　　16, 54, 102, 126
自律(──の尊重)　　Autonomy, respect for　　69, 137, 151, 181, 184
思慮分別，用心深さ　　Prudence　　15-16, 86-87
神経衰弱症　　Neurasthenia　　124
人工授精　　Artificial insemination　　174, 183
人工心臓　　Artificial heart　　176-177
人工妊娠中絶，中絶，堕胎　　Abortion　　6, 11, 33, 34, 39, 81, 126-129, 140, 148-149, 161, 221 注(54)
　　ロウ対ウェイド判決　　Roe v. Wade　　171-172
紳士　　Gentleman　　16, 57-58, 94-95, 101, 145
真実を告げること　　Truth-telling　　47, 53, 54, 69, 80, 85-86, 98-99, 101, 119, 139-140, 181, 203 注(5), 223 注(36)

新生児学　　Neonatology　　174-175
診療所　　Infirmaries　→「病院」を見よ
ストア派　　Stoicism　　17, 18, 21, 22, 193 注(60)
『誓詞』(ヒポクラテスの——)　Oath, Hippocratic　6, 8, 11-13, 18, 19, 21-25, 32-33, 40, 142, 160, 192 注(42), 197 注(18)
　　キリスト教版の——　Christian version　6, 33, 197 注(18)
　　他の医療上の——　54, 81
聖書　　Bible　　26-27, 38-39, 118, 125, 131-132
政治倫理, ポリティック・エシックス　Politic ethics　5-6, 14-15, 19, 25, 44-45, 68-69, 73-74, 82, 88-91, 97-98, 116-117, 121, 123, 129, 154-155, 181, 185
性的誘惑, 患者に対する　Seduction of patients　16, 33, 54, 65, 68, 69, 132
生物医学および行動科学研究における被験者保護のための国家委員会　National Commission for the Protection of Human Subjects of Biomedical and Behavioral Research　182
生命(——への畏敬)　Life, respect for　20-21, 41, 65-66, 69, 128-129
　　——を維持する義務　duty to preserve　65, 79, 111, 132
生命倫理学, バイオエシックス　Bioethics　vi, 134, 151, 157, 160, 162, 168, 173, 174, 180-186
遷延性植物状態　Persistent vegetative state　172-173
専門家精神　Professionalism　→「医学, 医療；医学専門職, 医師専門職」を見よ
ソフロシュネー(節度)　Sophrosyne (prudence)　15-16
ゾロアスター教　Zoroastrian　35

タ　行

大学　　Universities　　42, 44, 62, 71, 104-105　→「医学教育」も見よ
タオ, 道　Tao　57-58, 60, 67, 69
タスキーギ梅毒研究　Tuskegee Syphilis Study　169-171, 179, 182
タルムード　Talmud　→「法と医学」を見よ
誓い, 医療上の　Oaths, medical　11-14, 21-22, 43, 54, 81　→『誓詞』も見よ
治験審査委員会　Institutional Review Board (IRB)　183
父親的温情主義, パターナリズム　paternalism　88-89, 140, 181
忠実さ, 誠実さ　Fidelity　82
DNA(デオキシリボ核酸)　deoxyribonucleic acid　→「遺伝学」を見よ
哲学　　Philosophy　5, 16, 18, 22, 40, 192 注(46)
伝統　　Tradition　3-6, 188 注(1)

道教　　Taoism　　60-64
統計学（医学上の──）〔数値的方法〕　　Statistics, medical (numerical method)　　133, 137
透析（腎臓──）　　Dialysis, kidney　　164-166, 229 注(13)
道徳神学　　Moral theology　　79-80, 148-149, 184
道徳哲学　　Moral philosophy　　5, 24, 98, 99-101, 119, 134-135, 136, 139, 145, 184, 190 注(22), 注(26), 192 注(46)
道徳と医学　　Morality and medicine　　52-54, 59-60, 123-129
動物　　Animals　　63, 215 注(21)
特別の／通常の手段　　Extraordinary/Ordinary means　　80, 149, 168, 181, 209 注(15)
都市に雇われた医師　　Civic physicians　　25, 74

ナ　行

『ニコマコス倫理学』　　*Nicomachean Ethics*　　4, 78-79
二重結果　　Double effect　　80, 181
ニュルンベルク医師裁判　　Nuremberg Doctors' Trial　　158-160, 179
ニュルンベルク綱領　　Nuremberg Code　　→「倫理綱領」を見よ
尿　　Urine　　47
人間愛（フィラントロピア，フマニタス，仁）　　Humaneness (philanthropia, humanitas, ren)　　17, 21-22, 57-58, 61, 67, 138
人間の被験者を用いる研究　　Research with humans　　142-143, 144, 157, 158-160, 169-171, 182, 183　→「実験（経験）」「医学，医療；科学的医学」も見よ
ネストリウス派キリスト教　　Nestorians　　→「キリスト教」を見よ
脳死　　Brain death　　167-168

ハ　行

梅毒　　Syphilis　　77-78, 169-170
ピタゴラス主義　　Pythagoreanism　　11-12, 19, 189 注(19), 192 注(42)
避妊　　Contraception　　34, 125, 163
ヒポクラテスの伝統　　Hippocratic tradition　　6, 7-20, 25, 36, 45, 46, 68, 129, 141-142, 151
　　疫病に対するヒポクラテスの対処法　　Hippocratic prescription for plague　　75
『ヒポクラテス全集』　　Hippocratic collection (corpus)　　8, 25, 35, 54, 58, 188

注(6)
ヒュブリス, 傲慢　Hybris　15
病院　Hospital　26, 29, 31-32, 36, 38, 57, 62, 95-97, 137, 183
評判, 名声　Reputation　17-18, 25, 48, 55, 65, 110, 153-154
ヒンズー教　Hindu　36, 49-56, 57, 68-69
フィラントロピア, 人間愛　Philanthropia　17, 18, 22
諷刺(医師に対する——)　Satire, against doctors　24, 91-92
仏教　Buddhism
　　　インドの——　Indian　56-57
　　　中国の——　Chinese　57, 60-62, 64, 66, 68
プライバシー　Privacy　171, 173
ブラフマン, バラモン　Brahmans　51-52, 55
ヘイスティングス・センター　Hastings Center　180
平静心　Equanimity　141
ペスト, 疫病　Plague　19, 20, 28-29, 74-76, 78, 91
ベビー・ドゥ　Baby Doe　174-176
『法』　Law　8, 17, 18, 19, 34
報酬, 料金　Fees　16, 34, 36, 39, 47-48, 53, 54, 64, 73,108-109, 110, 121, 122-123
　　　患者紹介(医師間の)の報酬　fee-splitting　122-123
　　　給料　salarium　73
　　　謝礼金　honorarium　73
法と医学　Law and medicine　20, 43, 74, 82-84, 87, 127-128, 153, 162, 167, 168, 171-172, 175-176
　　　神の法　Divine law　34
　　　教会法　Canon (Church) law　33-34
　　　自然法　Natural law　22, 79, 87
　　　タルムードの法　Talmudic law　39-41, 75
ホメオパシー(同毒)療法　Homeopathy　112-113, 117

マ・ヤ 行

麻酔　Anesthesia　120, 130-132
貧しい人(——に対する治療)　Poor, care for　16-17, 22, 28-30, 31, 34, 37-38, 41, 43, 45, 55, 87, 95, 100, 108-109, 152　→「思いやり, 共感」も見よ
無益　Futility　10, 14, 36, 39, 80, 86, 108
免許(医師——)　Licensure, medical　19, 37-38, 43-44, 82-83, 90, 102, 113-114,

116-117, 153
薬剤師　　Apothecaries　　43-44, 76, 96
薬理的治療　　Pharmaceutical therapy　　7-8, 9, 13, 20, 30, 58, 60, 62, 72
やぶ医者, 詐欺的治療　　Quacks　　19, 45, 53-54, 71, 119
優生学　　Eugenics　　148, 157, 159, 161, 185
ユダヤ教　　Judaism　　36, 38-41, 75, 148　→「法と医学；タルムードの法」も見よ
『予後』　　*Prognostic*　　10
予後診断　　Prognosis　　9, 10
予防接種　　Inoculation　　105-106

ラ・ワ　行

ラテラノ公会議　　Lateran Councils　　33
利他主義と自己利益　　Altruism and self-interest　　45, 84, 86, 90, 110, 128
律法, トーラー　　Torah　　38-39
『流行病 I, II』　　*Epidemics*　　8-10, 12-13, 19, 21
流行病, 疫病　　Epidemic　→「エイズ（後天的免疫不全症候群）」「ペスト, 疫病」を見よ
臨床能力, 有能さ　　Competence　　46-47, 68, 72, 90, 135-138, 140-141
倫理, 倫理学　　Ethics　　4-6, 71, 78-79, 115, 120, 145-146, 181
倫理綱領　　Codes of ethics　　83-84, 90-91, 96, 103, 106, 109, 110, 114-121, 123, 126, 130, 134, 149, 152-153, 182
　　　アメリカ医師会の倫理綱領　　AMA Code　　114-118, 119-120, 126, 152-153, 182
　　　ニュルンベルグ綱領　　Nuremberg Code　　158-160
『礼儀』　　*Decorum*　　8, 16-18, 34
礼儀　　Decorum　　5, 16-18, 23-25, 34, 37, 42, 47, 64, 68, 91, 97, 100, 107-108, 116, 119, 141-142, 151, 154, 181, 182, 185
ロウ対ウェイド判決　　Roe v. Wade　→「人工妊娠中絶」を見よ
分け隔てしないこと, 患者に対して　　Impartiality towards patients　　19, 28, 36-37, 55-57, 63-64, 69, 76-77, 96-97, 193 注(60), 196 注(13)

■訳者紹介

藤野昭宏（ふじの・あきひろ）
1959年生まれ。産業医科大学卒業。英バーミンガム大学大学院（Master of Medical Science）修了。医学博士。医学概論専攻。産業医科大学教授。『小児医療とインフォームド・コンセント——寄り添い一緒に考える』〔共編著〕（医薬ジャーナル社，2010年），『病院倫理入門——医療専門職のための臨床倫理テキスト』〔監訳〕（丸善出版，2011年），「医学概論とは何か——その歴史的意義と使命」（『産業医科大学雑誌』37巻第4号，2015年），他。

前田義郎（まえだ・よしろう）
1958年生まれ。京都大学大学院文学研究科博士課程単位取得退学。哲学・倫理学専攻。産業医科大学准教授。『医療倫理教育』〈シリーズ生命倫理学19〉〔共著〕（丸善出版，2012年），「インフォームド・コンセントの意味するもの——過失法理を中心にして」（『医学哲学 医学倫理』32号，2014年），「重症障害新生児の選択的治療停止の問題——治療義務の限界に関する義務論的なアプローチ」（『理想』675号，2005年），他。

医療倫理の歴史
——バイオエシックスの源流と諸文化圏における展開——

2009年6月26日　初版第1刷発行
2024年3月6日　初版第5刷発行

訳　者　藤野昭宏
　　　　前田義郎

発行者　中西健夫

発行所　株式会社　ナカニシヤ出版
〒606-8161 京都市左京区一乗寺木ノ本町15
TEL (075)723-0111
FAX (075)723-0095
http://www.nakanishiya.co.jp/

© Akihiro FUJINO 2009（代表）
印刷・製本／サンエムカラー

＊乱丁本・落丁本はお取り替え致します。
ISBN 978-4-7795-0300-9 Printed in Japan

◆本書のコピー，スキャン，デジタル化等の無断複製は著作権法上での例外を除き禁じられています。本書を代行業者等の第三者に依頼してスキャンやデジタル化することはたとえ個人や家庭内での利用であっても著作権法上認められておりません。

完全な人間を目指さなくてもよい理由
——遺伝子操作とエンハンスメントの倫理——

マイケル・J・サンデル／林芳紀・伊吹友秀 訳

話題の政治哲学者が、遺伝子操作やドーピングなど医学的手段による能力向上がはらむ倫理的問題について、「贈られものとしての生」という洞察から探究した、人間とテクノロジーについて考える上で必読の一冊。 **1800円+税**

看護のための生命倫理 [改訂三版]

小林亜津子

安楽死、減胎手術、中絶、ヒト・クローンなど臨床的実践例三〇ケースで考え学ぶ「看護倫理」入門。倫理感覚が身につく定番の一冊。日進月歩の医療事情に合わせてバージョンアップした改訂三版。 **2400円+税**

人間〈改良〉の倫理学
——合理性と遺伝的難問——

マッティ・ハユリュ／斎藤仲道・脇崇晴 監訳

あなたはヒトを〈改良〉しますか?「最良の赤ちゃん」「救世主きょうだい」「大幅な寿命延長」……、人間を〈改良〉する七つの方法を巡る哲学者らの思考を整理し、読者自身による倫理的決断への道を拓く。 **2700円+税**

食物倫理入門
——食べることの倫理学——

ロナルド・L・サンドラー／馬渕浩二 訳

あらゆる倫理問題は食卓の上で交差する。フードシステム、貧困問題、動物福祉、生物工学、食べ物と文化……、多様な「食物問題」を根本から考え、応用倫理学の新領野を拓く「フード・エシックス」の第一歩。 **2600円+税**

表示は二〇二四年三月現在の価格です。